LLEWELLYN'S
COMPLETE FORMULARY
OF MAGICAL OILS

魔法精油
調配大全

近1200種運用植物精油能量，
提升金錢、愛情、事業運與療癒心靈的
神秘魔法油

塞萊絲特‧瑞恩‧赫爾茲斯塔布
Celeste Rayne Heldstab 著

各界對本書的盛讚

「這本書是塞萊絲特・赫爾茲斯塔布對所有芳香物品充滿熱情，性情樂善好施的證據。她的熱情充滿感染力，而且遍布每一張書頁。塞萊絲特以清晰詳細和簡單易讀的筆法，巧妙地解說使用和調配精油的神祕過程，解說的同時還強調了植物天然的魔法力量。塞萊絲特一定會激起你想調製自己的精油和藥水的欲望。」

——《5,000 種咒語百科》的作者裘蒂卡・伊雷斯（Judika Illes）

「讚美塞萊絲特・赫爾茲斯塔布的成就！本書充滿豐富的資訊和簡單易學的處方，《魔法精油調配大全》提供了想學魔法的人需要知道的所有關於精油的一切——甚至還更多。少了這本書，任何魔法圖書館都是不完整的！」

——《Utterly Wicked》一書的作者桃樂絲・莫里森（Dorothy Morrison）

「塞萊斯特給讀者一本充滿真知灼見的絕佳學習手冊。本書是有興趣自己在家調配精油和學習日常療法用途的必備書籍。買了很多塞萊斯特的精油，我可以證明她擁有製作芳香傑作精油的天份。如今她很大方地跟大家分享她的知識和多年的經驗。」

——動物神性塔羅牌和童話塔羅牌的創作者，麗莎・杭特（Lisa Hunt）

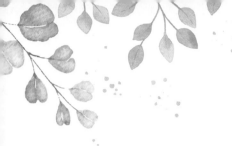

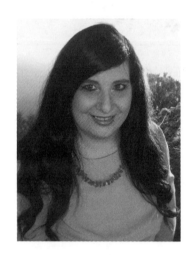

作者簡介

塞萊絲特・瑞恩・赫爾茲斯塔布（Celeste Rayne Heldstab）擁有為許多公司行號和個別顧客製作精油和香品長達二十五年的經驗。她曾指導過無數關於魔法應用精油和療癒用精油的工作坊。她目前經營網路商店，專賣各種香品、精油、蠟燭和其他手工藝品。

有興趣的人請上她的網站：www.bayouwitchincense.com

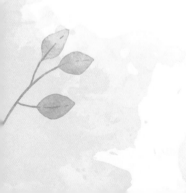

獻詞

　　獻給我的父親，是他給了我勇氣克服高山峻嶺。獻給我的母親，謝謝她給我力量做我想做的事情。獻給賈許、漢娜和麥特……我的孩子們，我想念你們，將來有一天我們會再見面的。在我的靈魂之中，有一處特別為你們的心靈保留的位子，我所做的每一件事，我所說的每一句話，我去過的每一個地方，我知道我的精神永遠都會與你們同在。願你們永遠不必獨自行走……

祝福本書

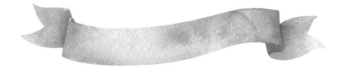

請聆聽這個女巫的話吧！

呼喚天神和女神

天上的月亮，地下的大地

天空清涼的藍和太陽火熱的光，

在這個預備好的時辰，

請用您的智慧充滿這些書頁。

願那些需要的人能看見

受到囑託的秘密。

願那些走在隱密道路上的人

能找到爐石內的寧靜。

四方的守護神啊！

請聆聽我們的呼喚，請賜予我們守護：

願天地的真理

不受黑暗時期的禍害。

但對這張地圖裡的女巫們

願這條路清晰可見；

在所有未來的世紀中，

願我們都能在這些書頁中找到家。

謝詞

　　碰到要感謝人的時候，我老是記不住人名，只記得臉孔。不過，這本書讓這個規則出現許多例外。裘蒂卡・伊雷斯，我親愛的女士，妳將光明帶回到我的眼中，在我的人生中，妳是我最親愛的朋友，也是同業公會裡的姊妹，妳送我的禮物，這一輩子我都沒辦法回報了。但是請放心，親愛的小姐，這些禮物都將得到回報。至於音樂，沒有我的耳機和 Bluebeat.com，我的人生肯定會大不相同，唐・亨利（Dawn Henry），你可說是我的救命恩人。另外，感謝安卓爾煉金術店的金・蘭德斯（Kim Landers），沒有妳，這一切都不可能發生，妳教導我，帶領我學習製作香品，了解藥草和精油的藝術，還有塔羅牌和其他的魔法，但願我知道妳現在在哪裡，因為妳的教導將會長存在這本書中。感謝我在德魯伊智者同業公會（Druidic Craft of the Wise）裡的指導老師蜜絲蒂・伊芙，我得到的智慧讓我的生命更加豐富，讓我領悟到，如果我們有勇氣去追求完美，完美觸手可得！感謝我的丈夫馬克，製作了讓我的書成形的網站——www.BayouWitchIncense.com. 真是令人驚奇。我的四條狗，露娜、米夏、貝拉多娜和奧利佛；還有我的五隻貓，喬治女孩、托比、多菈、麥斯威爾和查理，我親愛的夥伴，你們總是在我腳邊在我真正需要的時候，強迫我停下來休息，在我心思完全閉塞的時候給我安慰，當事情順利時，你們會舔我的臉，或滿足地打呼嚕，我愛你們。還有黑卡蒂女神，母親，謝謝妳。

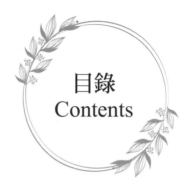

目錄
Contents

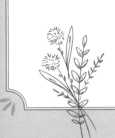

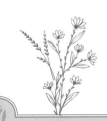

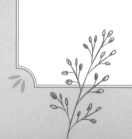

工作和財務　　　　　　　　　　　　　　　　　216

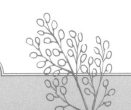

詛咒、驅逐和消災解咒 287

行星精油　　　　　　　　　　　　　　　　　　　　357

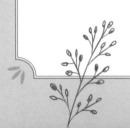

PART 3 ─ 精油的額外資訊

魔法精油中常用到的調香精油：

✧ 龍涎香 23　　　　✧ 木蘭花調香 163

✧ 香豌豆調香 89　　✧ 薄荷調香精油 185, 302

✧ 晚香玉調香 93　　✧ 橡木苔調香 211

✧ 荷花調香 120　　 ✧ 零陵香調香 215

✧ 夜后精油 122　　 ✧ 龍血精油 294

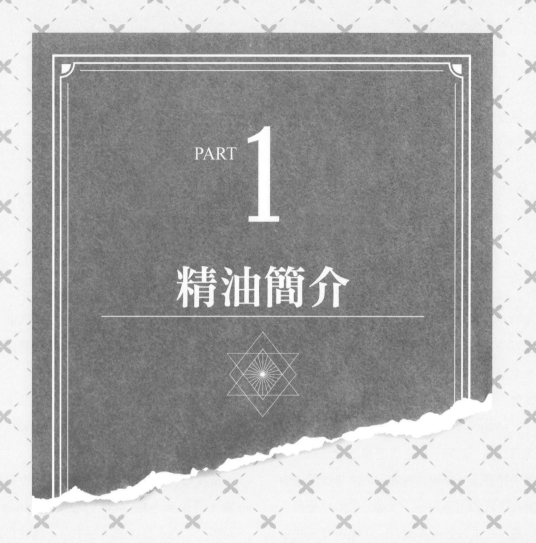

PART 1

精油簡介

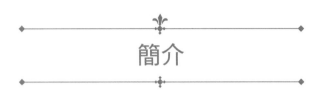

簡介

我一直對氣味很著迷，氣味似乎主宰了我的人生和記憶。你知道當我們前往下一個世界時，嗅覺是最後離開身體的嗎？氣味會帶來喜悅、悲傷、婚禮、嬰兒出生、友誼、愛情、假期和許多種場合的記憶。

1990 年代初期的某一天，我走在商店街時看到一個鍋子撐在店門前，讓門開著，鍋子裡冒出一陣陣的霧氣，那個味道深深地吸引了我的注意力……我當時彷彿被催眠了一般。後來我走進那間店，問櫃台裡面的那位女士，那是什麼東西，我要怎麼製作它。從那次以後，我的神祕學人生就此展開了。

那個女人的名字叫艾瑞兒（Ariel），她是德魯伊智者同業公會的女巫。她教會我怎樣調配精油，在什麼時間（一天中最好的時辰）調配，最重要的是，她教我使用我的內在感官。我讀了很多本關於藥草、藥水、概念、塔羅牌、星象學、天文學的書籍，以及我們的往來信件。我像海綿般瘋狂地學習，在這個領域中感覺如魚得水。

幾年後我們卻漸行漸遠，我在丹佛走上超自然領域的道路，她卻因為離婚的關係，陷入毒品和都市街頭生活的可怕世界。我曾試過要幫助她，但她陷得太深了，而且也不想要我的幫助。儘管如此，我還是每天為她點香祈禱，希望她能找到回頭的路。

當我和我先生搬到科羅拉多州利特爾頓市時，我來到一間名叫「Metamorphosis（蛻變）」令人愉快的店面工作，現在它在利特爾頓市已改名為「Spirit Wise（智慧之靈）」。我在那裡幫人用牌卡算命、製作精油和香品，也幫忙管理店面，那是我一生中最棒的時光。當我離開「蛻變」時，我已經變成一個女巫了。我讀了很多不同主題的書籍，知道我可以自己開店，然後……

當我們搬到路易斯安那州聖經地帶（譯註：保守派根據地）時，因為以前從不曾去過那個地方，對那裡的文化大為震驚，我在

那種環境裡沒辦法開店，所以我決定寫作，製作香品，享受緩慢步調的生活型態。

《魔法精油調配大全》就是我多年來跟幾位指導老師、一些人和團體製作精油學到的心得和成果。

我把這些資訊整理成一個包羅萬象的手冊，方便你們製作自己的處方。

我把精油和它們的藥理資訊放在這裡只有一個原因——**提醒大家精油不只是聞起來很香，它們全都是藥物**——不但要尊重它們的療效，同時也要尊重它們的害處。

🌷 如何製作魔法油？

本書會協助你重新發現一項遺失的藝術。你可以製作一種精油，讓今天發生某件事情，也可以用精油幫助你處理明天即將到來的事情。你可以利用精油協助你治療、施展魔法、驅逐、帶來愛情、帶來支付帳單的金錢，甚至能藉精油計畫很特別的事情……會阻礙你的只有你自己的意圖和時間而已！

學習製作精油就像學騎腳踏車一樣，你得靠實際去「做」來學習。每天花一點時間練習、翻閱書籍，讀一個章節，或是查詢某個精油的資料，然後你很快就熟能生巧了。這種事情沒什麼「教條」或是特別的規矩，不過，這裡的資訊只是要幫助你以固定的儀式，或是你喜歡的簡單方式製作精油。你可以找一天中的某個時辰，或根據當時的月相或是月亮位在什麼星座來製作，甚至想使用什麼藥草，全都隨你高興。

學會製作魔法精油的方法能幫你達到更美好更圓滿的人生。每一種精油都是經過完全提煉，然後由製作者累積多年的試驗和極大的成功後才完成——這本參考書的內容會以有格調的魔法魅力配合你的生活風格和快步調的人生。最棒的是，使用書中的這些材料，你不需要接受入門的訓練，也不需要擁有特殊的力量，你只需要擁有一個開放的心胸和想成功的欲望。

你決定你想要什麼，然後創造出一個咒語或魔法的儀式來搭配你的精油，這樣就能幫你達到你想要的目的。你全程都能夠掌控，得到的結果取決於你想得到它的意志和企圖心。

有很多資訊提到「何時」是製作精油的最佳時間，如何配合月相來操作魔法，我鼓勵你們自己去探索和嘗試，並運用你能方便取得的不可思議的能量。一個簡單的經驗法則是，使用新月的能量來開啟新的計畫，吸引金錢或幫助人際關係和健康問題；用滿月為事業成功、愛情和合夥關係的計畫帶來能

量;用虧缺月的能量來擺脫你人生中負面的事物、惡劣的狀況,甚至是減重。

　　當你在試驗調配精油時,比較明智的方式是,把你加入什麼東西,加入多少的量,在當天的什麼時間、什麼月相、月亮位在什麼星座等等細節都寫下來。否則,你可能調配出很美妙又芬芳、像魔咒般管用的戀愛精油,可是當你想要更多的時候,卻沒辦法再調配出來。如果你保留當時調配的紀錄,你就會知道重新製作這個絕妙配方的每一個精確步驟。你也會知道什麼聞起來很棒,什麼聞起來很糟糕,所以你以後就不需要再嘗試這種搭配了。請在筆記或是在你的**魔法之書**裡保留這些處方的紀錄,以便日後參考。

🌷 精油和香精油的注意事項

　　有兩件事情需要注意:首先,有人可能會對精油和香精油,甚至染料過敏。如果你打算將這些精油塗在自己身上,請先在小片皮膚上試用,確定你不會有過敏反應之後,再使用它。**不要直接使用精油**,因為精油太濃太強,大部份都會造成皮膚不適。你已經得到警告了!其次,精油和染料會留下染污的痕跡,這兩種東西都會在任何物品表面留下油膩的殘餘物和污漬痕跡。雖然染料中的酒精能去除某些布料和紙張上的痕跡,但卻會損傷木製傢俱的亮漆。把精油塗在身上時,請記得要先確定你不會毀壞任何珍貴或精美的物品。

　　有些藥草植物沒辦法買到真正的精油,這點可能有幾種原因,因為某些藥草或花朵很難用商業的方式抽取精油。有很多種藥草或花朵會產生有毒的精油,或造成嚴重過敏,以致無法販賣。有些精油**不應該在懷孕期間使用**,有些精油暴露在紫外線下會造成光毒反應,或者造成輕微的褐斑,嚴重的會造成皮膚灼傷。很多精油如果沒有經過適當的稀釋,會讓皮膚感到不適。

　　幸好市面上可買到很多種人工合成的香精油,透過化學合成的方式製造,味道聞起來就跟它們所代表的藥草或花朵一樣香,對原本從動物身上取得的**麝香、麝貓香和龍涎香**精油更是如此。而且有很多種花朵和水果只能買到合成的香精油,聞起來也真的像它們所代表的那種藥草、花朵或水果的味道。以我多年的經驗發現,它們對魔法的用途也很有效,以某些例子來說,合成香精油甚至比天然精油便宜蠻多的。

　　我喜歡合併使用精油和香精油,因為考慮到我製作的精油的標價,我感覺這樣很恰當。香精油裡面可能含有化學成份,但它們並非來自外太空,它們是在我們的地球上製

造的，因此也算是大地之母的產物。就像任何一種魔法，**心的意圖才是最重要的**。如果聞起來很香，它會比難聞的東西擁有影響你的魔法更強大的力量。另一件值得考慮的事情是，合成香精油的保存期限也比較長久。

在嘗試本書中精油章節裡療癒技巧中的任何一種處方之前，請確定先詢問過你的醫生或醫療人員。記住，即使可能是由天然植物製造的精油，也不一定就很安全。

最後，如果第一次嘗試你的魔法和精油結果不是很完美，請盡量不要覺得幻想破滅，有些精油就像一些魔咒一樣，會比其他的精油需要更長一點的時間才會產生效果，或是得到掌握。你需要對它們有信心，否則會阻礙它獲得成功的能量流動。

記住，念頭會在乙太世界的每一個時刻自行顯現，乙太世界是天使的世界，是天神和女神的世界，是跟我們溝通的其他能量體生命的世界。所以，如果你相信你正在做的事情，它聞起來也像**你認為**理當如此的味道，那麼你的願望就會成真，要**相信它**。

編輯提醒：合成精油不建議使用在熏香、塗抹在身上、泡澡等應用。

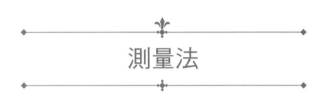

測量法

這麼多年來，我的處方有用滴、撮、杯、公升和份。這真的很容易把人給搞糊塗！這個章節就是要幫你找到一個靠常識就能使用的測量方法來製作藥水和精油，也就是使用「份」的方式。

我在本書處方中使用的標準瓶是一打蘭（one-dram）的瓶子，等於 8 分之 1 盎司或 1.77 公克。大部份的精油瓶都是用這種瓶裝，而且也能在網路上找到。我建議一定要使用彩色的玻璃瓶，可能是琥珀色、深藍色、綠色——只要任何不會透光的顏色都可以。光線和熱能會影響精油，保持冷藏可能會比較好。

「份」是用在所有處方中的標準法，你可以用一打蘭、一盎司、一公升、一加侖或你喜歡的任何單位，這樣你就不用擔心某個材料加太多或太少。你看瓶子就知道你要測量的量是多少，而且每次都能得到完美的結果。

剛開始，先到藥房或是網路上選購大約一打的玻璃滴管，可以用異丙醇（isopropanol alcohol）浸泡法來清洗滴管（請不要淹沒整個滴管，只要浸泡玻璃的部份即可），這樣就可以重複使用。將滴管浸泡大約一小時，然後風乾。另一個不錯的投資是買一個康寧牌（Pyrex）的玻璃量杯。當你準備調製較大量的精油時，這種量杯簡直像救命的工具。**絕對不要使用塑膠容器**，因為過一段時間精油就會腐蝕塑膠，然後精油就會流得到處都是。記住，你不會想要你的「驅逐」精油在裝滿工具和其他寶貴用品的女巫櫥櫃裡流得到處都是，這是非常糟糕的事情。

當我說「加幾滴」時，我的意思是用滴管擠出來的算 1 滴，這是準備用在一打蘭的精油瓶裡。如果使用更大的容器來製作你的精油，你可能會用直覺和創意來調配精油，直到達到正確的味道為止。記住，這個精油

是為你製作的，只給你使用，所以做出你真正喜愛的精油最重要。

　　還有請記得把每件事情寫下來，月相、星期幾、幾點，還有使用的所有原料是什麼，這樣你以後才能重複製作，而不會做出完全不同的東西來。相信我，當你認為可以記住的時候，結果，不，不，不，你就是記不住。我以前就做過這種事，結果失去很多寶貴、美麗和魔法效果很好的處方。當有人問起，或是我的儀式或魔咒臨時需要某個東西時，我再也沒辦法複製出來。

添加藥草和寶石到精油中

　　我鼓勵你們嘗試這個方式，這樣能添加一種魔法的「效力」到你的精油裡。你不需要在精油瓶裡塞滿藥草，只要幾片葉子、花瓣或幾顆果實就夠了。至於寶石，即使是稍微大瓶的精油，你也只需要從碎石項鍊中拿下一小片寶石就夠了。

　　雖然加藥草和寶石不是必須的，但這個方法向來能為我帶來幸運的結果。不如試一下，看看這樣做會不會讓你的精油產生不同的效果！

　　我也建議剛開始先使用人造的香精油，價格比較沒那麼昂貴，調配的結果可能會讓你吃驚。當你決定要使用天然的精油，初學時你也會更了解如何調配使用香精油和精油而不用花很多錢。我建議到ｗｗｗ. SaveOnScents.com這個網站上去買，因為他們有賣很多種瓶罐、滴管和香水，還有很多討人喜歡的香精油系列。New Directions Aromatics 公司也是購買精油的好地方 https://www.newdirectionsaromatics.com，這兩家公司都能將貨物寄送到全世界，有絕佳的客服人員協助你，更不用說價格非常公道實在。

　　如果處方中註明只能使用精油，那你就一定只能使用精油。否則，你調配出的精油可能跟書中寫的原訂目標結果不一樣。

在你調配的精油中使用基底油

　　我建議使用基底油，如果你只使用精油，那就一定要加基底油。香精油和精油調在一起能保存更久，如果加入基底油，香氣「聞起來」的效果會更好。請查看本書中提到的基底油名單，選擇一種你覺得跟你的魔法意圖能產生作用的基底油。這樣一來，如

果你想把它當作個人用的香水,可以確定能製造出一種適合全方位的香味。

我希望這本書能幫助你享受製作魔法精油的樂趣,在我教過的處方中,這已經是簡化過的程序,而且這種方式無論多少次都能達到非常好的效果。

安全注意事項

・精油是天然植物的延伸,因此,就像面對天然植物一樣,有很多需要注意的安全考量。很多植物很危險,會傷害到人和寵物。普列薄荷(Pennyroyal)和致命顛茄(deadly nightshade)就是要特別注意的兩種。

・精油絕對不能口服。

・若要讓有癲癇症、心臟病或高血壓的患者使用時,請先詢問有執照的芳療師。

・在兒童身上的用量要很少。精油通常不建議讓幼兒使用,若要用在兒童身上,最好只用在治療上。

・絕對不要將精油直接擦在皮膚上,一定要加基底油才能使用。

・皮膚過敏的人或有過敏反應的人,應該在正式使用的二十四小時前,先在手肘內側做皮膚測試。

・不要讓精油靠近眼睛和耳朵。

・有些精油容易感光也是一種問題,尤其是橘科類精油(citrus oil)和歐白芷,出門曬太陽之前一定不要擦在身上。

・下列精油在任何情況都**絕對不要**使用(你可以改用香精油代替):

苦杏仁 Bitter Almond	黃樟 Sassafras
波爾多葉 Boldo Leaf	沙皮檜/北美赤杉 Savin
菖蒲 Calamus	青蒿 Southernwood
辣根 Horseradish	艾菊 Tansy
毛果芸香葉 Jaborandi Leaf	北美雪松 Thuja
艾蒿 Mugwort	冬青 Wintergreen
芥末 Mustard	土荊芥 Wormseed
普列薄荷 Pennyroyal	苦艾 Wormwood

芸香 Rue   黃樟樹 Yellow Camphor

跟懷孕和哺乳有關的注意事項

下列大部份的藥草精油和藥草據說會使子宮收縮導致流產，在懷孕期間也要避免喝這些藥草茶。絕對不要使用這些藥草來誘導流產，因為它們可能會產生嚴重的大出血。這個名單不是很詳盡，所以在使用這裡沒有提到的精油之前，請先跟醫護人員討論。

歐白芷 Angelica   芥末 Mustard

大茴香 Anise   麝香 Musk

羅勒葉 Basil   普列薄荷 Pennyroyal

樟樹 Camphor   辣薄荷 Peppermint

黃玉蘭 Champa   迷迭香 Rosemary

香茅 Citronella   鼠尾草 Sage

牛膝草 Hyssop   香薄荷 Savory

茉莉 Jasmine   西班牙百里香 Spanish Thyme

杜松 Juniper   龍蒿 Tarragon

檸檬香蜂草 Lemon Balm   百里香 Thyme

獨活草 Lovage   覆盆子 Raspberry

馬鬱蘭 Marjoram   冬青 Wintergreen

香蜂草 Melissa

即使使用香精油也應該仔細檢查，並跟你的醫護人員討論，絕不要拿妳自己和未出世孩子的健康冒險。

9

PART **2**

魔法精油處方

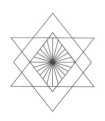

為精油增加魔法

神奇的精油，魔法的精油

隨著分秒和時辰增加力量

我現在召喚你；為你補充力量

我給你無限的壽命

和無盡的魔法能量

因為我將為你補充力量。

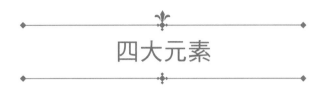

四大元素

元素精靈是賦予四大元素活力的生命體，你通常看不到、聽不到、感覺不到、嚐不到，也摸不到他們，但這並不表示他們不存在。畢竟，儘管你感覺不到 X 光，但它確實是存在的。然而，你或許能透過超覺感官去認識這些元素。

這四種類型的元素精靈是火精（Salamanders）、風靈（Sylphs）、水神（Undines）和地精（Gnomes）。

這些元素精靈是他們各自領域裡的專家，火精知道所有關於火元素的一切，包括生理和心理部份。風靈是針對風主題的專家；水神是最懂水的專家；土精最擅長有關土的主題。每一種元素精靈都是單一元素屬性的精魂，也就是說，只要他們被拘禁在自己的區域，他們就無法學習到任何不屬於他們的其他元素的自然屬性能力。

四大元素精靈對這種情況並不滿意，他們想改善和進化，但他們唯一能做到這點的方式是透過跟多重元素屬性的生物合作，比如說人類。基於這個理由，**元素精靈會想跟人類取得夥伴關係**。為了換取人類的「保護」，他們很樂意提供服務。能吸引水神幫助的魔法師能預期得到元素專家在這些領域的協助：愛情、友誼、療癒和超能靈覺的技藝。地精能幫助事業和財務上的事情，風靈對智識的追求有益，火精擅長處理創意和靈性上的問題。

元素精靈的幫助很吸引人，因為這樣能讓人更容易達成目標。召喚元素精靈的幫助後，元素精靈會很樂意跟人類夥伴合作。當然，你仍然需要做肯定語、咒語、觀想和所有包含這個重點的其他功課——你不能指望別人幫你做你該做的所有工作。然而，**你通往目標的道路會變得很順利**，有元素精靈的幫助會比沒有時更快看到你想要的結果。能吸引元素精靈夥伴的魔法師會比沒有的人擁有更大的優勢。

✤ 四風精油 4 Winds Oil

製作這個處方需要下列每種精油各一份：

東風，智慧之風：薰衣草

南風，熱情和變化之風：麝香

西風，愛情和情緒之風：玫瑰

北風，財富之風：忍冬（Honeysuckle）

當你想要生活中的特定領域得到改變時，就擦適當領域的那一種精油，如果你想要加強咒語的效力也可以擦這種精油。南風適合一切，如果你的願望無法歸入任何一個種類，那就使用南風精油。

✤ 阿普提納精油 Abtina Oil

1/4 份麝香	1/8 份密兒拉樹香脂（Balm of Gilead）
1/8 份沒藥	1/8 份桂皮（Cassia）
1/8 份乳香（Olibanum）	1/8 份荷花（Lotus）（可參考 P.120 荷花調香）
1/8 份蘇合香脂（Storax）	

這是一種古老又神聖的強大處方，同時對四大元素都特別有效。這個處方的來源已不可考，不過我知道這是一種很古老的處方──請小心使用！

✤ 風精油 Air Oil

1/2 份薰衣草（Lavender）

1/2 份檀香

1 或 2 滴橙花（Neroli）

擦這種精油可以激起風元素的力量，加強清晰的思路和旅程順利的咒語，而且能協助克服成癮症。

🌿 風精油II Air Oil II

1/4 份安息香（Benzoin）
1/2 份薰衣草
1/4 份歐鈴蘭（Lily of the Valley）

風元素包含的範圍是智慧、理性、新的開始和改變。

🌿 風精油III Air Oil III

2/3 份薰衣草
1/3 份檀香
幾滴迷迭香

幫助溝通、學習、提供點子和解決之道。

🌿 天使之翼精油 Angelic Wings Oil

1/2 份檀香
1/4 木蘭花（Magnolia）
1/4 份沒藥

古老和神聖的強大處方，同時對四大元素有效；原始來源已不可考，我只知道非常古老，請小心使用！

🌿 幻影精油 Apparition Oil

這種精油是由下列藥草或種籽製作（這些原料在網路上或任何健康食品店都可買到）。

3 份木蘆薈（Wood Aloe） 1 份大茴香

2 份芫荽子（Coriander）　　1 份小荳蔻（Cardamom）

1 份樟樹　　　　　　　　　　1 份菊苣（Chicory）

1 份艾蒿　　　　　　　　　　1 份大麻（Hemp）

1 份亞麻（Flax）

添加足夠覆蓋這些東西的基底油。

　　放在陰暗的地方沉澱兩個禮拜使它融合，偶爾搖晃一下。如果你真的想要見到靈體的話，在黑和白色的蠟燭上擦這種精油，就能讓靈體出現。

🌿 水晶林地精油 Crystal Woodlands Oil

1/4 份冷杉（Fir）

1/8 份松樹（Pine）

1/4 份杜松

跟靈界或動物溝通。

🌿 森林女神精油 Dryad Oil

1/2 份麝香　　　　　　　　　1/8 份麝貓香（Civet）

1/4 份橡木苔（Oak Moss）　　1/8 份香草（Vanilla）

這是對追求自然魔法的絕佳精油處方，這份處方是專為聯繫地元素精靈而設計的。

🌿 地元素精油 Earth Oil

1/2 份廣藿香（Patchouli）

1/2 絲柏（Cypress）

擦這種精油能激起地元素的力量，帶來錢財、興旺、富足、穩定和良好基礎。

❧ 地元素精油Ⅱ Earth Oil II

幾滴廣藿香

1/2 份木蘭花

1/2 份忍冬

幾滴松樹

吸引這個元素的屬性：耐力、穩定、精力。它也有接地的效果，可以配合擁有地元素屬性的星座使用。

❧ 地元素精油Ⅲ Earth Oil III

1/8 份檀香

1/4 份廣藿香

1/4 份岩蘭草（Vetiver）

1/8 份忍冬

1/4 份沒藥

這種強大的精油能協助你聯繫地元素精靈。適合於穩定、接地和錢財魔法的絕佳精油。

❧ 火元素精油 Fire Oil

1/2 份薑（Ginger）

1/2 份迷迭香

幾滴苦橙葉（Petitgrain）

幾滴丁香（Clove）

擦這種精油能吸引火元素的力量，例如：能量、勇氣、精力、愛情、熱情之類的。

✽ 火元素精油Ⅱ Fire Oil II

1/8 份肉桂（Cinnamon）

1/8 份丁香

3/4 份柳橙（Orange）

1/4 份肉豆蔻（Nutmeg）

火元素的屬性跟轉變、熱情、領導力和個人成功有關。

註：所有配方中的份數計算，若超過 1 也沒關係，作者是以概略的方式計算各成份所需要的數量。

✽ 薄紗翼精油 Gossamer Wings Oil

1/4 份紫羅蘭（Violet）

1/4 份檸檬（Lemon）

1/2 份薰衣草

幾滴白千層（Cajuput）

對聯繫風元素的精靈很有用，例如：風靈、小精靈（elves）之類的。

✽ 地精精油 Gnomes Oil

1/2 份檀香

1/2 份麝香

1~3 滴松樹

地精是負責北方瞭望台的地元素精靈，如果你喜歡跟他們玩，不介意他們偶爾會在你家造成一點混亂，有他們在身邊其實是很方便的。他們會守護你的地盤，通常會保持整潔；換句話說，他們會鼓勵你隨手收拾自己的東西。

吸引自然精靈的精油 Nature-Spirit Attracting Oil

1/2 份康乃馨（Carnation）

1/2 份梔子花（Gardenia）

我個人覺得這種精油有很高的振動頻率，所以適合於跟各種元素精靈和天使界合作。

牧神潘的歡樂精油 Pan's Delight Oil

1/4 份麝香

1/4 份松樹

1/4 份薰衣草

它會招來愛嬉戲玩鬧的地元素精靈，當你召喚潘時，調皮搗蛋的鬼怪、小精靈（elves）和小妖精（pixies）會很樂意來加入你的派對。

海妖之歌精油 Siren Song Oil

1/8 份檸檬

1/4 份薰衣草

1/8 份報春花（Primrose）

1/2 份樟樹

幾滴玫瑰天竺葵（Rose Geranium）

適合於跟水元素精靈合作，也很適合學習或創作音樂，還有需要使用到音樂的靜坐。

水元素精油 Water Oil

1/2 份玫瑰草（Palmarosa）

1/2 份依蘭（Ylang-Ylang）

幾滴茉莉

擦這種精油能提升愛情、療癒、超能靈覺、淨化之類的事情。

❦ 水元素精油Ⅱ Water Oil (Elemental) II

1/2 份香豌豆（Sweet Pea）
1/8 份茉莉
1/4 份山茶花（Camellia）
1/8 份荷花

水元素的領域包括隱密的神祕事物、靈覺感官和和平。

❦ 水元素精油Ⅲ Water Oil III

1/3 份佛手柑（Bergamot）
1/3 份茉莉
1/3 份沒藥

夢、靈覺超能力、感官享受、增強的情緒。它能消除靈能攻擊產生的恐懼，協助情感受虐的傷害痊癒。

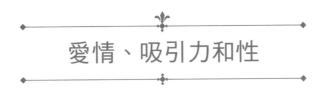

愛情、吸引力和性

當你想做愛時，再也沒有比帶著誘人催情香味的肌膚更能吸引你的愛人了。性愛精油不僅能滋潤你的肌膚，還能增添性愛情趣的嗅覺刺激。

有很多不同的方式能將浪漫的情趣引入你的生活中。在房間內用香氛機燃燒性愛精油、或擦在你愛人身上的穴道，或是加到香草、乾燥花的香料堆裡。如果你跟我一樣，想用蠟燭祈福，針對魔法的用途有一個特殊的抹油技巧：用指尖沾一點精油，在蠟燭表層由上面擦到蠟燭中間，然後從下面再擦到中間。用這種方式能將能量吸引到你的生活中和帶進你的儀式中。

🌿 亞當夏娃精油 Adam and Eve Oil

1/3 份蘋果花（**Apple Blossom**）

1/3 份玫瑰

1/3 份檸檬

適合確保已婚伴侶的忠貞，或讓親密愛人更親近你，或是將一個愛人吸引到單身者的身邊。

🌿 阿多尼斯的激情精油 Adonis's Ardor Oil

1/2 份茉莉

1/4 份麝香

1/4 份香草

這份處方的設計是為了刺激、延長性能力和精力。這是我最喜歡的精油之一。（不能口服。）

🌿 長夜精油 All Night Long Oil

1/2 份茉莉

1/8 份香草

1/8 份麝香

這些精油搭配的處方據說能紓解性功能障礙和性壓抑的問題，兼具放鬆和刺激性慾的效果，滴在香草、乾燥花裡讓臥室充滿香味，或是當作個人用的塗香油。

🌿 長夜精油 II All Night Long Oil II

1/4 份茉莉

1/4 份忍冬

1/4 份香草

1/4 份肉桂

　　這種精油很適合用香氛機裡增加半夜越軌的情趣，用來泡澡或當按摩油使用也很棒。若要用來按摩，只要在半杯的基底油裡加幾滴這種複方精油即可。請注意：因為這個處方裡有肉桂，請先在手肘內側試用，等二十四小時後再看看會不會讓你或你的伴侶皮膚過敏。請不要口服這種精油。

🌱 亞爾沙斯性愛精油（女用） Alsatian Sex Oil

1/3 份麝香

1/3 份麝貓香

1/3 份龍涎香（Ambergris）

幾滴廣藿香（Patchouli）

　　這個設計是為了讓女性性感地吸引男性。可當作個人用的塗香油。

🌱 亞爾沙斯性愛精油（男用） Alsatian Sex Oil

3/4 份麝香

1/4 份龍涎香

幾滴鈴蘭（Muguet）

　　男人擦在身上能激起性慾和吸引女性。

🌱 龍涎香調香 Ambergris Bouquet

6 滴絲柏

幾滴廣藿香

這種用在催情類精油和香水的味道是由鯨魚的精液製成，由於來源的問題，所以最好避免真正的龍涎香。如果你沒辦法找到人造的龍涎香精油，試著用上述的香味或混合調配的香味替代，這個味道已經很接近龍涎香了。

✤ 愛神精油 Amor Oil

1/4 份柳橙
1/4 份杏仁
1/4 份肉桂
1/4 份密兒拉樹香脂
瓶子裡放一小片珊瑚

紐奧良的一種經典愛情處方，當你走進房間時，肯定會引人注目。

✤ 愛人精油 Amore' Oil

1/2 份蘋果花
1/8 份龍涎香
1/8 份肉桂

一種能為你帶來愛情的吸引力精油，請小心使用這種精油，因為它會讓人想一直跟著你。

✤ 愛芙蘿黛蒂精油 Aphrodite Oil

1/2 份絲柏
1/4 份肉桂
1/4 份龍涎香調香

祈求或禮拜愛芙蘿黛蒂（Aphrodite）這位女神，或是追求浪漫或戀情。

❦ 愛芙蘿黛蒂精油Ⅱ Aphrodite Oil II

1/3 份天竺葵
1/3 份紫丁香
1/3 份蘋果花

為了吸引男性，男女皆適用。

❦ 愛芙蘿黛蒂精油Ⅲ Aphrodite Oil III

3/4 份絲柏
1/2 份肉桂
一小片鳶尾根
用橄欖油當基底油

把純精油和鳶尾根加到橄欖油基底油裡（大約一杯）。擦在身上能將愛情吸引到你的生命中。請注意：請在手肘內側先試用，肉桂和絲柏精油可能會讓皮膚過敏。

❦ 愛芙蘿黛蒂的招愛精油 Aphrodite's Love-Drawing Oil

1/4 份康乃馨
1/4 份紫丁香
1/4 份麝香
1/4 份歐鈴蘭（或木蘭花）
幾滴肉桂

祈求招來這個女神的所有特質，鼓勵愛情來到你身邊。

✽ 催情精油 Aphrodisiac Oil

1/2 份依蘭

1/4 份柳橙

1/4 份茉莉

幾滴肉桂

吸引那種最強烈的激情和戀情。

✽ 催情精油Ⅱ Aphrodisiac Oil II

1/3 份廣藿香

1/3 份檀香

1/3 份依蘭

性感，性感，性感！應該要少量使用，而且只在附近有你想吸引的人時才使用。

✽ 阿拉伯之夜精油 Arabian Nights Oil

1/3 份沒藥

1/3 份玫瑰

1/3 份紫丁香

能吸引很多新朋友，可以靠它強迫別人覺得你很令人興奮、極有魅力。這對吸引未來的情人很有用。可在儀式裡或愛情藥水裡添加這種精油，或是擦在手上也可以。很適合你想出去尋找新玩伴的夜晚。

✽ 阿拉伯之夜精油Ⅱ Arabian Nights Oil II

1/4 份茉莉

1/2 份麝香

1/8 份忍冬

1/8 份風信子（Hyacinth）

能創造出一種祥和的歡樂氣氛，適合在小團體聚會中放在噴霧機裡使用的美麗精油。

🌿 如你所願精油 As You Please Oil

1/3 份橙花

1/3 份薄荷

1/3 份麝香

灑一點在地上或放在你喜歡的人會碰觸到的東西上，這樣能使那個人再回來找你。它會讓別人想不計一切代價的討好你，但也可能使那人變成跟蹤狂，所以要小心使用。

🌿 吸引力精油 Attraction Oil

1/4 份多香果（Allspice）

1/4 份白麝香

1/4 份檸檬、萊姆或柳橙

1/4 份香豌豆

放一顆琥珀石到主瓶內，一顆芫荽子到每瓶你要賣出去的瓶子裡，能吸引金錢、生意和成功。

🌿 吸引力精油 II Attraction Oil II

1/4 份玫瑰

1/4 份薰衣草

1/4 份香草

1/4 份檀香

在你想吸引的人面前，把精油擦在脈搏的穴道上，男女適用。

❦ 吸引力精油Ⅲ Attraction Oil III

1/2 份麝香

1/4 份紫丁香

1/4 份茉莉

幾滴杏仁

激起熱情，吸引親密愛人到你的生命中。這種精油很適合送禮給剛訂婚或剛結婚的人。

❦ 維納斯的靈氣精油 Aura of Venus Oil

1/2 份茉莉

1/8 份赤素馨花（Frangipani）

1/8 份薰衣草

1/8 份玫瑰

1/8 份麝香

用來協助興旺咒語或愛情咒語。當調製這類精油時，專注在自信和成功的念頭上，最好在星期五製作。

❦ 貓神巴斯特精油 Bast Cat Oil

肉桂（只用 1 或 2 滴——這個東西很強烈！）

1/2 份檀香

1/2 份麝香

在主瓶裡放貓草

可調製需要的份量，用來激起玩樂和性慾，適合出去尋覓新情人時使用。

🌿 巴斯特精油 Bast Oil

1/2 份依蘭
1/2 份乳香（Frankincense）
在主瓶裡放貓草

祈求或禮拜巴斯特（Bast）這位女神，刺激創意，鼓勵快樂主義和玩樂。

🌿 誘人迷醉的精油 Bewitching Oil

1/2 份廣藿香
1/2 份岩蘭草
幾滴萊姆
幾滴月桂葉（Bay）

一種「灰色」用途的精油，使你和別人產生聯繫，讓使用者變得迷人和誘人，產生愛情和戀情的關係。這是另一種我特別喜歡調配和擦在身上的精油。它有令人陶醉的香味，會讓每個人都來問：「你擦的是什麼？」

🌿 百年好合精油 Binding Love Oil

1/2 份茉莉
1/2 份梔子花
幾滴岩蘭草

有助於穩固長期的愛情，很適合用在結婚或訂婚典禮上。

✺ 黑貓精油 Black Cat Oil

將前面三種原料先放進主瓶裡後再加入精油。

3 根貓毛

鋼絲絨——只要幾根就好（不是 SOS 牌的那種鋼絲肥皂刷毛）

鐵粉（天然磁石塵）

1/3 份鼠尾草

1/3 份沒藥

1/3 份月桂葉

讓異性強烈的想要你，也可用來解除惡咒和詛咒。

✺ 藍色奏鳴曲精油 Blue Sonata Oil

1/3 份香草

1/3 份玫瑰

1/3 份茉莉

這種精油適合用來鼓勵多情的仰慕者。

✺ 卡里發的摯愛精油 Caliph's Beloved Oil

1/4 份麝香

1/4 份龍涎香

1/4 份芫荽子

1/4 份小豆蔻

幾滴康乃馨

這是一種能激起性慾和吸引愛人的特別精油，一種很受歡迎的催情劑。

❦ 卡里發的摯愛精油 II Caliph's Beloved Oil II

1/2 份龍涎香

1/2 份玫瑰

用杏桃基底油填滿瓶子。

很迷人的混合精油，能激起性愛熱情並吸引新的愛人前來。強烈的催情劑，適合用在香氛機裡。

❦ 打電話給我精油 Call Me Oil

1/2 份赤素馨花

1/2 份麝香

幾滴肉桂

這個精油能讓你想聽到消息的對象打電話給你，對遠距離愛情的效果特別好。

❦ 愛情蠟燭精油 Candle Oil for Love

1/4 份玫瑰

1/4 份忍冬

1/2 份麝香

甜杏仁基底油

1、2 滴安息香酊劑

把上述所有的原料攪拌在一起，然後塗在蠟燭上，或當成薰香精油放進香氛機裡。把精油放進冰箱可延長香味的保存期。

❦ 柯爾努諾斯精油 Cernunnos Oil

1/8 份琥珀

1/8 份廣藿香

1/8 份玫瑰天竺葵

1/4 份麝香

1/4 份龍涎香

1/8 份松樹

幾滴丁香

很棒的處方，用來校準和引導原始、多產、活躍的自然能量。

❦ 夏洛蒂的網精油 Charlotte's Web Oil

1/2 份麝香

1/4 份玫瑰

1/4 份紫藤（Wisteria）

一種令人陶醉的愛情處方，試著塗在粉紅或紅色人形蠟燭上——一支代表你，另一支代表可能成為情人的對象。

讓這兩個人形蠟燭相對而立，每次燃燒蠟燭 15 分鐘，每次燒蠟燭的時候，把人形蠟燭向彼此靠近一點。繼續燃燒和移動直到它們碰到彼此，然後全部燒完。

❦ 喀耳刻精油 Circe Oil

1/4 份荷花

1/4 份歐鈴蘭

1/4 份麝香

1/4 份鈴蘭

幾滴丁香

幾滴尤加利樹（Eucalyptus）

幾滴冬青

一種浪漫的魔法，能使某人被你迷住。

火焰圈精油 Circle of Flame Oil

1/2 份玫瑰

1/2 份紫羅蘭

幾滴麝香

能帶來強烈的感覺和激烈的情慾。當你感覺需要把強烈的激情帶進臥室裡時就擦這種精油。

克麗奧美精油 Cleo May Oil

1/4 份茉莉

1/4 份梔子花

1/4 份黃玫瑰

1/4 份埃及麝香

調製這個處方時，把上述精油倒進 10 盎司的瓶子裡，然後用有機植物油填滿瓶子。擦在眉心、薦骨和太陽神經叢的位置。倒幾滴精油到你的手掌上，深深的吸氣。也可以用來泡澡，這是最具誘惑力的精油。

克麗奧佩特拉精油 Cleopatra Oil

1/3 份香水草（Heliotrope）

1/3 份雪松（Cedarwood）

1/3 份玫瑰

幾滴乳香

這是巫毒術士特別喜愛的香味。在施行愛情魔法時，可以將埃及豔后克麗奧佩特拉精油塗在粉紅色的蠟燭上，擦在身上則可以加強和穩固情侶之間的關係，或是吸引暗戀的陌生人。

克麗奧佩特拉精油 II Cleopatra Oil II

1/2 份密兒拉樹香脂
1/4 份麝香
1/8 份柳橙
1/8 份乳香

這種精油只適合給情侶使用。它能勾引你暗戀的陌生人，刺激和引誘你愛的人前來回應你，這是一種強烈的催情劑。（可塗在愛情儀式中的粉紅色蠟燭上。）

克麗奧佩特拉精油 III Cleopatra Oil III

1/4 份荷花
1/4 份忍冬
1/4 份檀香
1/4 份依蘭

這是一種非常誘惑人的處方，請小心使用！最重要的是，好好享受使用這種精油的樂趣，它會激起玩樂和調情的慾望。

來征服我精油 Come-and-Get-Me Oil

1/8 份肉桂
1/4 份廣藿香

1/8 份玫瑰

1/2 份檀香

很多擦過的人都發誓說，要吸引伴侶時，這是一種威力非常強大的處方精油，它會發出類似發情的貓那種訊號，不論你走到哪裡都會有人注意到你。

來看我精油 Come-and-See-Me Oil

3/4 份廣藿香

1/4 份丁香

吸引理想的伴侶，將這兩種純精油加在橄欖油基底油裡，塗在適當性別的白蠟燭人像上，燒蠟燭時配合觀想。

來看我精油Ⅱ Come-and-See-Me Oil II

1/4 盎司橄欖油

1/4 份廣藿香

1/4 份玫瑰

1/4 份檀香

1 或 2 滴肉桂

跟前一種精油一樣，但這個處方加了一點玫瑰精油浪漫的氛圍；如果你想要比較保守含蓄的戀情，這個處方不是很直接露骨的激情，而是更溫柔的戀情。

來找我精油 Come-to-Me Oil

1/4 份玫瑰

1/4 份茉莉

1/4 份佛手柑

1/4 份達米阿那（Damiana：一種壯陽劑）

在主瓶裡放九朵茉莉浮在上面，達米阿那精油可能很難找到，所以如果你願意的話，可以不加這個原料。另一個選擇是加幾片藥草到瓶子裡。

❧ 來找我精油Ⅱ Come-to-Me Oil II

1/3 份玫瑰
1/3 份茉莉
1/3 份梔子花
幾滴檸檬

威力強大的引誘處方，只有當你想要讓某個陌生人對你產生強烈的性慾時才使用。

❧ 來找我精油Ⅲ Come-to-Me Oil III

1/8 份紫藤
1/8 份麝香
1/8 份茉莉
1/4 份水仙花
1/8 份玫瑰天竺葵
1/8 份檀香
1/8 份玫瑰
在主瓶裡放幾片金箔

這個設計是給男女用來吸引某個特定的愛情或性愛的對象，你可以在任何美術工藝店找到金箔片，如果你不想加金箔也沒關係。記住，是你的意圖讓這個精油成為你專屬的精油。

☘ 來找我精油 IV Come-to-Me Oil IV

1/3 份香豌豆
1/3 份玫瑰
1/3 份廣藿香

放一點貓草或藏紅花絲（男同性戀者用），讓它漂浮在主瓶裡。這個處方很迷人，多年來我的男同性戀顧客群都很喜愛這個處方。

☘ 來找我精油 V Come-to-Me Oil V

1/4 份肉桂
1/4 份龍涎香
1/4 份依蘭
1/4 份香草

可能的話，放一片伊莉莎白女王根（Queen Elizabeth Root）在你的精油瓶裡。試著在星期五晚上製作這種精油。

☘ 來找我精油 VI Come-to-Me Oil VI

1/3 份玫瑰
1/3 份茉莉
1/3 份香草
10 滴鴉片香精油（Opium fragrance oil）

這種精油是為了要得到關注，有很多種來找我精油的處方，但這種絕對是最好的。鴉片香精油在網路上或某些工藝品店都能找到，值得一尋。

註：鴉片香精油在作者居住地能找到，其它國家依當地法律規定。

✤ 掌握愛情精油 Commanding Love Oil

1/2 份岩蘭草

1/4 份茉莉

1/4 份梔子花

用來吸引穩定的愛情伴侶或可能的丈夫或妻子，也很適合用來喚回迷途不歸的伴侶。

✤ 求愛精油 Courting Oil

1/2 份歐鈴蘭

1/2 份紫丁香

10 滴麝香

5 滴肉桂

這種精油能幫你吸引到適合的對象。

✤ 情趣精油 Delight Oil

1/2 份蘋果花（也可用木蘭花或含羞草 Mimosa 代替）

1/4 份香豌豆

1/4 份玫瑰

幾滴薰衣草

消除壓抑感，增加歡愉感。

✤ 沙漠之夜精油 Desert Nights Oil

1/4 份乳香

1/2 份忍冬

1/4 份梔子花

可在愛情魔咒裡協助你。當你調製這種精油時，請專心想著自信、成功、浪漫愛情和你的心裡滿足的感覺。

❧ 渴望我精油 Desire Me Oil

1/2 份茉莉
1/4 份荷花
1/4 份麝香

這種強大的精油是用來增加性吸引力，引誘你認識和渴望的人。請小心使用。

❧ 渴望我精油 II Desire Me Oil II

3/4 份玫瑰
1/4 份香草
5 滴龍涎香
5 滴肉桂

適合愛情和性愛的強效吸引力精油，威力強大——而且樂趣十足！

❧ 魔鬼的主人精油 Devil's Master Oil

3/4 份岩蘭草
1/8 份玫瑰
1/8 份麝香

這是南方男人用來吸引女人的處方。製作這種精油時，心裡要想著你想尋找的那一種女性類型。如果不這麼做的話，你可能會把所有類型的女人都吸引過來，到時你身邊可能

會有很多你不想要的女性，而且可能很難擺脫她們。

❦ 狄奧尼索斯精油 Dionysus Oil

1/3 份琥珀
1/3 份松樹
1/3 份麝香

狄奧尼索斯（Dionysus）是陶醉、瘋狂和極樂的啟蒙者。這種香味融合了性感的琥珀精油、醉人的松樹和撫慰人的麝香。這種香氣會誘使塗抹的人順從自己的想像力、釋放創造力和放縱自己。對，就是這種的精油……好好享受吧！

❦ 狄奧尼索斯精油Ⅱ Dionysus Oil II

1/3 份紫丁香
1/3 份康乃馨
1/3 份紫藤

這種精油適合派對和慶祝活動，狄奧尼索斯是性情複雜的天神，其實很多天神都很複雜。他熱愛葡萄酒和狂歡，但他的另一面是因喝太多酒而容易發怒。如果你開派對時擦這種精油，請確保有充足的食物和麵包幫忙吸收酒力。

❦ 狄克西愛情精油 Dixie Love Oil

1/3 份玫瑰
1/3 份梔子花
1/3 份橙花

這是最強烈的吸引力精油，真正的南方傳統處方，每次用都會靈驗。把來自南方腹地的靈魂帶進你的世界中，協助你找到愛情或是讓愛情變得更激烈。

✤ 狄克西愛情精油香水 Dixie Love Oil Perfume

　　1/2 份廣藿香

　　1/4 份肉桂

　　1/4 份茉莉

　　威力強大的吸引力精油，能吸引異性隨時迎合你一時興起的慾望。它能激起浪漫愛情和性愛，讓所有的嫵媚變得更吸引人。很適合抹在粉晶和石榴石上。

✤ 吸引路人精油 Draw Across Oil

　　3/4 份廣藿香

　　1/4 份肉桂

　　能增強使用者的性感魅力，你會吸引從你身邊經過或在附近走路的任何人過來找你。擦上這種精油，看看會發生什麼事。跟所有加了肉桂的精油一樣，請先在手肘內側試用一個晚上，確定不會讓你的皮膚過敏才使用。如果會過敏的話，試著重做一次，這次少加一點肉桂。

✤ 魅力精油 Enchantment Oil

　　1/4 份薑

　　1/4 份依蘭

　　1/4 份香豌豆

　　1/4 份麝香

　　一種催情劑處方，能讓你的愛人看到跟真實的你不同的面貌。請小心使用這種精油，它會讓對方看到他們想見到的你。我知道有些人隔天早上醒來可能會想，「我昨晚到底是怎麼回事啊？」這就是會有那種效果的精油。

🌱 魅力精油II Enchantment Oil II

1/2 份橙花

1/2 份白麝香

讓事情呈現出與事實不同的風貌，適合需要扭曲一點真相的魔法。適合找工作面試時擦。

🌱 魅力精油III Enchantment Oil III

1/4 份檀香

1/4 份龍涎香

1/4 份忍冬

1/4 份紫羅蘭

幾滴柳橙（非必要）

去吧！發出求愛的訊息！這種性感的氣味肯定會讓你周圍的人迷醉；男女都適用。

🌱 魅力精油IV Enchantment Oil IV

1/8 份檀香

1/8 份龍涎香

1/8 份柳橙

1/8 份紫羅蘭

1/2 份忍冬

如果你覺得對人生不再懷抱夢想，擦上這種精油後，你會發現世界開始改變了。這個世界會出現更多火花，更多神奇的事情。

❧ 妖媚精油 Enchantress Oil

1/4 份金合歡
3/4 份紫藤

這種精油會產生令人難以抗拒的魅力，它會誘惑和挑逗你身邊的人。適合尋找工作、愛情和讓事情往你喜歡的方向發展。

❧ 無盡的愛精油 Endless Love Oil

1/2 份木蘭花
1/2 份蘭花（Orchid）
幾滴依蘭
幾滴安息香

這種精油適合那些想尋找天長地久愛情的人。小心，你的願望可能會實現，而且更多！

❧ 引誘精油 Enticement Oil

1/2 份廣藿香
1/8 份肉桂
1/8 份檸檬
1/4 份玫瑰麝香

會讓別人對使用者產生慾望。我為一位客戶創造了這種精油，她發誓說，每次擦都很管用。果然沒錯，不到六個月，她就遇到她夢想中的男人了。

✸ 愛神厄洛斯精油 Eros Oil

下列精油各取一份同等份量：
肉桂
乳香脂（Mastic）
蘇合香脂
安息香
玫瑰
檀香
鹿舌草（Deer's Tongue）
鳶尾根（Orris）
麝香
廣藿香
琥珀
龍涎香

將下列的香草加到瓶子裡：
薰衣草花
橘子皮
紫羅蘭花
獨活草根

雖然製作這種精油很複雜，但花這個功夫很值得。祈求愛神厄洛斯幫你吸引一個愛人到你身邊。等六天讓藥草滲透到精油內後再使用。每天搖幾下瓶子，心裡保持這個意圖。

✸ 異國情調催情精油 Erotic Exotic Oil

1/3 份佛手柑
1/3 份檸檬
1/3 份依蘭

加強激情，帶來情慾。能增強性慾的情趣精油，很適合用在生育魔法中。

⚘ 廣藿香催情精油（梅麗莎的處方）
Erotic Patchouli Oil (Melissa's Blend)

1/2 份廣藿香

1/4 份麝香

1/4 沒藥（可用天使香水精油代替）

幾滴鴉片香精油

加幾片廣藿香葉和一條岩蘭草根到瓶子裡

這是給各地喜歡廣藿香朋友的處方。

⚘ 埃爾祖莉精油 Erzulie Oil

使用同等份量：

玫瑰

天竺葵

埃爾祖莉（Erzulie）是海地人愛和夢的女神，能讓你的人生增添更多的性愛，增加你的愉悅感和持久力。也很適合確保女老闆獲得成功。

⚘ 埃爾祖莉的四權杖精油 Erzulie La Flambeau Oil

3/4 份玫瑰

1/4 份薰衣草

幾滴草莓

幾滴肉桂

讓你的伴侶對你的愛復活，讓熱情再次回到你的生命中。最好放進香氛機裡使用。

🌿 埃爾祖莉的玫瑰花精油 Erzulie Rose Fleur Oil

1/3 份茶玫瑰

1/3 份梔子花

1/3 份康乃馨

加 1 滴純蜂蜜到瓶子裡，搖動到混合均勻為止。能將和諧與安詳帶進你和你身邊人的生命中。很適合在家族聚會時擦的絕佳香味。

🌿 夏娃精油 Eve Oil

1/2 份蘋果花

1/2 份玫瑰

幾滴檸檬

用來吸引男人的注意力，這種吸引愛情的精油有個能讓男人神魂顛倒的來歷。

🌿 夏娃精油 II Eve Oil II

1/2 份玫瑰

1/2 份麝香

幾滴岩蘭草

這是終極誘惑精油，最魅惑人的妖精。在無香味的乳液裡加幾滴這種精油，體驗魅惑的藝術。

🌿 關注我精油 Eyes-for-Me Oil

1/4 份麝香

1/4 份麝貓香

1/4 份梔子花

1/4 份龍涎香

幾滴沒藥

　　這個處方是我回應客戶的要求創造的，用來刺激愛人的忠誠。它能讓伴侶只關注你一個人，也可能使對方變得過度癡迷。所以使用這種精油時要小心，每個月只要使用幾天就好。

❧ 豐產精油 Fertility Oil

1/2 份天竺葵

3 份橄欖油

1 份松樹

2 份葵花基底油

　　增加身、心、靈的繁殖力和創造力。只要使用這個處方裡的精油即可，不需要再加別的油。

❧ 火與冰精油 Fire and Ice Oil

3/4 份冷水香精油（Cool water fragrance oil）

1/4 份龍涎香香精油

　　擁有熱情與優勢，這種精油有人令人陶醉的感覺，我個人在虧缺月時期喜歡擦這種精油，因為它能幫助我跟周圍的環境更「同調」。

❧ 愛之火精油 Fire of Love Oil

1/3 份鴉片香精油

1/3 份麝香

1/3 份木蘭花

這種精油能讓人感覺對你生出火熱的愛情，或是喚醒熱烈持續的渴望。

✤ 愛之火精油Ⅱ Fire of Love Oil Ⅱ

1/4 份廣藿香

1/4 份麝貓香

1/2 份麝香

創造一個神祕的愛情魔咒，將別人吸引到你身邊，並協助增強你的性能力。

✤ 愛之火精油Ⅲ Fire of Love Oil Ⅲ

1/4 份埃及麝香

1/8 份麝貓香

1/4 份乳香

1/8 份廣藿香

1/8 份丁香

1/8 份岩蘭草

激起熱情的感覺（不只是友善那種感覺！）這個原始的藥水是名符其實的愛之火。

✤ 熱情之火精油 Fire of Passion Oil

1/4 份廣藿香

1/4 份麝貓香

1/4 粉麝香

1/4 份松樹或龍涎香

　　會使異性更熱情的渴望使用者。這個強烈的處方能征服對方的抗拒，促進愛情的發展。

❧ 熱情之火精油 II Fire of Passion Oil II

　　3/4 份梔子花

　　1/4 份龍涎香

　　10 滴水蜜桃

　　幾滴肉桂

　　在臥室中探索更大膽的事。

❧ 慾之火精油 Fire of Lust Oil

　　1/4 份柳橙精油

　　1/4 份香茅

　　1/4 份康乃馨

　　1/4 份玫瑰天竺葵

　　請小心使用這個精油，你可能會引來跟蹤狂！請少量塗抹就好，最好在身邊有個你深愛的伴侶時，放進臥室的香氛機裡使用。

❧ 吸引力花香精油 Flower Oil for Attraction

　　1/4 份忍冬

　　1/4 份茉莉

　　1/4 份康乃馨

　　1/4 份紫羅蘭

當個人香水塗抹吸引愛和友誼，並對花神芙羅拉（Flora）和女神邁亞（Maia）表達敬意。

🌱 男孩，跟我來精油 Follow Me Boy Oil

1/2 份茉莉

1/2 份玫瑰

幾滴香草

1 塊珊瑚

1 片金箔

這個產品的傳統處方也包括一塊珊瑚和一片金箔。它曾深受紐奧良妓女的喜愛，保證她們能透過顧客感謝她們熱情的服務賺很多錢。

🌱 男孩，跟我來精油 II Follow Me Boy Oil II

1/2 份茉莉

1/2 份鴉片香精油

如果你的工作是靠小費賺錢，擦這個精油很棒！我當服務生時就會擦這種精油。當你很缺錢時，它真的是奇蹟創造者，更不用說還能吸引到新的伴侶到你的生命中！

🌱 女孩，跟我來精油 Follow Me Girl Oil

1/4 份沒藥

1/4 份廣藿香

1/8 份岩蘭草

1/8 份檸檬

1/8 份香草

1/8 份檀香

根據傳統的紐奧良處方創造的，這個精油是給男人吸引女人用的。

❦ 維納斯的芬芳精油 Fragrance of Venus Oil

1/2 份茉莉
1/2 份紅玫瑰
1 滴薰衣草（不能更多）
幾滴麝香和依蘭

這種精油應該只給想吸引男人的女人擦，最好在星期五晚上準備好，然後讓它沉澱浸泡一個禮拜後再使用。

❦ 法國手鍊精油 French Bracelet Oil

1/3 份玫瑰
1/3 份赤素馨花
1/3 份薰衣草
幾滴巖愛草（Dittany of Crete）

擦這個能帶來好運和愛情。

❦ 法國手鍊精油 II French Bracelet Oil II

1/3 份玫瑰
1/3 份赤素馨花
1/3 份忍冬

吸引期望中的愛人，也很適合在應徵工作時擦！

法國克里奧爾精油 French Creole Oil

1/4 份紫丁香
1/4 份麝香
1/4 份月桂葉
1/4 份萊姆

這是為了讓你夢想成真的特製精油，它能幫你解讀夢境中的預示。能激起別人的慾望，並協助你在尋找新伴侶時做出正確的選擇。

法國愛情精油 French Love Oil

1/2 份紫藤
1/4 份紫羅蘭
1/4 份鳶尾根

幫助你克服羞澀，跟新的人群見面。

菲亞精油 Freya Oil

1/2 份龍涎香
1/2 份麝香
下列三種各加幾滴：
安息香
水仙花（Narcissus）
廣藿香

祈求或禮拜菲亞（Freya）女神（德國版的維納斯女神），適合追求愛情、奢華和美麗。

❦ 盛開的花朵精油 Full Bloom Oil

1/2 份茉莉

1/4 份麝香

1/8 份檀香

1/8 份梔子花

幾滴鈴蘭

　　用來輔助你的愛情魔咒，當調製這種精油時，專心想著自信、成功、愛情和你心中滿足的感覺。

❦ 同性愛情精油 Gay Love Oil

3/4 份香草

1/4 份龍涎香

幾滴肉桂

　　為同性情侶設計，男女適用。

❦ 一般的愛情精油 General Love Oil

1/2 份迷迭香

1/4 份薰衣草

1/8 份小豆蔻

1/8 份蓍草（Yarrow）

　　用來輔助你的愛情魔咒，跟這個處方搭配的顏色是粉紅色，所以你最好使用這種顏色的蠟燭或瓶子。

☘ 牛郎精油 Gigolo Oil

1/2 份乳香
1/4 份香水草
1/4 份風信子

適合男性的「祈求者」，對，這個精油就是為你設計的——好好享受！不過，請注意安全！

☘ 愛之女神精油 Goddess of Love Oil

1/2 份玫瑰
1/2 份麝香
幾滴薄荷

協助你追求喜歡的人。

☘ 愛之女神精油 II Goddess of Love Oil II

1/3 份風信子
1/3 份玫瑰
1/3 份水仙花
10 滴麝香
幾滴香草

祈求你最喜歡的愛之女神幫你遇到新的愛人。

☘ 偉大的女神精油 Great Goddess Oil

1/3 份沒藥

1/3 份荷花

1/3 份百合（Lily）

使人把塗香者當貴族般對待，適合那些比較想要得到尊重而不是愛情的人。

☙ 海地的愛人精油（男用）Haitian Lover Oil

1/4 份肉桂

1/4 份大茴香

1/4 份鳶尾根

1/4 份丁香

幾滴黃樟

專為男人設計的絕佳處方，塗在用來吸引異性的女性紅蠟燭雕像上很有效。

☙ 海地的愛人精油（女用）Haitian Lover Oil

1/4 份廣藿香

1/4 份玫瑰

1/4 份黑麝香（Dark Musk）

1/4 份鴉片香精油

幾滴岩蘭草

這是上一種精油的女用版，塗在男性蠟燭雕像上很有效。

☙ 婚約精油 Handfasting Oil

1/4 份梔子花

1/8 份麝香

1/2 份茉莉

1/8 份玫瑰

幾片玫瑰花瓣

這個精油通常是在新婚之夜給夫妻一點愛情魔法。他們可以用來當按摩油（不能用在體內），放進浴缸泡澡，或是放進新房內的香氛機裡使用。

✽ 婚約精油 II Handfasting Oil II

1/4 份玫瑰草

1/4 份依蘭

1/8 份薑

1/4 份迷迭香

1/8 份小豆蔻

祝福或創造一個婚約，把它當成個人塗香精油，或是塗在結婚典禮中的蠟燭上。

✽ 婚約精油 III Handfasting Oil III

1/4 份梔子花

1/4 份歐鈴蘭

1/4 份薰衣草

1/4 份木蘭花

適合你一生中最神聖的時刻：祝福一對夫婦的愛情。

✽ 他是我的精油 He's Mine Oil

1/3 份橙花

1/3 份茉莉

1/3 份麝香

用來製造一段婚姻，或增加彼此親密的愛情。

🌱 天堂般的夜晚精油 Heavenly Nights Oil

白麝香
幾滴木槿（Hibiscus）

刺激性愛和忠貞。

🌱 蜂鳥精油 Hummingbird Oil

1/4 份肉桂
1/4 份大茴香
1/4 份鳶尾根
1/4 份丁香
1 或 2 滴黃樟

一種男人專屬的絕佳處方，塗在紅色女性雕像或蠟燭上很有效。

🌱 印度芳香精油 India Bouquet Oil

1/4 份薑
1/4 份肉桂
1/4 份芫荽子
1/8 份沒藥
1/8 份肉桂
幾滴小豆蔻

　　專為吸引異性的處方，創造一種充滿吸引力的氛圍，為吵架的夫妻或情侶帶來和諧，解決對婚姻不忠的問題。用在確保安寧穩定的愛情儀式上。

✤ 印度芳香精油 II India Bouquet Oil II

1/2 份檀香

1/2 份荷花

大約 5 滴肉桂

大約 10 滴香草

為婚姻忠誠設計的傳統老式處方。

✤ 無法抗拒精油 Irresistible Oil

1/2 份沒藥

1/4 份辣薄荷

1/4 份康乃馨

讓使用者變得令人無法抗拒！

✤ 無法抗拒精油 II Irresistible Oil II

1/3 份玫瑰

1/3 份木蘭花

1/3 份歐鈴蘭

幾滴羅密歐吉格利香精油（非必要）

　　把這個精油當香水來擦，如果你能找到羅密歐吉格利（Romeo Gigli）香精油，出門時可跟這個精油一起擦，會讓你變得令人難以抗拒。

🌿 愛西絲精油 Isis Oil

1/4 份沒藥

1/4 份檸檬

1/8 份乳香

1/8 份鈴蘭

1/8 份含羞草

1/8 份荷花

祈求或禮拜愛西絲（Isis）這位女神，增加熱情或愛情，刺激性慾：深受需要重新燃起愛情的已婚夫婦歡迎。

🌿 愛西絲精油Ⅱ Isis Oil II

1/4 份風信子

1/4 份玫瑰

1/2 份沒藥

幾滴樟樹

1 塊沒藥樹脂

讓使用者產生溫和的熱情，一種刺激性慾的香水。深受已經失去愛情感覺的已婚夫婦歡迎。保證能帶來意想不到的力量和性愛的歡愉。

🌿 愛西絲精油Ⅲ Isis Oil III

1/3 份水仙花

1/3 份檀香

1/3 份乳香

祈求或禮拜這位女神，增加熱情或愛情，刺激性慾：這個處方深受需要重新找回愛情的已婚夫婦歡迎。

❧ 奔放的慾望精油 Jade's Lust Oil

1/3 份茉莉

1/3 份雨精油（Rain）

1/3 份麝香

10 滴玫瑰

5 滴龍涎香

5 滴以上鴉片香精油

非常強烈的催情劑。

❧ 嫉妒精油 Jealousy Oil

1/3 份肉桂

1/3 份高良薑（Galangal）

1/3 份月桂葉

讓你對異性更興奮，但要有心理準備，它也會讓同性想跟你玩這種「遊戲」。

❧ 潔絲柏精油 Jezebel Oil

1/3 份依蘭

1/3 份茉莉

1/3 份玫瑰

放幾片玫瑰花瓣到瓶子裡

放 1 塊紅碧玉寶石到瓶子裡。

「主神的女祭司」，女人用它來掌控男人，會讓人供給妳的所需。

❧ 潔絲柏精油Ⅱ Jezebel Oil Ⅱ

1/3 份乳香

1/3 份赤素馨花

1/3 份香水草

一種秘方，女人用它來使任何一個男人順從她的意思，能讓男性為她做事情。

❧ 潔絲柏精油Ⅲ（照我的話做╱馴男精油） Jezebel Oil Ⅲ

1/2 份蓖麻（Palma Christi）

1/4 份佛手柑

1/4 份薑花

幾滴黑麝香

另一種秘方，女人使用時能讓任何一個男人為她辦事。

❧ 歡樂精油 Joy Oil

1/3 份葡萄柚（Grapefruit）

1/3 份橘子（Mandarin Orange）

1/3 份柑橘（Tangerine）

幾滴檸檬草（Lemongrass）

刺激對性愛的追求，增加塗香者的吸引力；沮喪時可恢復快樂的情緒。

❧ 庫斯庫斯精油 Khus Khus Oil

3/4 份茉莉

1/4 份夾竹桃（Oleander）

加在泡澡水裡，它會讓你在異性面前變得令人難以抗拒，做生意時也能增加銷售量。

森林之王精油 King of the Woods Oil

薩藤草根（Saturn Root）放進瓶子裡
1/4 份麝貓香
1/4 份麝香
1/4 份香草
1/4 份絲柏

給男人使用的性愛主導權處方，若男同性戀者想要吸引男人，請參考第 85 頁的薩提爾精油處方。

森林之王精油 II King of the Woods Oil II

1/2 份岩蘭草
1/4 份麝香
1/4 份檀香
幾滴多香果

一種吸引性慾旺盛女人的精油。

國王的香水精油 King's Perfume Oil

乳香

男性擦這種精油能增加性能力，也能幫人找到更好的工作。會使男人得到女人的協助——擦這種精油時可以期待看到大改變。這是給男人用的威而鋼精油，你可能會以為這個處方會很長很多，不，就只是單純的乳香。

⚘ 國王的香水精油 II King's Perfume Oil II

1/4 份黑麝香

1/4 份乳香

1/4 份柳橙

1/4 份多香果

一種吸引愛情、幸運和財富的處方。

⚘ 親吻精油 The Kiss Oil

白麝香

幾滴龍涎香

1 滴杏仁

羞澀誘人，很適合塗在粉紅色蠟燭上，用來吸引某個特別的人。——引述莉亞夫人
（Lady Rhea）的話。

⚘ 春神精油 Kore Oil

1/8 份杏仁

1/4 份玫瑰

1/8 份薰衣草

1/4 份月桂葉

1/4 份檸檬

祈求或禮拜少女春神（Kore），或是追求戀愛對象時擦。

✽ 凱菲精油 Kyphi Oil

下列精油使用同等份量：

乳香

沒藥

柳橙

檸檬

肉桂

玫瑰

這個名字可能是源自塞浦路斯人的愛之女神凱普斯（Kypris），跟希臘的愛芙蘿黛蒂一樣是愛與美和生育傳宗接代的女神。你想吸引一位戀愛伴侶時可擦這種精油，擦在頸背和耳垂上效果更好。──引述安娜‧瑞娃（Anna Riva）的話。

✽ 綠仙子精油 Lady of the Green Oil

1/3 份香草

1/3 份麝香

1/3 份檀香

幾滴雪松

祈求或禮拜春神，協助生育或繁殖力。

✽ 湖中仙子精油 Lady of the Lake Oil

1/4 份薰衣草

1/4 份紫丁香

1/4 份泥土

1/8 份玫瑰天竺葵

1/8 份康乃馨

2、3 滴茉莉

2、3 滴迷迭香

擦這種精油能讓你接通湖中仙子的愛與力，重新連結這位女神的內在天性。

🌿 **執火者精油** La Flamme Oil

2/3 份麝香

1/3 份龍涎香

幾滴月桂葉

幾滴含羞草

能讓你喜歡的人常常想你，而且只想你一個人；帶有吸引諾言的味道。用在護身符或蠟燭上，這個處方據說能讓你穩穩地留在愛人的心中；也能讓愛人對你增加興奮感，或是讓迷途的愛人回家。

🌿 **執火者精油 II** La Flamme Oil II

1/4 份麝香

1/4 份龍涎香

1/4 份玫瑰

1/4 份鴉片香精油

很適合用在招愛魔咒上，對擄獲可能有點不太願意的男人很有效。

🌿 **皮革和蕾絲精油** Leather and Lace Oil

1/2 份麝香

1/4 份紫丁香

1/8 份夜后精油（Night Queen, 可參考 P.122）

1/8 份幻夢香精油（Amirage）（非必要）

用這個性感精油禮讚你夢想性生活的每一面，當你想在臥室裡嘗試點新花樣時可使用這種精油。

☘ 男人的精油 L'Homme Oil

1/2 份鴉片香精油

1/4 份癡迷香精油（Obsession fragrance oil）

1/8 份乳香

1/8 份紫藤

最好把它當古龍水來擦，這是吸引一位妻子到你身邊的男用精油。雖然這個處方裡有一些很知名的香精油，但這個處方非常誘人。

☘ 愛情和守護精油 Love and Protection Oil

1/4 份沒藥

1/4 份岩蘭草

1/4 份鴉片香精油

1/4 份玫瑰

保護兩人之間的愛情，一個很棒的結婚禮物。

☘ 現在愛我精油 Love Me Now Oil

1/4 份茉莉

1/4 份玫瑰

1/4 份赤素馨花

1/4 份岩蘭草

幾滴肉桂

迫不及待想要愛情和性愛時使用。

☘ **愛情精油** Love Oil

1/4 份檀香
1/4 份廣藿香
1/4 份玫瑰
1/4 份岩蘭草

擦這個精油來吸引愛情。塗在粉紅色蠟燭上，在燃燒蠟燭時心裡觀想你想要的愛情。

☘ **愛情精油（女用）** Love Oil

1/2 份玫瑰
1/4 份茉莉
1/4 份玫瑰草

增加性吸引力和強度，威力很強，男人會圍到妳身邊來，請注意安全！

☘ **愛情精油 II** Love Oil II

1/4 份玫瑰
1/4 份蘋果花
1/4 份梔子花
1/8 份茉莉
1/8 份依蘭

追求愛情時使用的一般通用精油。

✻ 愛情精油Ⅲ Love Oil III

1/3 份茉莉

1/3 份麝香

1/3 份檸檬馬鞭草（Lemon Verbena）

用來使你愛的人想接近你，擦在你的幾個「愛情重點處」。

✻ 愛情精油Ⅳ Love Oil IV

1/2 份玫瑰

1/8 份茉莉

1/8 份紫羅蘭

1/8 份麝香

1/8 份檸檬馬鞭草

用來吸引有交往對象的人。

✻ 愛情精油Ⅴ Love Oil V

1/2 份麝香

1/2 份赤素馨花

能為所有關於愛情的事情帶來好運，讓你在異性面前更有吸引力。

✻ 愛與吸引力精油（路易斯安那州風格）
Love and Attraction Oil (Louisiana Style)

1/3 份檸檬

1/3 份玫瑰

1/3 份香草

幾滴杏仁

1 片金箔或 2 片金星

這個精油能幫助你吸引到一個靈性伴侶和心靈知己。

🌿 愛與成功精油 Love and Success Oil

1/2 份多香果

1/8 份鳶尾根

1/8 份肉桂

1/8 份月桂葉

1/8 份白檀香

協助找到婚姻中的幸福和做任何事都能成功。用來塗在紅色和粉紅色蠟燭上。

🌿 愛我香水 Love Me Perfume

1/3 份香草

1/3 份肉桂

1/3 份茉莉

幾滴庫斯庫斯

增加性吸引力和強度，請少量使用，因為極度強烈。可以用來塗在愛情儀式的蠟燭上；也能當作泡澡用的香精。

🌿 愛情魔藥 Love Potion

1/2 份香草

1/2 份薑

加一點樹液讓它變得更濃稠

泥土，能做成塗膏就夠了。

把所有原料攪拌均勻，塗在從手肘到手腕的內側，吟誦你意圖的細節，最後進浴室沖澡洗乾淨。

愛之箭精油 Love Shots Oil

1/3 份麝香

1/3 份鴉片香精油

1/3 份康乃馨

幾滴水蜜桃

幾滴蘋果花

祈求愛神丘比特出現，擦這個精油來吸引某個特別的人。

愛情消災精油 Love Uncrossing Oil

1/2 份香草

1/4 份康乃馨

1/4 份蘋果花

幾滴水蜜桃

消除別人投射到你們感情中的負能量。

愛情的信使精油 Love's Messenger Oil

1/4 份玫瑰

1/4 份肉桂

1/4 份茉莉

1/4 份檀香

大約 10 滴香草

將愛情的信息傳到你心儀對象的心中，不管你們相隔多遠或多近都可以。

❧ 愛的低語精油 Love's Whisper Oil

1/4 份赤素馨花

1/4 份茉莉

1/4 份忍冬

1/4 份紫藤

2~3 滴丁香

這種愛與慾的精油最好用來當按摩油使用。

❧ 愛人的精油 Lover's Oil

1/4 份麝香

1/4 份麝貓香

1/4 份龍涎香

1/4 份廣藿香

幾滴佛手柑

能增加使用者的個人吸引力和魅力。

❧ 愛人回來精油 Lover Come Back Oil

1/2 份廣藿香

1/4 份沒藥

1/4 份丁香

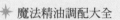
這個精油是為了將迷途不歸的愛人帶回來。

幸運幽靈精油 Lucky Spirit Oil

2/3 份苦橘

1/3 份香茅

放在屋內的各個角落和祭壇上的除咒精油。能吸引有益的能量，可以用來破除詛咒。

慾望精油 Lust Oil

1/2 份柳橙

1/4 份康乃馨

1/8 份香茅

1/8 份玫瑰天竺葵

讓你在乎的人產生熱情，很適合用來為目前的親密關係帶回一些火花。

慾望精油 II Lust Oil II

1/2 份肉桂

1/2 份丁香

因為它可能會引起皮膚敏感，最好用在香氛機裡。能產生無法滿足的慾望。

✤ 慾望和誘惑精油 Lust and Seduction Oil

1/4 份麝香

1/4 份麝貓香

1/4 份龍涎香

1/4 份廣藿香或桂皮

這個精油能幫你誘惑你心儀的對象。他或她會連續幾天對你產生慾望，所以要小心！

✤ 慾望藥水精油 Lust Potion Oil

所有原料使用同等份量：

廣藿香

檀香

玫瑰

丁香

肉豆蔻

橄欖油

當你要出現在你想吸引的對象面前時把它當香水擦。如果你發現別人也在注視你時要小心。我發現它對吸引男人的注意力很有效。如果要吸引女人的話，用琥珀替代玫瑰。

✤ 提升慾望精油 Lust Promotion Oil

2/3 份檀香

1/3 份廣藿香

幾滴小豆蔻

用這個處方提升情慾，與這個精油相配的顏色是紅色，所以你可能會想用紅色蠟燭或是用紅色毛巾沾一點精油放在附近。

🌿 愛愛愛精油 Luv Luv Luv Oil

1/2 份玫瑰

1/4 份歐白芷

1/8 份丁香

1/8 份黃瓜（cucumber）

用來吸引已經有交往對象的特別精油處方。用這個精油讓他注意到妳，也能用來吸引女性。

🌿 愛愛愛精油 II Luv Luv Luv Oil II

1/3 份茉莉

1/3 份依蘭

1/3 份雨

這個處方是要吸引某個正在等待你的孤獨的人。

🌿 魔法按摩精油 Magic Massage Oil

1/4 份玫瑰

1/4 份茉莉

1/4 份佛手柑

1/4 份檀香

2 杯甜杏仁基底油

先按摩你自己，直到你的體溫讓香氣傳到他身上為止，然後開始按摩他。接下來讓他按摩你，很快地這個魔法精油就會讓你們兩人唱起古老又甜蜜的愛情歌曲。請注意：這個處方不建議用香精油代替天然精油。

☘ 魔毯精油 Magic Carpet Oil

1/4 份紫羅蘭

1/4 份紫丁香

1/4 份水仙花

1/4 份香草

跟「幸運磁石精油」一樣能吸引所有形式的幸運和愛情。你想努力的所有事情都能吸引到財富和成功。

☘ 魔法慾望精油 Magical Lust Oils

吸引女人用：

1/2 份依蘭

1/4 份肉桂

1/4 份廣藿香

吸引男人用：

1/3 份檀香

1/3 份依蘭

1/3 份薑

幾滴廣藿香

這個複方精油能帶來熱情，能讓熱情和歡樂的戀愛事件發生。

☘ 魅力刀鋒精油 Magnetic Blade Oil

1/4 份麝香

1/4 份廣藿香

1/4 份龍涎香

1/4 份麝貓香

幾滴肉桂

這是專為男同性戀者設計的愛和吸引力處方。

☘ 少女殺手精油 Maiden's Ruin Oil

1/3 份廣藿香

1/3 份玫瑰

1/3 份琥珀

放一點青蒿到瓶子裡。

既醉人又魅惑人，這個精油是給想尋找戀情和性伴侶的男性擦的。

☘ 男性吸引力精油 Male Attraction Oil

1/4 份麝香

1/4 份龍涎香

1/4 份琥珀

1/4 份檀香

給男性用來吸引一個固定伴侶的精油。

☘ 婚姻之心精油 Marriage Mind Oil

1/4 份橙花

1/4 份康乃馨

1/4 份歐鈴蘭

1/4 份玫瑰

10 滴鳶尾根

9 滴洋甘菊（Chamomile）

帶來求婚和適當的回應。

婚姻精油 Marriage Oil

1/4 份玫瑰

1/4 份松樹

1/4 份沒藥

1/4 份艾蒿

根據傳統處方調製，這個香味是為了幫助猶豫不決的追求者得到求婚的信心。它也能用來當家庭中的薰香，讓婚姻保持和諧美滿。

森林之主精油 Master of the Woods Oil

3/4 份檀香

1/4 份黑麝香

幾滴麝貓香

幫助你招來你心儀的女性對象，這是專為男性設計的強力誘惑精油。

美露莘精油 Melusine Oil

下列每一種使用同等份量：

歐鈴蘭

荷花

罌粟

玫瑰

雨

夜后

美露莘是米諾文明中的女神和海妖，能回應人們對愛情的祈求。使用她的精油對你想要的對象發出愛的召喚。

🌿 午夜藍精油 Midnight Blue Oil

1/3 份玫瑰

1/3 份鴉片香精油

1/3 份麝香

幾滴龍涎香

幾滴康乃馨

1 滴純蜂蜜

激起男女之間的性慾。

🌿 午夜熱情精油 Midnight Passion Oil

1/2 份薑

1/4 份廣藿香

1/8 份小豆蔻

1/8 份檀香

深夜越軌用的精油，放在臥室的香氛機裡，讓你的熱情變得狂野。

🌿 神秘精油 Mystere Oil

1/2 份麝香

1/4 份水仙花

1/8 份茉莉

1/8 份玫瑰

祈求埃爾祖莉（Erzulie）神秘的特質，讓你陶醉在愛情的神祕中。

神祕莫測精油 Mysterious Oil

3/4 份廣藿香

1/4 份茉莉

令人念念不忘、神魂顛倒和陶醉沉迷。試著將這種精油放進香氛機內使用。

娜芙蒂蒂精油 Nefertiti Oil

1/4 份沒藥

1/2 份荷花

1/8 份梔子花

1/8 份檸檬

幾滴艾蒿

適合用來追求性愛的場合。

紐奧良慾望精油 New Orleans Desire Oil

1/2 份木蘭花

1/4 份康乃馨

1/8 份玫瑰

1/8 份柳橙

幾滴麝貓香

幾滴香草

根據十九世紀紐奧良夜生活的淑女使用的處方調製，這個精油的設計是為了增加性吸引力。

✽ 夜行獵人精油 Night Haunt Oil

1/2 份香草
1/2 份梔子花
1 朵玫瑰花苞（如果無法擠進瓶子裡就壓碎）

給喜歡夜晚出門的人使用的吸引力和魅惑精油。

✽ 二十號愛情精油 No. 20 Love Oil

1/4 份杏仁香精油（不是基底油）
1/4 份玫瑰
1/4 份薰衣草
1/4 份月桂葉
幾滴檸檬

來自紐奧良的特別精油處方，很受妓女們的喜愛。

✽ 林澤仙女精油 Nymph Oil

1/4 份龍涎香
1/4 份梔子花
1/4 份茉莉
1/4 份晚香玉（Tuberose）或玫瑰
幾滴紫羅蘭

需自己調製，並且擦在自己身上，用來吸引男人，是女人專屬的精油。

林澤仙女精油Ⅱ Nymph Oil II

3/4 份紫丁香

1/4 份薰衣草

幾滴麝貓香

吸引男人的極度強烈的精油，男女都適用。這是我個人平日最喜歡擦的精油之一，用麝貓香時量不要太多，否則你可能會聞起來像隻公貓。

林澤仙女和森林之神精油 Nymph and Satyr Oil

1/2 份玫瑰

1/8 份大茴香

1/8 份紫羅蘭

1/4 份茉莉

1/8 份依蘭

1/8 份水仙花

為親密關係帶來青春和戲鬧的感覺。

奧斯卡‧王爾德精油 Oscar Wilde Oil

1/2 份檀香

1/4 份風信子

1/8 份麝香

1/8 份鴉片

　　這個精油是讓你自由自在做自己，盡情去愛。去同性戀大遊行的時候擦，或是去鎮上做點小歷險的時候擦。

🌿 牧神潘精油 Pan Oil

　　1/4 份杜松

　　1/2 份廣藿香

　　1/4 份馬鞭草

　　幾滴雪松

　　幾滴松樹

　　協助你的愛情咒語和誘惑女人。

🌿 熱情精油 Passion Oil

　　3/4 份廣藿香

　　1/4 份依蘭

　　能激起熱情的異國處方。

🌿 熱情精油Ⅱ Passion Oil II

　　1/4 份梔子花

　　1/4 份橙花

　　1/4 份蘋果花

　　1/4 份龍涎香

　　幫你將熱情帶回親密關係中。

☙ 取悅我精油 Pleasure Me Oil

1/2 份麝香

1/8 份鴉片香精油

1/16 份廣藿香

1/16 份水仙花

1/16 份荷花

為增進歡愉感設計的，包括給予和接受歡愉。

☙ 玻里尼西亞人的愛情精油 Polynesian Love Oil

1/2 份梔子花

1/4 份茉莉

1/4 份玫瑰

大約 10 滴麝香

跟「來找我精油」差不多，用來誘惑人。

☙ 「Q」的香水精油 "Q" Perfume Oil

3/4 份沒藥

1/8 份辣薄荷

1/8 份康乃馨

非常刺激的精油，用來勾引你非常渴望的對象，令人難以抗拒的香味。

☙ 「Q」的香水精油Ⅱ "Q" Perfume Oil II

1/2 份麝香

1/4 份紫藤

1/4 份龍涎香

適合雙性戀情侶，這個精油的目的是誘惑。

❦ 女王精油 Queen Oil

1/2 份忍冬

1/4 份茉莉

1/8 份香草

1/8 份依蘭

女性專用，這個熱情的實現者能同時吸引愛情和成就，請小心使用。

❦ 女王蜂精油 Queen Bee Oil

跟女王精油一樣。

❦ 西藏女王精油 Queen of Tibet Oil

1/3 份麝香

1/3 份荷花

1/3 份檀香

幾滴茉莉

異國風情誘人又熱情的挑逗者，這個強烈又特別的處方是給那些想要、需要和期望得到人生最多事物的人！

❧ 拉斐爾的愛情精油 Rafael's Love Oil

3 盎司的葵花基底油

1/3 份香豌豆

1/3 份薰衣草

1/3 份三味麝香（由這三種相同份量調和而成：綠麝香、琥珀麝香、黑麝香香
精油）

　　這個精油能激起你愛人的熱情，很適合當按摩油使用。如果你沒辦法找到這三種麝香
精油，那就用埃及麝香代替。

❧ 莎芙詩人精油 Sappho Oil

1/3 份茉莉

1/3 份玫瑰

1/3 份鴉片香精油

幾滴木槿（或是天使香味精油）

這個精油是給想尋找特別的同性戀情的女性。

❧ 薩提爾精油 Satyr Oil

1/4 份麝香

1/8 份廣藿香

1/8 份麝貓香

1/8 份龍涎香

1/8 份肉桂

1/8 份多香果

1/8 份康乃馨

據說能激起你周圍任何人的熱情，使用時要非常小心。可在任何愛情儀式中塗在蠟燭

上，也能用來泡澡或加入粉撲中使用。將精油擦在心臟、喉嚨和兩邊耳後的地方。

🌿 紅色的誘惑精油 Scarlet's Seduction Oil

1/4 份麝香

1/4 份鴉片香精油

1/4 份木蘭花

1/4 份岩蘭草

一種強烈和誘人的吸引愛情藥水。

🌿 自愛精油 Self-Love Oil

1/4 份晚香玉

1/4 份白玫瑰

1/4 份天竺葵

1/4 份玫瑰

幾滴玫瑰草

在自愛儀式之前先準備精油並賜予它力量，也能用來加強自信心。

🌿 好色精油 Sensual Oil

1/4 份茉莉

1/4 份玫瑰

1/4 份檀香

1/4 份依蘭

用來激發愛人的熱情，用在香氛機裡很不錯。

好色的薩提爾精油 Sensual Satyr Oil

1/4 份康乃馨

1/4 份麝香

1/4 份廣藿香

1/4 份香草

2~3 滴肉桂

用來協助愛情咒語和性愛咒語。

性脈輪精油 Sexual Chakra Oil

1/4 份依蘭

1/4 份茉莉

1/4 份檀香

1/4 份柑橘

加幾朵茉莉花塞滿瓶子

增加性能力和性慾的精油，能激發熱情，可塗在蠟燭上或用來泡澡。

性精力精油 Sexual Energy Oil

1/4 份薑

1/4 份廣藿香

1/4 份小豆蔻

1/4 份檀香

適合情侶或夫婦，用來加強兩人在一起的體驗，讓兩人更親近。

✤ 海妖之歌精油 Siren Song Oil

1/4 份荷花

1/4 份中國麝香

1/4 份玫瑰

1/4 份忍冬

如果有興趣的話,可將一小塊貝殼壓碎放進瓶子裡。

擦這個精油去魅惑你喜歡的人。

✤ 特別的幫手精油 Special Favors Oil

1/3 份椰子油

1/3 份香草

1/3 份杏仁香精油(不是基底油)

這個處方能在你需要的時候招來非常特別的幫手。

✤ 神魂顛倒精油 Spellbound Oil

1/3 份紫丁香

1/3 份香草

1/3 份麝香

這個精油能讓你迷住某個人,讓他神魂顛倒,只想要你一個人。

✤ 心靈伴侶精油 Soul Mate Oil

1/4 份茉莉

1/4 份麝香

1/4 份廣藿香

1/4 份檀香

幾滴龍涎香

協助你吸引到對的人，但不一定是你心裡想要的那個人。

火辣的招愛精油 Spicy Love-Drawing Oil

1/4 份玫瑰天竺

1/4 份薰衣草

1/4 份迷迭香

1/8 份洋甘菊

1/8 份肉桂

擦在身上吸引愛情。

香豌豆調香 Sweet Pea Bouquet

1/4 份橙花

1/4 份依蘭

1/4 份茉莉

1/4 份安息香

用基底油稀釋，香豌豆調香是用來吸引新朋友並招來愛情的。（不是因為買不到一般的香豌豆純精油。）

禁忌精油 Tabu Oil

1/4 份廣藿香

1/4 份橡木苔

1/4 份佛手柑

1/4 份依蘭

幾滴麝香

幾滴橙花

適合追求浪漫的愛情，尤其長久的固定伴侶。這個處方是根據同樣名稱的商業香精油設計的。

❦ 性愛瑜珈精油 Tantra Oil

1/8 份薰衣草

1/8 份玫瑰

1/4 份檀香

1/4 份乳香

1/4 份琥珀

專為提升性能力和性慾設計的處方。

❦ 燭芯精油 Taper Perfume

1/3 份茉莉

1/3 份肉桂

1/3 份廣藿香

橄欖油

當作漂浮燭蕊的燈油使用，通常只是給橄欖燈油添加香味，主要是為了裝飾，而不是為了儀式的用途，但這個精油有助於吸引愛情、療癒和正能量。

🌿 想念我精油 Think of Me Oil

1/3 份玫瑰

1/3 份麝香

1/3 份鴉片香精油

10 滴水仙花

10 滴荷花

讓某人瘋狂地想念你，可能會讓他們變得非常瘋狂。

🌿 吸引愛情精油 To Attract Love Oil

3/4 份玫瑰草

1/8 份玫瑰

1/8 份小豆蔻

將你最渴望的人吸引過來。

🌿 吸引愛情精油 II To Attract Love Oil II

3/4 份廣藿香

1/4 份肉桂

2 盎司基底油（請看基底油章節尋找最符合你意圖的油）

同上。

🌿 吸引愛情精油 III To Attract Love Oil III

1/2 份檀香

1/4 份廣藿香

1/8 份玫瑰
1/8 份岩蘭草

用來吸引終生伴侶（男性）的複方精油。

✽ 吸引男人精油 To Attract Men Oil

1/2 份檀香
1/4 份依蘭
1/4 份薑
2 滴廣藿香
2 盎司基底油（請看基底油章節尋找最符合你意圖的油）

用來吸引終生伴侶（男性）的複方精油。

✽ 吸引女人精油 To Attract Women Oil

1/3 份檀香
1/3 份肉桂
1/3 份廣藿香

用來吸引終生伴侶（女性）的複方精油。

✽ 蕩婦精油 Tramp Oil

3/4 份夜后
1/8 份雨
1/8 份鴉片香精油（Opium）

這個精油會讓你的伴侶除了想要你之外別無他求，效果將會讓你感到驚奇不已！記

住，當你調製精油時，你的意圖創造一切。

🌿 真愛精油 True Love Oil

1/2 份歐鈴蘭
1/4 份玫瑰
1/4 份廣藿香
幾滴肉桂

把它當個人塗香油使用，用來吸引並維繫長久的愛情。

🌿 幽會香水 Tryst Perfume

1/3 份玫瑰
1/3 份忍冬
1/3 份香草

愛人們的精油，當你想要兩人的感情充滿熱情時就使用這個處方，這個有助加強親密關係。而且使用這個精油的人會開發出靈視能力。這個處方也能協助招來你夢想中的愛情。

🌿 晚香玉調香 Tuberose Bouquet

1/3 份依蘭
1/3 份玫瑰
1/3 份茉莉
橙花（只要一丁點就好）

真正的晚香玉精油很難找到，這個調香是很棒的紓壓精油，所以常用在安神的處方中，這個香味也能誘發愛情。

⚘ 薇妮精油 Vini Vin Oil

1/3 份茉莉
1/3 份忍冬
1/3 份康乃馨
幾滴肉桂

這是拉丁版的「來找我精油」。

⚘ 巫毒之夜香水精油 Voudoun Night Perfume Oil

1/2 份沒藥
1/4 份廣藿香
1/4 份岩蘭草
幾滴萊姆
幾滴香草

這個精油是為了吸引別人到你身邊，讓他們無法抗拒你的誘惑。

⚘ 巫毒之夜精油 Voudoun Nights Oil

1/4 份茉莉
1/4 份忍冬
1/4 份香草
1/4 份紫藤

這個精油會讓人聯想到夜晚的神祕和魔法。當你調製這個精油時，心中想著情慾的意念……這是我最喜歡的其中一種常備精油。

❧ 柳世界精油 Willow World Oil

1/3 份玫瑰

1/3 份麝香

1/3 份荷花

幾滴橙花

用這個精油創造出熱情、激烈的夜晚和浪漫的愛情。要小心你許了什麼願望！

❧ 女巫之愛精油 Witch Love Oil

1/2 份白麝香

1/4 份忍冬

1/8 份梔子花

1/8 份紫藤

在你需要的時候帶來魔法的時機。當你需要一點奇蹟時，它能用魔法幫你魅惑你渴望的對象。

❧ 癡迷的女巫精油 Witches Obsession Oil

1/2 份麝香

1/8 份桂皮

1/8 份沒藥

1/4 份檀香

用來協助女人的愛情魔咒，當調製這個精油時，專心想著自信、成功、戀愛和你心中滿足的感覺。

❦ 狼心精油 Wolf Heart Oil

1/3 份紫丁香

1/3 份水仙花

1/3 份玫瑰

幾滴乳香

如果你想找一個認真的戀愛對象安頓下來，這個精油能給你勇氣做這個選擇。

❦ 青春朝露精油 Youth Dew Oil

1/4 份乳香

1/4 份廣藿香

1/8 份岩蘭草

1/4 份麝香

1/8 份丁香

這個精油是根據同名的商業香精油設計的，它會讓人有種比實際年紀更年輕的錯覺。

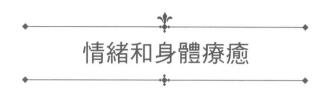

情緒和身體療癒

　　這裡列出的一些精油曾經幫我度過人生最艱難的關頭並帶來必要的改變。現在，我很高興能跟你們分享它們無限的妙用和不可思議的力量。

　　有幾種方式可以讓你將精油用在儀式中，通常是塗在做為咒語用途的蠟燭上——這樣能將精油強大的能量跟蠟燭顏色的魔法象徵意義和火焰本身的能量相結合。

　　有時候，這些精油是用來塗抹在身上的，如果你為這個用途調製精油，請確定裡面它不包含會讓你皮膚過敏的原料。有些精油和香精油會引起皮膚過敏的反應，比如乳香和丁香，因此只能使用極少量。把精油擦在身上能將它的能量傳給使用者；**能量精油**能讓你提升精力；**勇氣精油**能給你面對逆境的力量。最後，水晶、避邪物、護身符和其他的符咒飾品也能塗抹你選擇的魔法精油。這是將普通的日常用品變成充滿魔法力量和能量的絕佳方式。

為了達到最佳效果

　　當你使用幾滴這些精油時，每天觀想你想要獲得的結果，直到你的目標達成為止。如果一次想用不只一種精油時，可採用直覺做判斷。有時候這樣做甚至能加強每種精油的功效。根據經驗法則：不要同時使用刺激和安寧的精油，像是協助用功念書和睡眠，因為它們的效果會互相抵銷。相信你的直覺，不要怕嘗試不同的搭配，你會發現——你就是「知道」該怎麼做。

✽ 接納精油 Acceptance Oil

1/2 份天竺葵

1/4 份藍艾菊

1/8 份乳香

1/8 份檀香

幾滴橙花

幾滴花梨木

用來協助你度過困難時期，能讓你的心冷靜下來，讓你專心思考解決之道或是結束某種情況。

✽ 接受自己的精油 Accepting One's Identity Oil

1/3 份檀香

1/3 份乳香

1/3 份茉莉

這個處方對那些拒絕溝通，封閉在自己世界的人很有效。這個精油能幫助他們表達自己的欲望和情緒。

✽ 醫神亞西比斯精油 Aesculapius Oil

1/4 份玫瑰

1/4 份康乃馨

1/4 份香櫞（Citron）

1/4 份梔子花

祈求或禮拜亞西比斯（Aesculapius）這位醫神來協助你療癒。

❧ 協助溝通精油 Aiding Communication Oil

1/3 份鼠尾草

1/3 份薰衣草

1/3 份洋甘菊

克服羞澀，自在溝通。

❧ 協助思考清晰的紫水晶精油 Amethyst Oil for Clear Thinking

將一塊紫水晶放進 2 到 3 大匙的橄欖油裡浸泡。

放在太陽底下曬兩三天，然後拿出紫水晶，把油倒進一個瓶子裡後鎖緊瓶蓋。

當你需要一點刺激幫你做清晰的邏輯思考時，在兩邊的太陽穴上擦一點這種精油。

❧ 天使的光輝精油 Angel Brilliance Oil

3/4 份佛手柑

1/4 份橙花

幾滴玫瑰

幾滴肉桂

在困難時期協助你祈求天使世界給你精力和力量。

❧ 消除憤怒精油 Anger Be Gone Oil

1/2 份洋甘菊

1/4 份紫羅蘭

1/4 份檀香

適合安撫憤怒的情緒。如果你跟某人吵了一架，想要和好時，使用這個精油絕對能有

幫助。

⚘ 憤怒精油（不要擦在身上） Anger Oil

1/4 份辣椒粉

1/4 份黑胡椒

1/4 份硫磺（Sulfur）

1/4 份阿魏樹脂粉（Asafetida）

2 盎司基底油（請看基底油章節，尋找最符合你使用意圖的油）

撒在房間四周協助克服惱怒的情緒。以後避免跟別人爭吵，協助淨化心中的邪念。不要讓這個精油碰到傢俱或可能會被染色的東西。我會撒在房間的四個角落。

⚘ 抗憂鬱精油 Anti-Depressant Oil

1/2 份佛手柑

1/4 份苦橙葉

1/4 份玫瑰天竺葵

1 或 2 滴橙花

能協助更年期和經前症候群，對容易跟人吵架的時候也有幫助。

⚘ 醫神亞西比斯的療癒精油 Asclepius Healing Oil

1/2 份玫瑰

1/4 份牛膝草

1/16 份杜松

1/16 份大茴香

帶來醫神亞西比斯的療癒能量，他是一位人類醫生，後來成為神祉。如果可以的話，

將一些乾燥藥草放進瓶子裡：牛膝草、杜松和大茴香。

秋葉精油 Autumn Leaves Oil

1/4 份檀香
1/8 份松樹
1/8 份肉豆蔻
1/4 份麝香
1/4 份肉桂
幾滴多香果

用這個鎮定和安寧的精油安撫緊張不安的感覺。

巴薩默安神精油 Balsamo Tranquilo Oil

1/3 份檀香
1/3 份紫羅蘭
1/3 份黃瓜

這個名字的意思是「安寧的香味」或是「安寧和鎮靜的精油」。這個處方能讓心神不寧的伴侶安定下來，或是讓你家中的鬼魂安靜下來。它能讓所有的生靈冷靜地停下來，就像一種超強的鎮定劑。

祝福精油 Blessing Oil

1/2 份茉莉
1/2 份杜松
在主瓶裡放幾朵茉莉。

很適合放在個人的聖壇上做魔法事務。

✿ 祝福精油 II Blessing Oil II

1~4 朵薰衣草花朵

1/3 份鼠尾草

1/3 份羅勒

1/3 份廣藿香

可用橄欖油（用來保護），或是杏仁油、葵花油之類的當基底油。

用一個深色的小玻璃瓶，把除了油之外的所有材料放進瓶子裡，然後加入足夠的油填滿瓶子，徹底搖均勻。用來塗在儀式用的蠟燭上、自己身上或祭壇器具之類的。

薰衣草是為了達到淨化、快樂、愛情和安寧的效果。羅勒會帶來守護和愛情。鼠尾草帶來淨化、保護、療癒、富貴、長壽。廣藿香帶來興旺，能驅逐惡靈和負能量，也能協助占卜。這些都有討人喜歡的通用屬性，所以這個處方精油很適合做為一般用途。

✿ 祝福精油 III Blessing Oil III

1/2 份百合

1/4 份玫瑰

1/4 份水仙

如果擦在身上，據説有淨化靈魂的效果。最受歡迎的用法是塗在聖壇、蠟燭、工具、燃香或任何儀式用的器具上。

✿ 極樂精油 Bliss Oil

1/4 份薰衣草

1/4 份天竺葵

1/4 份橙花

1/4 份快樂鼠尾草

有助於緩解換氣過度、幫助冷靜、放鬆，而且能讓人心情愉快。

⚘ 佛陀精油 Buddha Oil

1/2 份檀香

1/4 份鳶尾根

1/8 份乳香脂

1/8 份肉桂

祈求或禮拜佛陀，刺激潛在的神秘力量。

⚘ 鎮靜精油 Calming Oil

1/4 份薰衣草

1/4 份天竺葵

1/4 份柑橘

1/4 份絲柏

辛苦工作一整天或是跟難纏的人相處之後，用來放鬆和鎮靜的精油。

⚘ 清除障礙精油 Clearance Oil

1/3 份康乃馨

1/3 份紫丁香

1/3 份香草

這個精油有助於克服看不見的障礙。

⚘ 思路清晰精油 Clear Thoughts Oil

1/8 份白千層

1/8 份檸檬

1/4 份薰衣草
1/2 份西伯利亞冷杉（Siberian Fir）

這個不只是對念書有用，對你想清除負能量，在人生道路上順利邁進也有幫助。

☘ 專注精油 Concentration Oil

1/3 份乳香脂
1/3 份肉桂
1/3 份沒藥

將少量精油擦在額頭上能協助解決問題。清除心中的雜念，啟發解決問題的突發靈感和洞見。

☘ 宇宙之美精油 Cosmic Beauty Oil

1/4 份茶香玫瑰（Tea Rose）
1/2 份柳橙
1/4 份薰衣草
幾滴玫瑰天竺葵

協助帶來健康的光澤和平衡的靈氣。倒幾滴到手掌上，深深吸氣，也可以用來泡澡。

☘ 勇氣精油 Courage Oil

1/2 份薑
1/4 份黑胡椒
1/4 份丁香

擦在身上能增加勇氣，尤其是被介紹給他人之前，或上台演講前和其他緊張的場合。

✤ 勇氣精油Ⅱ Courage Oil II

混合同等份量的材料：

迷迭香

五指草（Five-Finger grass）

梔子花瓣

將 2 大匙上述的混合材料加到 2 盎司的油裡，每一瓶製好的精油裡再加一小片征服者高約翰根（High John the Conqueror Root）。

當你要應徵工作或是想要老闆給你加薪時，可加 9 滴這種精油到泡澡水裡。當作香水使用時，塗在喉嚨上、心臟下方和肚臍上方以消除恐懼和膽怯。

✤ 勇氣的嚴酷考驗精油 Crucible of Courage Oil

1/8 份香草

3/4 份康乃馨

1/8 份紫羅蘭

能給那些心懷恐懼和膽怯的人極大的勇氣，用來塗在紫色蠟燭上，面對可怕或危險的情況時擦在身上。

✤ 白鴿之血精油 Dove's Blood Oil

3/4 份龍血（Dragon's Blood）

1/8 份玫瑰

1/8 份月桂葉

為了帶來心靈安定和快樂而設計的特別燃香處方。

🌿 白鴿之心精油 Dove's Heart Oil

1/2 份薰衣草

1/4 份玫瑰

1/4 份紫藤

幾滴紫丁香

舒緩焦躁不安的感覺，鎮定浮躁的心情，能協助任何跟心靈有關的事情。

🌿 白鴿之心精油 II Dove's Heart Oil II

1/2 份忍冬

1/2 份香草

1 滴水蜜桃

解決爭吵和軟化硬心腸。

🌿 龍之霧精油 Dragon's Mist Oil

1 支金雀花（Scotch Broom）樹枝

1 片愛爾蘭苔（Irish Moss）

2 撮馬鞭草

1/4 茶匙海鹽

1 份石南花（Heather）

1 份橡木苔

3 份金縷梅萃取液（Witch Hazel）

1 份松樹

將所有材料放進瓷鍋裡用最小火加熱。放涼後放進清澈透明的玻璃瓶裡，能為使用者帶來安詳、保護和冷靜。

🌿 輕鬆的人生精油 Easy Life Oil

1/4 份丁香

1/4 份薑

1/4 份檸檬

1/4 份桂皮（Cassia）

幾滴柳橙

能讓使用者放鬆地讓別人幫他或她處理事情。能幫你主導別人的思維，這樣他們就會毫無怨言地幫助你。

🌿 輕鬆的人生精油II Easy Life Oil II

1/3 份椰子香精油

1/3 份檀香

1/3 份鴉片香精油

擦的時候輕輕揉搓到肩膀、領口處和手臂上，能吸引健康、福氣、富裕、特別幸運和幸福的人生，以及輕鬆舒適的老年生活。

🌿 精靈之火精油 Elf Fire Oil

1/8 份薰衣草

1/8 份小豆蔻

1/8 份肉桂

1/8 份麝香

1/4 份乳香

1/4 份草莓

能以任何方式為使用者帶來最需要的幸福快樂。這個精油有種很奇怪的特質：想達到

某個目標時使用，但它會帶來你需要的，而不是你想要的結果。能改善生活水平。

🌿 靈性魔法精油 Enchanted Spiritual Oil

1/4 份乳香

1/4 份沒藥

1/4 份香水草

1/4 份肉桂

這個精油能保護你不受任何傷害，用它當塗香油擦在身上，保護你不受他人惡意的思緒傷害，能消除所有想黏著在你身上的負面魔法。

🌿 埃爾祖莉純潔女性精油 Erzulie Femme Blanche Oil

1/2 份梔子花

1/4 份木蘭花

1/4 份歐鈴蘭

適合用來清除人生中的困難阻礙。

🌿 埃爾祖莉之愛精油 Erzulie Love Oil

1/4 份梔子花

1/4 份茉莉

1/8 份岩蘭草

1/8 份草莓

1/8 份橙花

1/8 份玫瑰

有助於任何跟心有關的事情。

❧ 寬恕精油 Forgiveness Oil

每一種使用同等份量：

乳香	花梨木
檀香	天竺葵
薰衣草	檸檬
香蜂草	玫瑰草
歐白芷	依蘭
永久花（Helichrysum）	佛手柑
玫瑰	羅馬洋甘菊
茉莉	

有助於寬恕、遺忘和放下。

❧ 寬恕精油 II Forgiveness Oil II

1/2 份赤素馨花

1/2 份依蘭

幾滴香豌豆或歐鈴蘭

化解情人之間或朋友之間的爭吵。

❧ 友善的大自然仙女精油 Friendly Nature Spirit Oil

1/3 份萊姆

1/3 份康乃馨

1/3 份梔子花

1 或 2 滴冬青

祈求跟植物仙女合作。

❦ 花園的愉悅香水 Garden Delight Perfume

2/3 份葡萄柚

1/3 份薰衣草

幾滴香草

在春天的花園走一趟能幫你在人生任何領域中有個全新的開始。

❦ 走開精油 Get Away Oil

1 份紅辣椒

1 份黑胡椒

1 份廣藿香葉

1 份薑粉

1 條征服者高約翰根

半杯基底油（請看基底油章節選用符合你意圖的基底油）

幫助你不受任何夜晚的鬼魅和噩夢侵害。睡前塗在白蠟燭上，燃燒 15 分鐘。也可以擦在窗台和門把上，如果願意的話，也可以用棉花球沾點精油，放在床底下，或是塗在捕夢者飾品上。請不要擦在身上。

❦ 健康的光澤精油 Glow of Health Oil

1/4 份柳橙

1/4 份水蜜桃

1/4 份薰衣草

1/4 份康乃馨

這個精油適合療癒和預防疾病，尤其是在季節變化或出現難受情緒的時候。

🌿 金度母精油 Golden Tara Oil

1/4 份康乃馨

1/4 份水蜜桃

1/4 份梔子花

1/4 份赤素馨花

這位佛教度母（Tara）名字的意思是「祂拯救世人」。這位度母有二十一種特質，每一種都跟慈悲有關。當你祈求祂賜與你金色特質時，使用這個處方就會有成功的機會。

🌿 綠度母精油 Green Tara Oil

1/4 份檀香

1/4 份茉莉

1/4 份水蜜桃

1/4 份荷花

適合所有令人傷心的情況，尤其是如諺語中的狼群不斷逼近，讓你覺得絕望無助的時候。

🌿 紓解悲痛精油 Grief Relief Oil

1/4 份薰衣草

1/4 份洋甘菊

1/4 份玫瑰

1/4 份依蘭

協助從失去的悲痛中復原。

✤ 守護者精油 Guardian Oil

1/2 份檸檬
1/8 份丁香
1/8 份花梨木
1/8 份廣藿香
1/8 份普列薄荷

適合用來保護自己，增強靈氣的力量，協助抵禦靈能攻擊。

✤ 幸福精油 Happiness Oil

1/2 份羅勒
1/4 份柳橙
1/8 份廣藿香
1/8 份玫瑰
幾滴迷迭香

噴灑在房間四周，或是放進香氛機裡協助轉運和改變惡運。它也能協助消除貧窮。

✤ 快樂的心精油 Happy Heart Oil

2 盎司甜杏仁基底油
2 大湯匙紫藤花花朵

用基底油將花覆蓋後，將瓶子放在陰涼的地方兩個禮拜，過濾殘渣，然後將精油裝瓶。擦在身上能吸引幸福和美好的震動頻率。

🌿 療癒精油 Healing Oil

3/4 份迷迭香

1/4 份杜松

幾滴檀香

擦在身上能加速療癒效果。

🌿 療癒精油Ⅱ Healing Oil II

1/2 份尤加利樹

1/4 份橙花

1/8 份玫瑰草

1/8 份綠薄荷（spearmint）

加強健康和耐力，協助擴大生命力。

🌿 療癒精油Ⅲ Healing Oil III

1/2 份檀香

1/4 份康乃馨

1/4 份紫羅蘭

促進身心靈的療癒。

🌿 療癒精油Ⅳ Healing Oil IV

1/3 份玫瑰

1/3 份康乃馨

1/3 份乳香

如果有的話，加幾片永生草（Life Everlasting herb）

據說能讓恢復期的病人增強體力，對所有使用者都有消除疲勞和消除倦怠的效果。

吸引健康精油 Health Attracting Oil

下列精油各加 2 滴到 2 盎司的基底油裡：

玫瑰

康乃馨

梔子花

檸檬皮屑或檸檬花

通常這個精油是擦在病人的額頭上。

健康精油 Health Oil

1/2 份玫瑰

1/4 份康乃馨

1/8 份香櫞

1/8 份梔子花

用來塗在蠟燭、護身符上，或是任何跟健康儀式有關的物品上。

心輪精油（豪華版！）Heart Chakra Oil

1/4 份佛手柑

1/4 份薰衣草

1/8 份香蜂草

1/8 份橙花

1/4 份依蘭

幾滴玫瑰

　　寬恕、慈悲和愛心。這個處方適用於靜坐冥想、祈禱和寬恕功課。你給自己享受這個處方絕不會後悔。不要稀釋，只要享受這個香味即可，或是在深色的玻璃瓶中混入 1 盎司的荷荷巴油。

❀ 心靈療癒精油 Heart Healing Oil

1/3 份茉莉

1/3 份依蘭

1/3 份龍血（也可參考 P.294）

　　打開因痛苦和壓力而封閉的心，接受新的有益團體和機會。

❀ 心靈之歌精油 Heart Song Oil

1/3 份柳橙

1/3 份香草

1/3 份乳香

幾滴龍涎香調香

　　能帶來孩童般的喜悅，或是初戀的感覺。很適合用在香氛機裡，讓整個房間活躍起來。

❀ 幫手精油 Helping Hand Oil

1/2 份香草

1/2 份歐鈴蘭

幾滴肉桂

幾滴杏仁香精油

為經常吵架的夫妻帶來和諧。

✤ 海吉亞精油 Hygeia Oil

1/2 份康乃馨
1/4 份黃瓜
1/4 份玫瑰
幾滴茉莉

這個處方是為了協助子宮部位有慢性病的女性，包括腰痛，情緒的壓力和身體不適。

✤ 內在小孩精油（受虐者、情緒平衡） Inner Child Oil

每種使用同等份量：
柳橙
柑橘
茉莉
依蘭
雲杉（Spruce）
檀香
檸檬草
橙花

這個精油能協助帶來專注，放大你最好的特質，以便開啟療癒。適合用在香氛機裡。

🌿 內在寧靜精油 Inner Peace Oil

1/2 份玫瑰

1/4 份梔子花

1/4 份木蘭花

協助平靜內心，變得更放鬆，也能幫助你獲得內在的力量和勇氣。

🌿 純真精油 Innocence Oil

3/4 份玫瑰

1/4 份香草

打開因痛苦和壓力而封閉的心，接受新的有益團體和機會。

🌿 歡喜精油 Joy Oil

1/3 份茉莉

1/3 份橙花

1/3 份梔子花

幾滴香草

幾滴檀香

這個精油能引出使用者最好的特質：增強才華、思想變得更樂觀、身體能吸引愉悅感。如果你覺得沮喪和寂寞，這個精油能改變你的整個態度，因而改變你整個人生。

🌿 善心精油 Kindly Spirit Oil

1/2 份歐鈴蘭

1/2 份風信子

幾滴檸檬

能讓其他人喜歡你，在任何情況下同情你的遭遇。適合在協助克服寂寞的儀式中，和當你需要別人聆聽你的苦楚時。

善心精油 II Kindly Spirit Oil II

1/3 份乳香
1/3 份康乃馨
1/3 份麝香
幾滴丁香和多香果（非必要）

召喚他方世界的生靈協助完成你的工作。在粉紅蠟燭上塗這種精油，把你的要求寫在紙上，然後放在祈求的蠟燭底下。

知識精油 Knowledge Oil

檀香
幾滴丁香
在每一個瓶子裡加幾粒乳香樹脂

能夠了解和運用所聽到或讀到的一切，每天早上洗完澡後在太陽穴上和頸背上擦 1 滴這種精油。

觀音精油 Kwan Yin Oil

1/2 份檸檬
1/2 份玫瑰
幾滴紫丁香

用來禮拜或祈求這位中國古代慈悲的菩薩。

❧ 吉祥天女精油 Lakshmi Oil

1/2 份檀香

1/4 份荷花

1/8 份茉莉

1/8 份梔子花

吉祥天女是印度的女神，能解決你人生中所有的疑難雜症。把這個精油當香水來擦，能吸引吉祥天女，並對她能出現在你人生中表達敬意。

❧ 繆思的微笑精油 Laughter of the Muses Oil

1/2 份玫瑰

1/2 份紫藤

幾滴薰衣草

幾滴小蒼蘭（Freesia）

這個處方能趕走藍色憂鬱，讓你感到快樂和神清氣爽。

❧ 莉班的撫觸精油 Liban's Touch Oil

1/8 份萊姆

1/8 份玫瑰

1/4 份檀香

1/4 份龍血

1/8 份玫瑰天竺葵

1/8 份薰衣草

　　莉班（Liban）是凱爾特人的療癒女神，也是美人魚。使用這個處方來加速疾病痊癒，尤其是風寒和流感。

✻ 荷花調香 Lotus Bouquet

　　1/4 份玫瑰

　　1/4 份茉莉

　　1/4 份白麝香

　　1/4 份依蘭

　　混合直到濃郁如花朵和溫馨的香味出現為止。處方中需要用到荷花精油時也可以用這個代替。

✻ 愛的療癒精油 Love Healing Oil

　　1/2 份白麝香

　　1/4 份梔子花

　　1/8 份木蘭花或茶花

　　1/8 份康乃馨

　　幾滴肉桂

　　協助療癒衝突和爭吵，也能提升溝通能力。

✻ 增強記憶精油 Memory Drops Oil

　　1/4 份迷迭香

　　1/4 份香草

　　1/4 份肉桂

　　1/4 份丁香

　　幾滴蜂蜜

改善心理活動運作，很適合給學生和工作需要接觸大量人群的人，能幫你記住人名、數字和地點。

記憶精油 Memory Oil

1/4 份丁香
1/4 份芫荽子
1/4 份迷迭香
1/4 份鼠尾草

加強專注力、思考清晰和記憶力。

神秘魔棒精油 Mystic Wand Oil

1/2 份香水草
1/2 份紫羅蘭
幾滴檀香

這個精油能幫助你帶來額外的精力和生命力。

鮮割青草調香 New-Mown Hay Bouquet

1/2 份車葉草（Woodruff）
1/4 份零陵香（Tonka）
1/8 份薰衣草
1/8 份佛手柑
幾滴橡木苔

加幾滴這種精油到變化類型的精油裡，尤其是那種專為打破壞習慣和成癮症設計的精油。也可以在春天的時候在身上擦這種調香精油（當然要稀釋過），迎接季節的變換。

❦ 夜后精油 Night Queen Oil

1/2 份檀香

1/4 份玫瑰

1/4 份茉莉

能帶來寧靜和安定的感覺。

❦ 奧比巫術香水精油 Obeah Perfume Oil

1/4 份沒藥

1/4 份廣藿香

1/4 份高良薑

1/4 份茉莉

幾滴檸檬

用來祝福一個地點——比如：祈禱室、魔法圈或寺廟。塗在蠟燭上或用來泡澡，能保護你不受任何形式的邪魔侵害。消除不好的震動頻率，協助使用者獲得魔法使者的護持。

❦ 橘霧輕紗精油 Orange Mist Lace Oil

1/2 份佛手柑

1/4 份柳橙

1/8 份橙花

1/8 份肉桂

輕盈飄逸，這個精油能讓你體內或是周遭環境產生更高層次的震動能量。

🌿 和平和保護精油 Peace and Protection Oil

1/4 份薰衣草

1/4 份迷迭香

1/4 份羅勒

1/4 份康乃馨

幾滴薄荷

這個強大的處方能消除所有別人傳送給你的負能量。

🌿 安詳精油 Peace Oil

1/3 份依蘭

1/3 份薰衣草

1/3 份洋甘菊

幾滴玫瑰

當你覺得緊張或心情惡劣時，可讓你冷靜下來，站在鏡子前面，看著你的眼睛，在身上擦這個精油。

🌿 安詳精油 II Peace Oil II

1/3 份紫羅蘭

1/3 份薰衣草

1/3 份香草

擦在身上或噴灑在屋子各處，將安詳和寧靜的感覺帶進你的生活中。

⚚ 安詳、保護和祝福精油 Peace, Protection, Blessings Oil

1/3 份石南花

1/3 份檸檬

1/3 份辣薄荷

這個極度強烈的處方適合淨化屋子和任何需要安詳和寧靜的地方。

⚚ 成功的演藝事業精油 Performing Arts Success Oil

1/4 份木蘭花

1/4 份高約翰（High John）

1/4 份香草

1/8 份依蘭

1/8 份鼠尾草

放幾片高約翰征服者草根到主瓶裡，能協助音樂家的樂器擁有準確的音調，協助藝術家做到最佳的演出。

⚚ 普西芬妮精油 Persephone Oil

1/4 份紫藤

1/4 份茉莉

1/4 份幻夢香精油（如果找不到幻夢香精油可用紫丁香代替。）

1/4 份岩蘭草

用來祈求或禮拜普西芬妮（Persephone）這位女神，協助創造力，啟動這位月神的「女性」特質。

🌱 鳳凰精油 Phoenix Oil

1/3 份檸檬
1/3 份薰衣草
1/3 份鼠尾草

治療情緒或身體上的創傷。

🌱 淨化精油 Purification Oil

3/4 份尤加利樹
1/4 份樟樹
幾滴檸檬

加到洗澡水裡泡澡，消除負能量或病氣。使用這個處方時，請確定不要在浴室裡待超過 20 分鐘，這個精油的運作方式就跟在浴缸裡刷除濁氣差不多。

🌱 潔淨精油 Purifying Oil

1/2 份杜松
1/2 份松樹
幾滴天竺葵

這個精油能幫助你清除疾病或外傷帶來的負能量。

🌱 彩虹精油 Rainbow Oil

1/3 份紫丁香
1/3 份雨
1/3 份康乃馨

2、3 滴水蜜桃

這個精油是為了歡樂、復甦和療癒。它能帶來富貴和成功，工作表現好會得到認可，生活變得太陰鬱時能帶來一點火花。

⚘ 回到我身邊精油 Return to Me Oil

1/4 份玫瑰

3/4 份木蘭花

幾滴荷花

適合追求浪漫的愛情，尤其是長期的感情──但要小心你許什麼願望！這個精油的效果很好，能帶回已經離開你的人。

⚘ 里安農精油 Rhiannon Oil

1/4 份康乃馨

1/4 份乳香

1/2 份茉莉

2、3 滴玫瑰

1 根柳樹枝（非必要）

適合祈求這位女神或跟她合作。在脈搏處和脈輪中心塗抹揉搓，讓心情放鬆和紓解壓力。

⚘ 聖潔的心精油 Sacred Heart Oil

3/4 份玫瑰

1/8 份檸檬

1/8 份香水草

這個精油適合用來療癒、解咒、靈性淨化和祝福。

🌿 聖潔的愛 Sacred Love Oil

3/4 份雨

1/4 份幻夢香精油（需要的話可用紫丁香代替）

幾滴紫羅蘭

擦這個精油能讓你自己找到聖潔的愛。

🌿 聖木精油 Sacred Wood Oil

1/2 份杜松

1/2 份佛手柑

幾滴檸檬

吸引友誼、良好的感覺和同伴。

🌿 聖西普亞諾精油 San Cypriano Oil

1/3 份梔子花

1/3 份龍涎香

1/3 份麝香

1、2 滴麝貓香

帶來跟愛人的和解，或是跟任何與你有仇怨的人和解。

🌿 蛇精油 Snake Oil

蛇根草萃取液（Snake Root extract）
高良薑根部（Galangal Root）

將蛇根草萃取液和高良薑混在一起，放在陰涼的地方兩個禮拜，每天搖動幾下。用來塗在蠟燭上，能保護治療師，並給治療師療癒的能量。

🌿 安神水精油 Soothing Waters Oil

1/3 份檀香
1/3 份洋甘菊
1/3 份快樂鼠尾草
幾滴紫丁香

這個精油是用來當作鎮定安神的媒介，擦在身上或是灑幾滴在布料上、棉花球上，需要的時候聞一下，但不要過度使用。

🌿 音樂精靈精油 Sprite Music Oil

1/3 份玫瑰或是康乃馨
1/3 份紫羅蘭
1/3 份檀香

這個精油能幫你得到精靈們的幫助，協助你學習或演奏音樂，以及各種藝術類的事情。

🌿 燕子血精油 Swallow's Blood Oil

1/2 份龍血（可參考 P.294）

1/4 份檀香

1/4 份玫瑰

幾滴茉莉

幾滴鳶尾根

為那些非要遠行不可的人帶來快樂，紓解旅途上的緊張情緒。

⚘ 燕子心精油 Swallow's Heart Oil

1/2 份康乃馨

1/2 份依蘭

幾滴水蜜桃

有助於柔化別人對你的感覺，在愛情方面以友善的心協助你。

⚘ 燭芯香水精油 Taper Perfume Oil

1/3 份茉莉

1/3 份肉桂

1/3 份廣藿香

橄欖油

當漂浮燭蕊的燈油使用，通常只是用來給橄欖油添加香味，主要是為了裝飾，而不是為了儀式的用途，但這個精油有助於吸引愛情、療癒和正能量。

⚘ 安寧精油 Tranquility Oil

1/4 份鼠尾草

1/2 份玫瑰

1/4 份安息香

在焦躁不安的時候能帶來安寧祥和的感覺，放在香氛機裡使用。

✽ 三位一體精油 Trinity Oil

1/2 份牛膝草

1/4 份橄欖油

1/4 份馬鞭草

這個精油會將福氣帶到你人生中的每一個領域，保證在物質和靈性上的事情都能成功。請少量使用——因為非常強烈！

✽ 改過自新精油 Turn Over a New Leaf Oil

1/4 份車葉草

1/4 份零陵香

1/4 份薰衣草

1/4 份佛手柑

幾滴橡木苔

用在「改過自新」的儀式上，迎接新的起點和全新的開始。據說這個精油跟鮮割的青草味很像。

✽ 性感的維納斯精油 Voluptuous Venus Oil

下列精油每種用同等份量：

玫瑰

麝香

鳶尾根

檀香

紫丁香

肉桂

木蘭花

木槿

用這個處方強調獨特的美麗，盡情享受你應得的奢華。

☙ 減重精油 Weight Loss Oil

1/2 份忍冬

1/4 份麝香

1/4 份風信子

協助你堅持節食或運動的計畫。

☙ 白色智慧精油 White Wisdom Oil

1/2 份薰衣草

1/2 份鼠尾草

幾滴樟樹

這個精油能給你對智慧、洞見和知識的清晰眼光。這個清新、潔淨的味道能幫助你清除腦中的雜念，以不同的觀點去觀察事物。這是對靈性淨化很棒的精油，能幫你消除負面的精神價值觀和迷信。

☙ 智慧女人精油 Wise Woman Oil

1/2 份薰衣草

1/4 份橘子

1/4 份檸檬草

幾滴佛手柑

適合紓解多變的情緒和壓力：鎮靜、平衡和提神。

智慧女人精油 II Wise Woman Oil II

1/4 份羅勒
1/4 份萊姆
1/4 份芫荽子
1/4 份綠薄荷

有助於思路清晰、消除疲勞和增加精力的更年期精油處方。

智慧精油 Wisdom Oil

1/4 份肉桂
1/2 份沒藥
1/4 份薰衣草

為協助你獲得真實的洞見和智慧設計的處方。

紫藤香水 Wisteria Perfume

10 滴紫藤
2 盎司基底油（請看 PART 3 的基底油章節，挑選最適合用在你特定情況的油）

神秘學者、玄學家、治療師和巫毒術士之類的人都讚揚這個精油。把它當香水擦能吸引良好的震動頻率。

❧ 狼血精油 Wolf's Blood Oil

1/2 份龍血
1/2 份沒藥

能在巨大的壓力下給你勇氣，協助你戰勝對死亡的所有恐懼。這個處方很適合那些在生意上或藝術上需要力量讓他們為事業更努力打拼的人。

❧ 木之歌精油 Wood Song Oil

1/3 份紫羅蘭
1/3 份忍冬
1/3 份薄荷

能帶來安寧和快樂頻率的一種小精靈（Elfin）的香味，據說也能協助跟小仙子（Faeries）溝通。

❧ 消除煩惱精油 Worry Away Oil

1/4 份西伯利亞冷杉
1 份白千層
1 份檸檬
1 份薰衣草
2 盎司杏仁基底油

通常周圍困難重重的時候，我們會發現自己心緒不寧，猶豫不決，缺乏清晰思考的能力。需要頭腦清晰和專注的時候，這個絕佳的精油很適合塗在需要清晰的靈視和專注儀式的蠟燭上。一點點就能用很久，所以可經常使用，但每次少量即可。這個處方請使用純精油。

🌿 XYZ 精油 XYZ Oil

1/3 份乳香

1/3 份沒藥

1/3 份丁香

讓你在日常活動中增加快樂和熱情。這個三種用途的處方能帶來額外的好處：年輕的
思維、感覺愉快和對人生充滿熱情。

🌿 葉瑪亞精油 Yemaya Oil

1/2 份薰衣草

1/2 份歐鈴蘭

幾滴黃瓜

葉瑪雅是偉大的海洋之母，她能賜福你的家庭、平息爭端，帶來財富和福氣。

🌿 扎巴精油 Zawba Oil

1/2 份香草

1/2 份百里香

幾滴冬青

幾滴杏仁

讓你對日常活動增加快樂和熱情。

🌿 禪精油 Zen Oil

1/3 份薰衣草

1/3 份丁香

1/3 份依蘭

這個精油對靜坐或產生寧靜的感覺很有用。

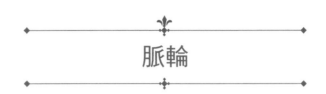

脈輪

在靈性活動中，經常會出現脈輪（chakra）這個詞語。如果你知道脈輪的意思就沒問題，但如果你不知道就會覺得很困惑。下面對什麼是脈輪系統做了一個簡短的解釋。

人類的能量場或靈氣是一種充滿能量和多次元的領域，它圍繞在身體四周，穿透到人體內。這些能量流通道稱為經絡，能滋養每一個內臟器官和體內的細胞。提供這些能量流的七個圓錐形旋轉的能量漩渦稱為脈輪。這些脈輪會逐個從我們周圍的宇宙能量場收集能量。

這七個脈輪的顏色是七色彩虹光譜。**海底輪**位在脊椎底部，顏色是紅色。**臍輪**是我們的創意中心，它震動的顏色是橘色。**太陽輪**掌管我們的自信心，顏色是黃色。**心輪**是我們的感情中心，它共振的顏色是綠色。**喉輪**負責我們的表達能力，顏色是藍色。**眉心輪**或第三眼輪負責我們的夢想和質疑靈性的事物，散發的顏色是靛藍色。**頂輪**是光譜中震動頻率最高的，散發的顏色是紫色或白色。

當事情失控時，嘗試這種按摩技巧或許會有幫助。

把下面每一個脈輪描述後面列出的幾種精油混合，調配好後每種精油各 3 滴加到一瓶 10 盎司的基底油（最好是用杏桃仁油或葡萄籽油）。用在每個脈輪區按摩至少 20 分鐘，然後移到下一個脈輪。

🌿 第七脈輪——頂輪 Crown

這個脈輪位在頭頂上，有點偏向腦後。它跟我們的「宇宙合一」、靈性智慧、終極領悟、真正的內在靈性統一的感覺有關。肉體上，這個脈輪連結松果體、大腦上半部和右眼。據說這個脈輪是你跟上帝／基督／佛陀連結的地方。一個虛弱的頂輪會造成感覺跟重要的生命流脫節，得不到啟發，容易對事情產生誤解，產生自我否定。頂輪過度活躍時，可能會造成跟人世間的事物失去連繫，變得不切實際，跟現實生活脫節，想像力過於旺盛。

1/2 份沒藥
1/4 份荷花
1/4 份乳香
幾滴樟樹

🌿 第六脈輪——眉心輪（第三眼） Third Eye

這個脈輪位在眼睛的上方，額頭的中央。這個脈輪是用來詢問人生精神生活的本質，我們的內觀靈視就位在這裡——內在的夢想、靈視的天賦、智慧和覺察力。這個脈輪也保存你對人生的夢想。要讓頂輪得到最佳運作，心輪也必須強大和平衡。肉體上，這個脈輪是連結神經系統、大腦下半部，左眼、兩耳、鼻子和腦下垂體。這個脈輪虛弱的時候可能會造成頭痛、自我懷疑、健忘或是無法信任自己的直覺。如果過於活躍的話，你可能會變得過度敏感、昏昏沉沉，感覺靈能負荷超載。

1/2 份康乃馨
1/4 份薰衣草
1/4 份迷迭香

🌿 第五脈輪——喉輪 Throat

這個脈輪位在脊椎上靠喉嚨的部位，它跟我們的溝通和表達能力、右腦、語言能力和聽力有關。肉體上，它連結喉嚨、聲帶、食道、嘴巴、牙齒、甲狀腺、

副甲狀腺和上肺部。這個脈輪虛弱的時候，可能會造成溝通障礙、無法表達自己的感覺和想法，容易保持沉默和屈服於別人。過於活躍的喉輪可能會引起負面的言語、批評、說話霸道、態度超級活躍、反應過度和思想頑固。

1/4 份雪松

1/4 份含羞草

1/4 份迷迭香

1/4 份丁香

❧ 第四脈輪──心輪 Heart

位在脊椎上靠心臟的部位。這個脈輪跟給予和接受愛、慈悲心和主動幫助別人有關。亞洲人說這是靈魂之所，它是所有脈輪的中心點，能平衡七個脈輪能量中心的活動。肉體上，它跟心臟、下肺部、循環系統、胸腺和免疫系統有關。這是對療癒很重要的脈輪，當它太過虛弱時，你可能會感覺封閉自我、自信心低微、沒有安全感、嫉妒、感覺不被愛、「自哀自憐」的態度，而且懷疑自我。當心輪過度活躍時，可能會體驗到「烈士」症候群，付出得太多、感覺過度自信、嫉妒和小氣。

1/2 份紫羅蘭

1/4 份香草

1/4 份依蘭

幾滴尤加利樹

❧ 第三脈輪──太陽輪 Solar Plexus

位在靠肚臍上方的脊椎上，這個脈輪跟智能和思維程序、個人力量、憤怒、力量和採取行動的能力有關。你的敏感性也儲存在這裡，這是你情緒生活的所在地。這是個重要的靈能中心，讓我們體驗到對某人或某事有「膽覺（直覺）」的地方。這是情緒包袱儲存的地方。肉體上，它連結消化系統（胰腺、胃、肝臟和膽囊）；它能幫助身體消化、吸收營養。虛弱的太陽輪表示心情低落、沒朝氣、

孤立感和過度謹慎。當太陽輪過度活躍時，可能造成神經質、情緒勒索或焦躁不安、消化問題、情緒超載和不和諧的感覺。

　　1/4 份乳香

　　1/4 份忍冬

　　1/4 份高良薑

　　1/4 份檸檬馬鞭草

✤ 第二脈輪——臍輪 Sacrum

　　這個脈輪位在靠下腹部的脊椎上，在肚臍和尾椎之間。它跟性能力、創造力、情緒、欲望和靈能層次的感官能力有關。肉體上，它連結生殖系統和生殖腺。如果這個脈輪虛弱的話，可能會性冷感和情緒化，不愛交際、沒有創意、壓抑。如果過度活躍的話，可能會讓人感覺淫慾無度、自私自利、傲慢，並且因為接收到過多別人的能量和影響導致負荷過重。

　　1/3 份柳橙

　　1/3 份橡木苔

　　1/3 份檀香

✤ 第一脈輪——海底輪 Root

　　這個脈輪中心位在脊椎底端，它是最靠近地面的脈輪，代表接地。這個脈輪會感覺到恐懼，它控制你的求生感，或是戰鬥或逃跑的反應。肉體上，它會影響腎上腺，還有雙腿、雙腳、腎臟、膀胱和脊椎。這個脈輪虛弱時，你可能會感覺很疲倦、過度謹慎、害怕改變，而且因為血液循環不好會覺得冷。你可能會需要有人在你身旁燒一盆炭火。這個脈輪過度活躍時，你可能會感覺逞凶好鬥、縱慾無度、魯莽、過度衝動或是愛打架。

　　1/8 份麝貓香

　　1/8 份鈴蘭

　　1/4 份龍涎香

1/4 份肉桂

1/4 份麝香

🌱 平衡脈輪精油 Chakra Balancing Oil

1/4 份檸檬

1/4 份柳橙

1/4 份薰衣草

1/4 份沒藥

幾滴丁香

可用這個精油平衡任何一個脈輪，或是當你感覺失衡的時候使用。

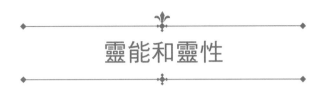

靈能和靈性

　　魔法處方精油能幫助你獲得指導靈和揚升大師永恆不朽的智慧，讓你的人生更豐富、更興旺、更圓滿。觀想是創造心靈畫面的藝術。它牽涉到畫面，而不是文字。在你心中形成一個你想要的心靈畫面，也是你需要改變的東西。保持這個畫面直到你的五感意識都像活在那個畫面中為止；這樣能讓這個畫面成真。在日記裡記錄你收到的任何訊息或靈視見到的事物，這樣你就不會忘記。在這個章節裡收集的精油處方適合做夢境功課、靜坐冥想、靈體神遊和練習靈視能力。

🌿 AC/DC 精油 AC/DC Oil

1/4 份茉莉

1/4 份玫瑰

1/4 份乳香

1/4 份肉桂

2~3 滴檸檬

　　知道這個處方的人喜歡把這個祕訣私藏起來，但仍有幾間神祕學的店面將處方流傳出來。雖然同性戀和異性戀顯然有一些差異，但碰到任何需要做抉擇的人都可以使用它。在上床睡覺前擦在額頭上，你可能會做夢或看到靈視畫面幫助你決定，現在這個情況應該往哪個方向走。

🌿 非洲啾啾靈能精油 African Ju-Ju Oil

9 滴高良薑

半杯基底油（請看基底油章節尋找能跟你的意圖起共鳴的油）

瓶子裡放 1 片高良薑片

　　擦在眉頭周圍，能幫助你加強靈能體驗，讓使用者的直覺更靈敏，也能用於詛咒。

🌿 古代聖壇精油 Ancient Shrines Oil

1/4 份檀香

1/4 份乳香

1/4 份荷花

1/4 份水仙花

幾滴肉桂

　　這個傳統的處方有助於清理混亂的思緒，提升精神感應能力。在任何儀式中擦在額頭

上揉搓幾下，能保護你不受邪惡力量的侵害。

☙ 阿拉伯調香 Arabian Bouquet

1/4 份檀香

1/4 份麝香

1/4 份沒藥

1/4 份多香果

這個特殊的精油是為了在召喚善靈之前淨化靈性，也能保護你不受邪惡詛咒侵害。

☙ 靈體出竅精油 Astral Projection Oil

1/2 份甜橙（Sweet Orange ）

1/2 份大茴香

5 滴茉莉

5 滴尤加利樹

5 滴冬青

1/8 杯甜杏仁油當基底油

促進靈體出竅。

☙ 靈體出遊精油 Astral Travel Oil

1/4 份乳香

1/4 份沒藥

1/4 份絲柏

1/4 份茉莉

協助促進靈體神遊。

🌱 靈體出遊精油 II Astral Travel Oil II

1/2 份廣藿香
1/2 份檀香
幾滴肉桂

擦在胃部、手腕、頸背和額頭上。躺下來觀想自己靈魂出竅。

🌱 靈體出遊精油 III Astral Travel Oil III

1 份萊姆
1 份乳香
1 份沒藥

神遊他方世界，拜訪過去和未來，展開所有時空的偉大神秘之旅。

🌱 靈體出遊精油 IV Astral Travel Oil IV

3/4 份檀香
1/8 份依蘭
1/8 份肉桂

在準備靈體出竅之前擦在身上。

🌱 靈體出遊精油 V Astral Travel Oil V

1/4 份柳橙

1/4 份檸檬

1/4 份乳香

1/4 份沒藥

擦在胃部、手腕、頸背和額頭上。躺下來觀想自己靈魂出竅。

🌿 靈體之旅精油 Astral Voyage Oil

3/4 份檀香

1/8 份依蘭

1/8 份肉桂

促進靈體出遊，協助靈魂出竅的體驗。很適合用來做清明夢（於睡眠狀態中保持意識清醒）的練習。

🌿 奧姆精油 Aum Oil

1/4 份檀香

1/4 份鳶尾根

1/4 份乳香脂

1/4 份肉桂

這個特別的處方是為了冥想和其他的靈性功課發出必要的震動頻率設計的。

🌿 黑星精油 Black Star Oil

1/3 份鴉片香精油

1/3 份麝香

1/3 份水仙花

適合靈視揭示，對，也適合誘惑人。

✲ 藍天使精油 Blue Angel Oil

1/2 份薰衣草
1/2 份檀香
幾滴聖水
幾滴泉水

適合愛情和祈求神靈協助。將這個精油塗在粉紅色的蠟燭上吸引友誼；也可塗在靈體的蠟燭上或個人護身符上。

✲ 靈視能力精油 Clairvoyance Oil

1/4 份香水草
1/4 份忍冬
1/2 份檀香
幾滴紫藤

這個強大的處方能刺激內在的洞察力和靈視能力。

✲ 召喚精油 Conjure Oil

3/4 份乳香
1/8 份沒藥
1/8 份丁香
幾滴龍涎香

神靈覺得這個香味很吸引祂們，塗在蠟燭上，然後點燃蠟燭吸引某個能幫你完成目標任務的神靈。

✿ 召喚精油Ⅱ Conjure Oil II

1/3 份乳香

1/3 份檀香

1/3 份荷花

像神燈精靈一樣管用。這個精油能幫你將需要的任何東西顯現在現實中，當你使用這個精油時，創意的觀想很重要。

✿ 水晶寺精油 Crystal Temple Oil

1/8 份乳香

1/8 份鳶尾根

1/4 份檀香

1/4 份荷花

適合於靜坐和瑜珈。

✿ 水晶林地精油 Crystal Woodlands Oil

1/4 份冷杉

1/8 份松樹

1/4 份杜松

跟靈體或動物溝通，能幫你找到圖騰或動物靈和指導靈。

✿ 似曾相識精油 Déjà Vu Oil

1/2 份檀香

1/4 份鳶尾根

1/4 份肉桂

1 或 2 滴乳香脂

用來回憶前世，或是能更清楚的覺察到它們。

🌿 占卜精油 Divination Oil

1/4 份麝香

1/4 份龍涎香

1/4 份岩蘭草

1/4 份紫羅蘭

幾滴紫丁香

這個精油是為了打開通靈能力，讓頭腦清晰並增強視力，通常是用來擦在額頭上（第三眼輪）和太陽穴的地方。

🌿 占卜精油Ⅱ Divination Oil II

1/2 份樟樹

1/4 份柳橙

1/4 份丁香

一種打開靈視能力的精油，以便能看到在陰暗處的東西。不管你是用塔羅牌、盧恩文、茶葉或女巫球占卜，這個精油是為了協助你看到什麼是過去、現在和未來的模式。

🌿 占卜精油Ⅲ Divination Oil III

1/2 份荷花

1/8 份丁香

1/8 份柳橙

1/4 份檀香

如果你想尋求訊息，這個精油最適合協助這樣的儀式和咒語。不管你是要塗在儀式用的器具和蠟燭上，或是滴在占卜用的大碗裡，這個精油是為了加強咒語的力量而設計的，當你想要預測未來、尋找遺失的訊息，或是增加你理解周遭世界的智慧時都可以使用。

❦ 占卜精油IV Divination Oil IV

1/3 份沒藥

1/3 份檀香

1/3 份月桂葉

這個精油是為了在占卜之前，塗抹和聖化塔羅牌或占卜工具用的。在解讀牌卡或占卜器具之前，也可以擦在算命者眉心輪的地方。

❦ 滿月時用的占卜精油 Divination Oil for the Full Moon

1/3 份沒藥

1/3 份荷花

1/3 份茉莉

在滿月時擦在身上，以便增加和強化你的通靈能力。

❦ 預言精油 Divine Oil

3/4 份檀香

1/4 份柳橙

在占卜的過程中擦在身上以增強準確度和覺察力。

⚘ 神聖的保護精油 Divine Protection Oil

1/2 份玫瑰

1/4 份薰衣草

1/8 份木槿

1/8 份薄荷

這個精油是為了防止邪靈靠近。當你感覺處在某種危險的情況中，不管是肉體或精神遇到危險時都可擦這個精油。

⚘ 龍精油 Dragons Oil

1/4 份鴉片香精油

1/4 份多香果

1/4 份肉桂

1/4 份琥珀

有助於祈求龍為你帶來好運、財富、保護和其他正面的用途。

⚘ 夢精油 Dream Oil

1/2 份玫瑰

1/4 份茉莉

1/8 份洋甘菊

1/8 份紫羅蘭

能產生預知或指引的夢境。

❧ 夢精油II Dream Oil II

1/4 份馬鬱蘭

1/4 份艾蒿

1/4 份洋甘菊

1/4 份檀香

加 1 塊方納石到瓶子裡。

半盎司基底油（請看基底油章節尋找符合你意圖的油）

能產生預知或指引的夢境。這個處方裡只使用精油。

❧ 追夢者精油 Dream Chaser Oil

1/3 份薰衣草

1/3 份紫羅蘭

1/3 份檀香或花梨木

幾滴檸檬

幾滴檸檬草

協助完成清明夢，讓各種負面的東西離開夢境。

❧ 夢想者精油 Dreamer Oil

1/2 份玫瑰

1/4 份茉莉

1/4 份洋甘菊

把上述這些精油調好後倒進 10 盎司的瓶子裡，然後加入有機蔬菜油填滿瓶子。擦在眉心輪、臍輪和太陽輪的地方。倒幾滴到手掌上，深深吸氣；也能用來泡澡。

🌿 夢藥水 Dream Potion

1/2 份茉莉
1/2 份肉豆蔻
幾滴快樂鼠尾草

不能口服。睡覺前塗在枕頭上或是擦在眉心輪的位置。

🌿 好夢精油 Dreamtime Oil

1/3 份康乃馨
1/3 份檀香
1/3 份香草

這個精油是為了擁有安寧、療癒的睡眠和創造力的夢境。放進香氛機裡使用，或是滴入香品燃燒。

🌿 做夢／觀想精油 Dreams/Visualization Oil

所有精油使用同等份量：

檀香	藍艾菊
佛手柑	柑橘
依蘭	黑胡椒
杜松	大茴香

適用於預示和占卜的夢境，在睡覺前把你的特別願望寫在一根蠟燭上，每天晚上燃燒這根蠟燭 15 分鐘，連續燒七個晚上。

⚘ 能量精油 Energy Oil

1/3 份香草

1/3 份麝香

1/3 份檸檬馬鞭草

增加心理和生理上的能量和耐力。

⚘ 能量精油Ⅱ Energy Oil II

1/2 份柳橙

1/4 份萊姆

1/4 份小豆蔻

感覺精疲力竭、生病或只是想加強能量庫存的時候可擦這個精油。尤其是經過魔法儀式後為自己的體能充電很有效。

⚘ 仙女的世界精油 Faerie Enchantment Oil

2/3 份玫瑰

1/3 份迷迭香

在主瓶裡放月見草（Evening Primrose）

這個精油能協助你打開第三眼，讓你看到仙女的世界，當然是有仙女允許的情況下。

⚘ 火仙子精油 Faerie Fire Oil

1 塊石榴石碎片

1 份龍血

1 份芫荽精油

幾顆芫荽種子

為了看到仙女的世界，並跟仙女合作。這個精油很適合學習藝術和有創意的占卜技巧。

✽ 火仙子精油 II Faerie Fire Oil II

1/2 份水蜜桃

1/4 份依蘭

1/8 份鮮割青草味

1/8 份黑麝香

1/8 份洋甘菊

1/8 份罌粟花

幾滴龍血

在主瓶裡放石榴石

對聯絡跟火元素有關的仙子很有用：火精靈、火焰舞者之類的。

✽ 花仙子精油 Faerie Flower Oil

1/2 份接骨木花（Elder Flower）

1/2 份薰衣草

乾燥的玫瑰花苞

適合跟花仙子合作，以及學習聆聽不同植物和它們的仙子給你的花語。

✽ 仙女魔法精油 Faerie Magic Oil

1/8 份檸檬

1/4 份梔子花

1/8 份茉莉

1/4 份紫羅蘭

1/16 份薰衣草

1/16 份檸檬草

1/16 份玫瑰天竺葵

1/16 份依蘭

適合跟仙女合作有關的魔法，在仲夏夜擦在身上，增加遇到仙女的機會。

🌿 仙女精油（水元素） Faerie Oil (Elemental Water)

1/2 份樟樹

1/4 份薰衣草

1/4 份檸檬

幾滴報春花（Primrose）

幾滴玫瑰天竺葵

當你接觸跟水元素有關的仙女，例如水女神、泉水女神、海妖之類的，可以使用這個精油。

🌿 仙女之魂精油 Faerie Spirit Oil

1/4 份橡木苔

1/4 份迷迭香

1/4 份絲柏

1/4 份廣藿香

適合於跟仙女合作時擦。

✵ 仙女精油 Faeries Oil

1/8 份含羞草
1/8 份歐鈴蘭
1/4 份香草
1/4 份水蜜桃

這個精油是給那些甜美誘人的仙女，總是讓踏入仙境領域的所有人迷醉不已。如果你想在家中創造一種魔幻誘人、宛如仙境般的氣氛，就在香氛機裡使用這個精油。

✵ 仙女圈精油 Faerie Ring Oil

1/4 份接骨木花
1/4 份薰衣草
1/4 份麝香
1/8 份紫丁香
1/8 份乳香
幾滴沒藥

用在仙女圈（Faerie Circles,或稱仙女環）上。

「美麗的仙女，祈求妳賜給我妳的恩惠
我會將妳的故事告訴別人，我會彈奏妳的歌曲！
我不會傷害任何人，不會背叛秘密，
今天請將妳的能力借給我吧！
讓這一切都顯現出來吧！」——無名氏

加強美麗和音樂／藝術的技巧。小心它的魅力喔！

🌿 遠視精油 Far-Sight Oil

1/3 份金合歡（Acacia）
1/3 份桂皮
1/3 份大茴香
幾滴佛手柑

擦這個精油能幫你看到你的前世（小心：請先沉澱這個精油，否則可能會讓皮膚過敏。）

🌿 死神之火精油 Fire of Azrael Oil

1/3 份檀香
1/3 份雪松
1/3 份杜松
幾滴佛手柑

這是來自於古英格蘭五百年前的占卜處方精油。

🌿 花仙子的幻想精油 Flower Faerie's Fancy

2/3 份玫瑰
1/3 份快樂鼠尾草
幾滴茉莉

🌿 飛行精油 Flying Oil

因為要加的材料很多，你會需要一個 1 或 2 盎司的瓶子來調製這個精油。
下列精油使用同等份量：

菖蒲

麝香

杜松

檀香

月桂果

大茴香

肉桂

丁香

多香果

飛行精油是為了在靈體出遊時提供協助和保護。調製好這個精油之後，用深色的布包起來，藏在一個祕密的地方九天。然後拆開深色的布，把瓶子放在月光下十三個晚上。最好在新月過後 24 小時內開始拿到月光下，這樣就能在滿月之前完成。你可以把它放在滿月的月光下，獲取月之母直覺的祝福。然後你準備靈體出遊時就能使用了。

☙ 神之火精油 God Fire Oil

1/3 份松樹

1/3 份麝香

1/3 份肉桂

喚醒地神們更高層次的靈性領域。

☙ 神秘的幸運精油 Good Luck Mystic Oil

1/2 份檀香

1/4 份麝香

1/4 份梔子花

這個精油是為了吸引神秘的指導靈，協助發展更高的通靈能力。

✽ 吉普賽魔法精油 Gypsy Magic Oil

3/4 份辣薄荷

1/4 份百里香

半盎司琉璃苣種籽（Borage Seed）基底油

簡單又有效的占卜精油。做任何占卜或符咒的事情之前，擦在眉心輪的地方。

✽ 希瑟精油 Heather Oil

1/4 份乳香脂

1/4 份乳香

1/4 份肉桂

1/4 份薰衣草

幾滴月桂葉

能協助帶來通靈的力量，很適合做靈視預測。在儀式中擦在額頭上，或是準備做預測占卜的夢境時，在睡覺之前用它來泡澡。

✽ 印度草精油 Hindu Grass Oil

1/4 份肉桂

1/4 份芫荽子

1/4 份鼠尾草

1/4 份廣藿香

1 小撮咖哩粉

這個特別的精油是用來加強通靈、靈視和冥想的力量。

✤ 神聖的三位一體精油 Holy Trinity Oil

1/3 份玫瑰

1/3 份梔子花

1/3 份荷花

這個精油是為了得到強大的指引、靈性資源和保護。

✤ 印第安指導靈精油 Indian Spirit Guide Oil

1/2 份橙花

1/4 份月桂果

1/4 份雪松

如果有的話，加幾滴菖蒲精油，或是加菖蒲草（非必要）

這個精油處方很適合通靈者、靈媒和那些需要靈性指引的人。

✤ 內在旅程精油 Inner Journey Oil

1/2 份乳香

1/4 份雪松

1/4 份檸檬

很適合冥想和前世回溯。

✤ 祈願精油 Invocation Oil

1/4 份茉莉

1/4 份玫瑰

1/4 份沒藥

1/4 份赤素馨花

這是全方位用途的祈願精油，手邊常備這個精油很方便。

🌿 慈善的神靈精油 Kindly Spirit Oil

1/3 份赤素馨花
1/3 份康乃馨
1/3 份麝香
幾滴丁香或多香果（非必要）

為了召喚超自然的靈體到你身邊，協助你完成某些工作，將這個精油塗在粉紅色蠟燭上，然後把你的要求寫在紙上，放在這根祈願用的蠟燭底下。

🌿 昆達里尼精油 Kundalini Oil

1/4 份薩藤草
1/4 份龍涎香
1/4 份法國麝香
1/8 份麝貓香
1/2 份纈草（valerian）
1 或 2 滴肉桂

提高昆達里尼（Kundalini）的能量。將這個精油擦在心臟、喉嚨和耳背處。

🌿 清明夢精油 Lucid Dreaming Oil

1/2 份纈草
1/2 份薰衣草
幾滴快樂鼠尾草

能產生預知或指引的夢境。

🌱 幸運神秘精油 Lucky Mystic Oil

1/3 份羅勒

1/3 份薰衣草

1/3 份柳橙

銀箔（非必要）

吸引善靈來協助你改善靈視技巧。

🌱 幸運的先知精油 Lucky Prophet Oil

1/4 份乳香

1/4 份杜松

1/4 份檀香

1/4 份玫瑰

這個精油處方能啟動與生俱有的靈視能力，讓這個天賦能力發揮全部的潛力。

🌱 梅伊莎精油 Maa-Isa Oil

1/8 份沒藥

1/8 份岩蘭草

1/2 份乳香

1/8 份麝貓香

1/8 份蘇合香脂

幾滴香桃木（Myrtle）

柳橙皮放在主瓶裡

這是古埃及的處方，意思是「愛西絲的真相（the truth of Isis）」。愛西絲神廟的女祭司們用它尋找事物的真相或是跟占卜有關的事情。

木蘭花調香 Magnolia Bouquet

1/4 份橙花
1/2 份茉莉
1/8 份玫瑰
1/8 份檀香

就跟荷花精油一樣，沒有純天然的木蘭花精油。這個香味很適合靜坐冥想和通靈感應，用在愛情處方裡也不錯。使用複合的木蘭花調香精油，或是調製你自己的木蘭花精油。試著在身旁放幾朵新鮮的木蘭花，這樣當你在調香時就能夠複製出這個香味。處方中需要用到木蘭花時，你可以使用這個調香。記住，使用香精油也沒關係。

靜坐冥想精油 Meditation Oil

1/4 份乳香
1/4 份雪松
1/4 份柑橘
1/4 份洋甘菊

適合做冥想功課時使用，也很適合用來吸引神靈。請在已受保護的環境裡使用。

靜坐冥想精油Ⅱ Meditation Oil II

1/2 份檀香
1/4 份鳶尾根
1/4 份乳香脂
幾滴肉桂

這個特別的精油是為了靜坐或是做其他心靈功課時，能散發適當的震動頻率。對通靈的人特別有好處，一個強大的靈體引誘劑能讓任何儀式更容易成功。

🌱 靜坐冥想精油Ⅲ Meditation Oil III

1/2 份赤素馨花

1/4 份麝香

1/4 份水仙花

這個精油帶有強烈的神秘氛圍，應該只在冥想、禱告或做通靈儀式時使用。

🌱 梅爾丁沐浴精油 Merddin Bath Oil

1/4 份紫丁香

1/4 份紫羅蘭

1/4 份水仙花

1/8 份紫藤

1/8 份龍涎香

用來協助你預測未來的咒語。放 6 滴到泡澡水裡，浸泡 20 分鐘。

🌱 含羞草魔法精油 Mimosa Magic Oil

1/3 份金合歡

1/3 份黃玫瑰

1/3 份紫丁香

幾滴月桂葉

睡覺前將它塗抹到全身，會引起預知未來的夢境。塗在藍色或白色的蠟燭上也會有同樣的效果，或者用來泡澡或是滴到床上，讓好夢成真，而且只有好夢。

☙ 月亮精油 Moon Oil

1/2 份茉莉
1/2 份檀香

擦在身上能產生通靈的夢境，加快痊癒、助眠、增加生育力和所有其他受月亮影響的事情。在滿月時擦這個精油能使你跟月亮的震動頻率同步。

☙ 月亮精油（行星） Moon Oil (Planetary)

1/4 份肉豆蔻
1/4 份沒藥
1/8 份大茴香
1/8 份快樂鼠尾草
1/8 份冬青
1/8 份尤加利樹

適合跟月亮有關的任何事情，強化靈視能力和通靈的影像。

☙ 月光樹林精油 Moonlight Grove Oil

3/4 份茉莉
1/8 份檸檬
1/8 份乳香

跟戀情有關的月亮精油，能帶來通靈的影像，讓你看到你心愛和期望跟他在一起的人。

❧ 摩西精油 Moses Oil

1/3 份所羅門之印（Solomon's seal，又稱玉竹）

1/3 份牛膝草

1/3 份玫瑰

通常稱為摩西之油，這是一種神聖的精油，在降神會中用來跟另一個世界的神靈溝通的精油，也能用來聖化祭壇、器具或工具。

❧ 神秘的隱士精油 Mystic Hermit Oil

1/8 份多香果

1/2 份依蘭

1/8 份肉桂

1/4 份高良薑

適合靈性成長、向內探索和加強聆聽「內在聲音」的能力。

❧ 神秘面紗精油 Mystic Veil Oil

1/8 份肉桂

1/2 份檀香

1/8 份丁香

1/4 份沒藥

這是用來做靈路前行、通靈儀式或穿越靈界的精油。

❧ 涅槃精油 Nirvana Oil

1/4 份芫荽子

1/4 份鼠尾草

1/4 份廣藿香

1/4 份肉桂

適合於追求深度禪定，鎮靜情緒狀態以便做好心靈功課。

☙ 奧林匹斯的神諭精油 Olympian Oracle Oil

1/8 份肉桂

1/4 份沒藥

1/2 份岩蘭草

1/8 份丁香

這個精油能幫助你開啟靈能頻率，以便跟其他靈界的震動頻率同步，讓他們能跟這個世界的人溝通。

☙ 神諭精油 Oracle Oil

1/4 份肉桂

1/4 份檀香

1/4 份丁香

幾滴沒藥

用來協助預測未來的魔法。

☙ 橘霧輕紗精油 Orange Mist Lace Oil

1/2 份佛手柑

1/4 份柳橙

1/8 份橙花

1/8 份肉桂

輕盈飄逸，這個精油能讓你體內或是周遭環境產生更高層次的震動能量。

🌿 紙莎草精油 Papyrus Oil

1/2 份檀香
1/4 份鳶尾根
1/4 份乳香脂
幾滴肉桂

協助靜坐冥想。

🌿 前世精油 Past Lives Oil

1/3 份丁香
1/3 份檀香
1/3 份柳橙

協助回溯前世的靜坐冥想，有助於清楚地回憶前世的生活，而沒有情緒上的糾葛。

🌿 寧靜的思緒精油 Peaceful Thoughts Oil

1/3 份薰衣草
1/3 份迷迭香
1/3 份冬青

靜坐之前把這個精油擦在額頭和太陽穴上。

祈禱精油 Prayers Oil

1/2 份乳香

1/2 份沒藥

幾滴香草

對祈禱和咒語儀式有幫助，也很適合靜坐。

預示夢境精油 Prophetic Dream Oil

半杯橄欖油

1 撮肉桂

1 撮肉豆蔻

1 茶匙大茴香

把藥草放進橄欖油裡小火加熱到微溫但不會很燙。煮完後把藥草過濾裝瓶，把瓶子放在陰涼的地方。把你想得到答案的問題寫在一張紙上，放在枕頭下。在睡前把精油擦在額頭和太陽穴上，這樣做連續三個晚上。

靈能攻擊防護精油 Psychic Attack Protection Oil

1/4 份佛手柑

1/4 份龍血

1/4 份芸香

1/4 份乳香

1 片高約翰根

啟動和增強使用者的通靈能力。

☘ 通靈精油 Psychic Oil

3/4 份檸檬草

1/4 份蓍草

擦這個精油來增強通靈能力，尤其是在使用盧恩文石、透明水晶球和其他這類工具的時候。

☘ 精神粒子精油 Psychon Oil

1/4 份肉桂

1/4 份高良薑

1/4 份雪松

1/4 份鳶尾根

幾滴沒藥

能協助使用者打開第三眼。

☘ 紫色智慧精油 Purple Wisdom Oil

1/4 份紫羅蘭

1/4 份香草

1/4 份紫丁香

1/4 份荷花

這個精油能幫你打開可能潛伏在心中某處的直覺門戶，也能幫助你獲得智慧和靈能的洞察力。

☙ 安靜精油 Quieting Oil

1/3 份檸檬

1/3 份薰衣草

1/3 份密兒拉樹香脂

幾粒砂糖

幾粒鹽

這個令人陶醉的巫毒處方能協助你在儀式或其他靜坐功課之前，誘導進入深沉的入定狀態。

☙ 聖光精油 Sacred Light Oil

3/4 份檀香

1/8 份肉豆蔻

1/8 份肉桂

用來協助靈魂安全的離開肉體，神遊到他方世界。

☙ 寧靜精油 Serenity Oil

1/2 份黃瓜

1/2 份薰衣草

5 滴肉桂

使用這個精油時能獲得冷靜、鎮定、安定與祥和之感。適合靜坐和按摩工作的絕佳精油。

🌿 七個脈輪精油 Seven Chakras Oil

每種精油使用一份：
玫瑰（海底輪）
佛手柑（臍輪）
檸檬（太陽輪）
安息香（心輪）
德國洋甘菊（喉輪）
聖約翰草（眉心輪）
薰衣草（頂輪）
半盎司基底油（請從基底油列表中選一個最符合你意圖的油）

這個精油是為了協助平衡脈輪和靈氣。非常適合用來按摩或放在香氛機裡。

🌿 安眠精油 Sleep Oil

3/4 份玫瑰
1/4 份肉豆蔻皮（Mace）

擦在太陽穴、脖子、兩手腕脈搏處和腳底，能帶來自然的好眠。建議使用精油，但不是必要。如果你決定使用精油，請將精油混入 1 杯基底油裡。

🌿 安眠精油Ⅱ Sleep Oil II

1/2 份玫瑰
1/4 份茉莉
1/4 份洋甘菊

擦在太陽穴、脖子、兩手腕的脈博處和腳底，能帶來自然的好眠。

☘ 煙燻除濁氣精油 Smudge Blend Oil

1/2 份鼠尾草

1/4 份薰衣草

1/4 份琥珀

這個精油就像有個隨時可用的液體煙燻棒一樣。煙燻棒的煙太重讓人受不了時，只要放幾滴這個精油到香氛機裡即可。

☘ 眾神之歌精油 Song of the Elder Gods Oil

1/3 份檀香

1/3 份麝香

1/3 份紫藤

這個精油是為了跟你個人的繆斯溝通，以便完成需要靈感和創意的工作。

☘ 靈體精油 Spirit Oil

1/4 份檀香

1/4 份紫羅蘭

1/4 份番紅花（Crocus）

1/4 份梔子花

協助跟已故的親友靈體溝通。灑在地上或當燃香油使用或塗在白色蠟燭上，絕對不要擦在身上。

☘ 靈性療癒精油 Spiritual Healing Oil

1/8 份乳香

1/8 份鳶尾根

1/4 份檀香

1/2 份荷花

能讓你體內產生更高的震動頻率,以便從事療癒課程。適合脈輪修練的絕佳精油。

🌿 靈性的震動精油 Spiritual Vibration Oil

1/2 份檀香

1/4 份香水草

1/8 份木蘭花

1/8 份乳香

這個魔法精油能加強和提高使用魔法所需的個人力量和通靈能力。

🌿 星辰的女兒精油 Star Daughter Oil

1/2 份玫瑰

1/2 份紫丁香

幾滴馬鞭草

這個美麗的處方精油能幫你祈求到一個私人的指導靈,或是建立與指導靈溝通的敏銳覺察力。

🌿 甜蜜的回應精油 Sweet Repose Oil

1/2 份玫瑰

1/4 份薰衣草

1/4 份木蘭花

這個令人放鬆的助眠處方能幫你培養內在的寧靜和安定感。

🌱 鳳凰精油 The Phoenix Oil

1/3 份檸檬

1/3 份薰衣草

1/3 份月桂葉

用來協助靈魂安全的離開肉體，神遊到他方世界。

🌱 老虎香水 Tiger Perfume

幾滴冬青

1/4 份梔子花

1/4 份玫瑰

1/4 份辣薄荷

1/4 份月桂葉

一種能喚醒通靈能力和靈視能力的巫毒處方。

🌱 震動精油 Vibrance Oil

1/2 份柳橙

1/2 份薑

幾滴松蘿（Spanish Moss）

在做淨化靈氣時，這個精油能帶來一種安適愉快的感覺。

✲ 靈視精油 Vision Oil

1/4 份木蘭花
1/4 份玫瑰
1/2 份蘋果花

在做通靈儀式之前把這種精油擦在身上。

✲ 靈視精油Ⅱ Vision Oil II

1/4 份月桂葉
3/4 份檸檬草
幾滴肉豆蔻

擦在額頭上以產生靈能覺察力，很適合使用塔羅牌占卜的人。

✲ 靈視探索者精油 Vision Seeker Oil

1/4 份香草
1/4 份梔子花
1/2 份紫羅蘭

這個處方能協助你打開靈能覺察力。

✲ 洞察夢境精油 Visionary Dreams Oil

1/3 份廣藿香
1/3 份薰衣草
1/3 份依蘭

使用這個精油來增加夢境的深度和你的感受力。

❧ 如願骨精油 Wishbone Oil

1/2 份廣藿香
1/4 份麝香
1/4 份茉莉

這個精油能帶來好運、完成願望和協助培養通靈能力。晚上睡覺前在一碗水裡滴幾滴這個精油，然後祈願能透過你的夢境收到通靈的資訊，或是對著這碗水祈願能達成你的願望。隔天早上把這碗水倒到排水槽即可。

❧ 左巴香水 Zorba Perfume

1/8 份乳香脂
1/4 份乳香
1/4 份肉桂
1/8 份薰衣草
1/8 份月桂葉

有助於帶來通靈能力，很適合靈視通靈者。在做儀式時擦在額頭上，或在睡前用它來泡澡，以確保得到預言性的夢境。

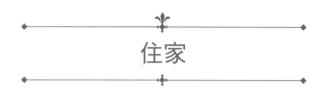

住家

做好家庭防護是魔法事務的一般目標，當然，這並不能取代一般的常識，就像出門要鎖門和需要時要買家庭防盜器，但魔法事務當然也能協助解決這些俗世中的問題。

家庭防護最簡單的方式是在門窗上以五點式（像五角星形那樣）塗抹下列的精油。

用手指沾一點精油，觸碰門窗的四個角落和中間一點，同時唸誦第二十三號聖詩禱詞（Psalm 23），或是用你自己的言語來禱告。這樣就能將敵人逐出你的住家，或將他們投向你的任何敵意反射回去。

❧ 空氣清香精油 Air Freshener Oil

1/2 份萊姆
1/4 份天竺葵
1/4 份檀香

將 6~8 滴這個複方精油混入基底油裡稀釋，放在薰香器內燃燒。

❧ 天使或大天使精油 Angel or Archangel Oil

1/2 份薰衣草
1/2 份檀香
幾滴聖水
幾滴泉水

適用於天使祈願和創造祥和的氣氛；塗在粉紅色蠟燭上能吸引朋友，或是塗在白色蠟燭上平息家庭的爭端。

❧ 尋找公寓精油 Apartment Hunting Oil

1/3 份忍冬
1/3 份茉莉
1/3 份香水草

當你需要尋找新的住處時可使用這個精油。在一張紙上繪畫或寫下你的需求，包括價錢、水電、寵物之類的要求，然後在紙上塗抹這個精油。儘可能寫得越詳細越好，1 小時左右後回來再讀一遍，應需要刪減或修改。在紙張的四個角落塗上這個精油後，折起來，在你出門找房子的時候帶在身上。當你找到你想要的住所後，把這張紙留在你想要的那間屋宅裡（當然是放在別人看不到的地方。）

⚘ 浴室精油 Bathroom Oil

1/8 份佛手柑

1/4 份薰衣草

1/8 份百里香

1/4 份檸檬

1/4 份柳橙

用兩杯水稀釋它，噴在各處的表面，或是將 6~8 滴精油混到水裡稀釋，放進香氛機裡。另一種替代的精油處方是：香茅、鼠尾草、奧勒岡草（oregano）（小心不要噴到木製傢俱，使用前先測試一下表層會不會染色。）

⚘ 臥室精油 Bedroom Oil

3/4 份玫瑰

1/4 份依蘭

2 滴快樂鼠尾草

加水稀釋，放進香氛機裡。可替代的精油是：羅馬洋甘菊、肉豆蔻。

⚘ 橘科類淨化精油 Citrus Purification Oil

1/3 份柳橙（甜）

1/3 份檸檬草

1/3 份檸檬

1 滴萊姆

用 1/8 杯基底油，例如橄欖油、杏仁油、葵花油或荷荷巴油。

將這些精油混合之後，加一點乾的橘皮屑、檸檬皮屑或萊姆皮屑。再加下列其中一種寶石以便加強精油的力量：藍晶（海藍寶石）、藍色方解石或鹽巴。把這個精油塗在白蠟

燭上，在家中燃燒以便淨化住家。請不要把這種精油擦在身上，然後讓皮膚帶著這種精油走到陽光底下，因為它會讓皮膚嚴重曬傷。

潔淨精油 Cleansing Oil

　　1/4 份荷花
　　1/4 份乳香
　　1/4 份琥珀
　　1/4 份雪松

　　這是一般用途的淨化處方。可用在香品或是水中，目的是要清潔住宅內的負能量或有害的能量。

龍的護甲精油 Dragon Shield Oil

　　1/2 份廣藿香
　　1/2 份檀香
　　幾滴紫丁香

　　這個精油處方是為了保護你在生理、心理和情緒上不受攻擊。

杜爾嘉女神精油 Durga Oil

　　1/4 份廣藿香
　　1/4 份麝香
　　1/4 份岩蘭草
　　1/4 份琥珀

　　這個精油是為了保護你不受任何傷害。

✤ 飛行魔鬼精油 Flying Devil Oil

1/2 份薰衣草
1/2 份乳香

這個處方的設計是為了將負能量逐出你的住家，不管是以妖魅或是魔鬼的形態，或純粹只是某種煩擾你的不好的影響力。將這個精油塗在你的前門上，加上十字架或五角星的協助。買一支新的掃把，專門用來執行這個咒語。拿一桶水或是一大碗水，加幾滴這個精油，放在房間中央，將掃把放進水中，再用掃地的動作，在地板把水掃到門口。

✤ 一般防護精油 General Protection Oil

1/4 份羅勒
1/4 份天竺葵
1/4 份松樹
1/4 份岩蘭草

擦在身上保護你不受各種攻擊，也可塗在窗戶、門上和屋子的其他部份來保護住家。

✤ 一般防護精油 II General Protection Oil II

1/8 杯基底油
1 份廣藿香
1 份乳香
1 份沒藥
1 茶匙碎曼陀羅草（Mandrake）
3 茶匙的海鹽

把 1/8 杯的基底油倒進消毒過的乾淨瓶子裡，加入上述的精油，攪拌均勻後貼上標籤。讓它沉澱兩個禮拜，每天搖動它。濾渣後放進深色瓶子裡，存放在冰箱。

擦在身上保護你不受各種攻擊，也可塗在窗戶、門上和屋子的其他部份來保護住家。

❧ 吉普賽血精油 Gypsy Blood Oil

2 份廣藿香葉
1 份幾內亞辣椒（Guinea Pepper）
2 大匙的基底油

據說噴在討厭的鄰居家門把上能讓煩人的鄰居搬走。

❧ 快樂的家精油 Happy Home Oil

1/4 份天竺葵
1/4 份龍血
1/16 份零陵香
1/16 份紫羅蘭
1/16 份鮮割青草味
1/16 份百里香
1/8 份征服者高約翰根
1/8 份佛手柑
下列精油各數滴：
蒔蘿（Dill）
泥土精油（Earth Oil）
紫丁香
茉莉

為了確保你的居住環境得到祝福和保護。

❧ 快樂時光精油 Happy Times Oil

1/3 份柳橙
1/3 份香草

1/3 份紫羅蘭

能改變運氣和轉變不幸的處境，也能協助消除貧窮。

✷ 新家祈福精油 Home Blessing Oil

1/8 份杜松
1/8 份羅勒
3/4 份茉莉

剛搬進新家時，塗在蠟燭上。

✷ 住家防護精油 Home Protection Oil

下列材料使用同等份量：
五指草（Five Finger Grass）
檀香
梔子花瓣
馬齒莧（Purslane）
加 2 大匙基底油
加 1 小撮祝福過的鹽巴

塗在專門保護住家的辟邪物上，或噴在住家各處，不讓邪魔和惡靈靠近。

✷ 住家祈福精油 House Blessing Oil

1/2 份薰衣草
1/4 份茉莉
1/8 份黃瓜

1/8 份赤素馨花

用住家祈福精油清除家中的負能量。

路易斯安納州汎汎油 Louisiana VanVan Oil

1/4 杯頂級冷壓初榨橄欖油

1 盎司檸檬草

1 小撮鹽巴

把這些東西放進罐子裡，蓋起來後，放在陰涼的地方浸泡兩個禮拜，每天搖動罐子幾下，並觀想力量湧入油裡。過濾掉藥草渣，再添加藥草，重複幾次，直到精油有濃郁的藥草味為止。當它達到你喜歡的標準時，濾掉藥草渣，裝瓶，存放在陰涼的地方。用來擦在蠟燭上、玄關和護身符上增加額外的力量。

薄荷調香精油 Mint Bouquet Oil

1/3 份普列薄荷

1/3 份薄荷

1/3 份檸檬

能消除邪惡的魔咒，善靈特別喜歡這種精油。當你祈求巫毒教的神祇來幫助你時，把這個精油放在一個小碟子裡當作供品，以便得到祂們的幫助。

一家女主精油 Mistress of the House Oil

2 大匙菖蒲

2 盎司橄欖油

每瓶調好的精油裡加一小塊魔鬼的鞋帶草根（Devil's Shoestring）。這個精油是給想

成為家中掌權者的女人使用。噴灑在伴侶或愛人的鞋子或衣服上，以提高自己掌控的權力。

🌿 搬家精油 Moving Oil

1/2 份玫瑰
1/2 份檸檬
幾滴肉桂

鼓勵愛找麻煩的鄰居悄悄、很快地搬到別的地方去。

🌿 祥和的家庭精油 Peaceful Home Oil

1/3 份檸檬
1/3 份玫瑰
1/3 份紫丁香

確保有一個祥和安寧的居家生活。每個禮拜加一點祥和的家庭精油到一碗水裡，放在住家的中央處。它會消除住家內所有有害的濁氣和頻率。若要加強住家安靜祥和的氣氛，加 1 滴這種精油到一個或幾個小棉花球裡，策略性地放在幾個重要地點，這樣就能把舒服的香味吹散到整個住家環境中。

🌿 防盜精油 Protection Against Thieves Oil

1/4 份葛縷子（Caraway）
1/4 份迷迭香
1/4 份杜松
1/4 份接骨木花
幾滴佛手柑

保護你的財產不被偷。

🌿 防護精油 Protection Oil

1/2 份羅勒

1/4 份天竺葵

1/4 份松樹

幾滴岩蘭草

擦在身上保護你不受各種攻擊，也可塗在窗戶、門上和屋子的其他部份來保護住家。

🌿 防護精油 II Protection Oil II

1/2 份檀香

1/2 份百合

與上一個精油一樣。

🌿 防護精油 III Protection Oil III

1/2 份迷迭香

1/2 份乳香

幾滴薰衣草

用來強化、修復和淨化你自己。觀想你身體周圍有一道保護你的精神圍牆獲得修復。

🌿 淨化精油 Purification Oil

1/2 份柳橙

1/4 份檸檬草

1/4 份檸檬

2~3 滴萊姆

塗在白色蠟燭上和放在香氛機裡淨化住家。

✤ 純淨精油 Purifying Oil

1/2 份鼠尾草

1/2 份迷迭香

2~3 滴丁香

這個處方是為了在祝福某個地方、物品或人物之前先淨化，確保沒有殘餘的負能量。

✤ 魔鬼快跑精油 Run Devil Run Oil

1/3 份黑麝香

1/3 份檀香

1/3 份沒藥

邪靈沒辦法忍受這種味道，他們不會逗留在塗了這種精油的地方。噴一點在住家外面的所有窗台和門上，這樣就沒有邪靈會進入這個家。每週更新一次，最好是選在周末重噴一次。

✤ 神聖的護盾精油 Sacred Shield Oil

1/2 份龍血

1/2 份佛手柑

幾滴沒藥

2~3 滴雪松

消除某個場所或某人身上所有的負能量和阻塞的能量，不管源頭在哪裡都能淨化。

🌿 女魔法師精油 Sorceress Oil

1/2 份廣藿香
1/2 份高良薑

用來協助你的防護咒語。當你調製這個精油時，想像在你四周建立一道堅固的圍牆，只允許好的事物越過這道牆。

🌿 待在家裡精油 Stay at Home Oil

1/4 份廣藿香
1/4 份薰衣草
1/4 份雪松
1/4 份松樹
幾滴樟樹

強調舒適和安穩的品質，同時激起對愛人或配偶的忠誠和熱情，鼓勵愛人多待在家裡。

🌿 待在家裡精油 II Stay at Home Oil II

1/3 份廣藿香
1/3 份麝香
1/3 份天使香精油（Angel Perfume fragrance oil）

這個精油會刺激難以捉摸的親人和愛人留在你身邊，不管是對不肯進屋的家貓或是常常晚歸的孩子都有效。

❦ 石圈的力量精油 Stone Circle Power Oil

1/4 份迷迭香

1/2 份乳香

1/4 份岩蘭草

用這個精油驅魔和保護你在生理和心理不受傷害。

❦ 古人之劍精油 Sword of the Ancients Oil

1/2 份乳香

1/2 份檀香

1 或 2 滴琥珀

用來協助你的防護咒語。當你調製這個精油時，想像在你四周建立一道堅固的圍牆，只允許好的事物越過這道牆。

❦ 盜賊精油 Thief Oil

1/2 份乳香

1/2 份康乃馨

幾滴肉桂

這個精油能幫你找回遺失或失竊的物品，確切地說，它可以用來幫你抓賊，讓失竊物回到你身邊，或者，有時候失竊的物品會以其他的方式回到你身邊。

❦ 女灶神精油 Vesta Oil

1/4 份玫瑰

1/4 份百合

1/4 份薰衣草

幾滴辣薄荷

這個精油能啟發家庭活動和保持清潔，也是一種日常的驅邪處方。

✿ 葉瑪亞精油 Yemaya Oil

1/2 份薰衣草

1/2 份歐鈴蘭

幾滴黃瓜

葉瑪亞（Yemaya）是偉大的海洋之母，她會祝福你的家庭、平息爭端、帶來財富和福氣。

錢財精油

我一直很喜歡製作錢財和興旺精油，它們能帶來一種任何時候都無法複製的富足和輕鬆的感覺。當你調製這種精油時運用吸引力法則，這樣能給你的藥水一種充滿傳導力的能量，帶來你想要的結果。

吸引力法則很簡單，就是**同類相吸**的觀念。當你製作錢財精油的時候——就此而言，或是任何魔法的事情都一樣——吸引力法則可能會造成藥水一敗塗地或是效果強烈的差別！

當你調製精油時，只要心裡想著你要這個處方為你達成什麼樣的效果。隔絕所有負面的思想，如果負面的思想滲透到你的工作中時，若有必要就先停下來，晚點再回來做。

相信你自己，你只要保持正面的想法，就能創造出無限的可能，這樣你就有辦法讓它成為現實。

這裡有個例子能幫你了解吸引力法則能為你做什麼事情：

當你放一鍋水到瓦斯爐上準備煮開水時，鍋子裡放了夠多的水，爐子的開關也打開了。這樣你就可以暫時離開，你知道爐子上的水一定會煮沸。再說一次，你知道水會煮沸，它可能得花點時間，但這件事情一定會發生。

魔法也是這麼簡單！相信你自己和你正在做的事情。讓宇宙知道你的意圖，它會成功，而且你知道一定會成功。

下面列出的這些精油能協助你顯化出你需要的事物。記住，沒有任何事情是刻在石頭上不能改變的，如果你需要調整精油處方來配合你的情況時，請放心去做。只要記得把處方寫下來，這樣如果它對你有用的話，下次有需要時就可以再製作一次。

🌿 富足精油 Abundance Oil

1/8 份雲杉

1/8 份沒藥

1/8 份廣藿香

1/8 份桂皮

1/8 份柳橙

1/8 份丁香

1/8 份薑

1/8 份乳香

能吸引各種豐饒和富足的事物。

🌿 如你所願精油 As You Please Oil

1/3 份橙花

1/3 份麝香

1/3 份肉桂

使用這個精油幾乎任何事情都能成功，因為這個處方會戰勝別人對你計畫的反對意見。只要在你要發表想法和計畫之前，把這個精油擦在指尖、腳底和喉嚨上，別人就會願意順從你的提議。

🌿 靈界銀行精油 Astral Bank Oil

1/4 份橙花

1/4 份檀香

1/4 份零陵香

1/4 份忍冬

當你需要從「靈界銀行」提款來支付所需時，可使用這個精油。

☙ 破產精油 Bankrupt Oil

2 大匙魔鬼的鞋帶粉

2 盎司橄欖油

非必要選項：可添加 1 小片魔鬼的鞋帶根（Devil's Shoestring）到每一瓶製作好的精油裡

據說能讓敵人破產，也有可能讓營業場所破產。

☙ 月桂果精油 Bayberry Oil

22 滴月桂果香精油

2 盎司基底油

能吸引旺財的神靈來協助使用者討回別人欠的債。

☙ 月桂果祈福精油 Bayberry Blessing Oil

3/4 份月桂果

1/8 份柳橙

1/8 份肉桂

將錢財送進你的口袋，祝福每天把這個傳奇香味擦在手腕上的人全家平安。

☙ 佛手柑薄荷調香 Bergamot Mint Bouquet

1/2 份檸檬

1/2 份檸檬草

幾滴辣薄荷

　　佛手柑有薄荷和檸檬的香味，可用在錢財和興旺的精油裡。外面有很多種這類人工合成的商品，避免使用那些香精油，所以最好自己調製這個精油。

☙ 召喚富足精油 Calling Abundance Oil

1/3 份洋甘菊

1/3 份雪松

1/3 份廣藿香

幾滴丁香

　　你可以將這個精油塗在蠟燭上，或在鈔票右邊的角落抹少量精油，然後放回你的皮夾裡。或是把擦了這種精油的石頭隨時帶在身邊，將富足帶進你的生活中。

☙ 洞穴寶藏興旺精油 Cavern Treasure Prosperity Oil

1/2 份檀香

1/2 份沒藥

幾滴多香果

幾滴肉桂

　　這個配方不算是「吸引錢財」的精油，它是幫助使用者得到一種安樂和富足的感覺。它也能降低對錢財事務和個人生活上的焦慮感。

☙ 討債精油 Collect Debts Oil

3/4 份月桂果

1/8 份岩蘭草

1/8 份杏桃

向你以前幫助過的人討回人情債。

✹ 要求精油 Commanding Oil

1/8 份廣藿香
1/8 份沒藥
3/4 份檀香

將要求精油噴在數不清的銅板上，然後在滿月時拿到外面照射月光，表示你需要金錢。

✹ 強制精油 Compelling Oil

4 盎司乾淨的基底油
下列材料使用同等份量：
馬鞭草
茉莉
玫瑰
紫丁香
沒藥
薰衣草
紫羅蘭
忍冬

為你自己取得力量，用這個精油讓事情變成對你有利的情況。它會誘導某個欠你錢的人還錢給你，在一張仿羊皮紙上把債主的名字和所欠的金額寫下來，放在一根塗上強制精油的紫色蠟燭底下。每天燃燒這根蠟燭 15 分鐘，直到討回欠款為止。

🌿 成功頂輪精油 Crown of Success Oil

1/3 份葵花油基底油

1/3 份柳橙

1/3 份多香果

幾滴龍涎香

在瓶子裡加金箔

用來吸引天神們的幫助，祂們會在你生活中的所有領域給你協助。

🌿 成功頂輪精油 II Crown of Success Oil II

1/3 份檀香

1/3 份橙花

1/16 份柳橙

1/16 份忍冬

5 滴丁香

阻止惡意的八卦和嫉妒，讓使用者得到他們想要的成功。

🌿 吸引顧客精油 Customer Attraction Oil

1/4 份玫瑰

1/4 份廣藿香

1/4 份雪松

1/4 份柳橙

在瓶子裡加接骨木果實

用來吸引顧客和穩定生意。塗在綠色蠟燭上，在營業場所燃燒，或是將這個精油製成香品、噴霧，或是用來擦地板。

⚘ 輕鬆的時光精油 Easy Times Oil

2/3 份紫丁香

1/3 份丁香

將一張鈔票撕一小片放進主瓶裡。

它會協助使用者更容易得到任何想要的事物，不管是金錢、物質用品、感情或是其他。

⚘ 快速的金錢精油 Fast Money Oil

1/4 份廣藿香

1/4 份雪松

1/4 份岩蘭草

1/4 份薑

擦在身上、抹在手上或塗在綠色蠟燭上以便帶來錢財。而且也可以在花錢之前把精油塗在鈔票上，確保它會再回來！

⚘ 快速的金錢精油Ⅱ Fast Money Oil II

1/2 份羅勒

1/4 份薑

1/4 份零陵香

使用方法跟上一個一樣。

⚘ 快速的金錢精油Ⅲ Fast Money Oil III

1/4 份橡木苔

1/4 份雪松

1/4 份廣藿香

1/4 份薑

　　這是史考特‧坎寧漢（Scott Cunningham）的處方。它很神奇，聞起來真的像錢的味道！你可以把它塗在蠟燭上，集中精神想著你對金錢或某個資源的需要，你也可以在花錢之前塗在鈔票上，或是塗在符咒上讓錢再回到你身邊。

快速的金錢精油IV Fast Money Oil IV

1/2 份忍冬

1/4 份薄荷

1/4 份馬鞭草

　　擦在手上或是你的鈔票上，能吸引財務上的興旺！

男孩，跟我來精油 Follow Me Boy Oil

1/2 份茉莉

1/2 份玫瑰

幾滴香草

1 塊珊瑚

1 片金箔

　　這個產品的傳統配方也包含珊瑚和金箔。這個處方深受紐奧良妓女們的喜愛，保證她們能透過顧客感謝她們熱情的服務而賺很多錢。

男孩，跟我來精油II Follow Me Boy Oil II

1/2 份茉莉

1/2 份鴉片

如果你靠小費賺錢的話，擦這個精油很棒。

⚘ 迦尼薩精油 Ganesha Oil

1/2 份檀香
1/4 份椰子
1/8 份忍冬
1/8 份龍涎香

迦尼薩（Ganesha）是印度的成功和財富之神，他會為你除去擋住你達成夢想的任何阻礙。

⚘ 金和銀精油 Gold and Silver Oil

1/2 份忍冬
1/2 份茉莉
幾滴椰子

把這個當成日常使用的香水，吸引有趣和興奮的事物進入你的住家和生活中。

⚘ 金佛精油 Gold Buddha Oil

1/8 份乳香
1/2 份香水草
1/4 份肉桂
1/8 份月桂葉

用來協助你的興旺咒語。當你調製這個精油時，專心想著自信和成功。

❧ 古納古納精油 Goona-Goona Oil

1/3 份肉豆蔻

1/3 份鳶尾根

1/3 份玫瑰

幾滴廣藿香

用來創造出信任和了解的氣氛，跟難纏的人相處時能降低緊繃的局勢。這個精油也適合在零售業工作的人。

❧ 日本蓮荷精油 Has No Hanna Oil

1/2 份玫瑰

1/2 份梔子花

在瓶子裡放一個打開的安全別針

讓使用這個精油的人不會失去東西，尤其是愛情或金錢。

❧ 日本蓮荷精油Ⅱ Has No Hanna Oil II

1/4 份蘋果花

1/4 份檀香

1/4 份肉桂

這個紐奧良的巫毒處方幸運精油已經存在很長一段時間了。

❧ 安樂精油 Hetep Oil

1/3 份沒藥

1/3 份多香果

1/3 份肉桂

吸引成功和興旺。

✣ 高征服者精油 High Conquering Oil

瓶子裡放高約翰根
1/2 份岩蘭草
1/2 份佛手柑

一個吸引財富、名望、愛情和健康的強大方法。想要改運時可大量使用，效果蠻快的，這是效果最好的精油之一。

✣ 征服者高約翰根精油 High John the Conqueror Oil

1/2 份白麝香
1/4 份月桂果
1/4 份檀香
幾滴馬鞭草
幾滴廣藿香

在主瓶裡放一條哈雷根（Jalep Root）。這個精油會讓你勢不可擋，能讓你完成任何事情。它是強烈的幸運精油，博奕時擦很有效。在參加靠機運的遊戲之前，把精油擦在你的手掌上。將征服者高約翰根精油塗在綠色蠟燭上，全部燒完，能夠獲得錢財、愛情和健康。如果你在星期天開始，每天重複，連做七天效果最好。

✣ 豐裕之角精油 Horn of Plenty Oil

1/2 份蘋果花
1/4 份櫻桃

1/8 份香草

1/8 份萊姆

幾滴庫斯庫斯精油（P.61）

擦在額頭上和身體上能強行改運。這個精油能幫助你戰勝貧窮，為你帶來很多財富和名望。

☘ 豐裕之角精油Ⅱ（聚寶盆） Horn of Plenty Oil (Cornucopia)

1/2 份香草

1/8 份大茴香

1/8 份杏桃

1/8 份水蜜桃

1/8 份柳橙

為了獲得更大的財富，其他的獎勵和尊重，隨時將一種名叫「Second Pentacle of Jupiter」的多角星陣圖案物品帶在身上。這是眾多魔法所羅門印之一，在所羅門王之鑰（Greater Key of Solomon）可以找到這個圖案。這個圖案的設計為「用來獲得榮耀、光榮、尊嚴、財富和各種好東西，同時還能擁有一顆極為安定的心」。它也能用來尋寶和驅逐寶藏上面的妖靈。在每個星期天把精油塗在護身符上，讓它保持強大的力量。可以放在乾淨的白布上保護它。

☘ 我可以，你不行精油 I Can, You Can't Oil

1/4 份蓖麻

1/4 份玫瑰

1/8 份木蘭花

1/8 份水仙花

1/8 份蘋果花

1/8 份紫藤

有敵人想以任何方式消滅你時可使用這個精油（比方說，奪走你的工作、愛人或散播不利於你的謠言之類的）。把這個精油噴灑在他一定會碰觸的物品上。符咒弄好之後，就不要再多想或花任何精力在這個問題上。時候到了，這件事自然會以某種對你有利的方式處理。

啟發精油 Inspiration Oil

1/4 份松樹
1/4 份百合
1/4 份風信子
1/4 份丁香

噴灑在某個需要增加道德感的人身上。它能建立自信和啟發某人去做好事。它也會讓使用者變得更樂觀和創造歡樂的氣氛。

面試精油 Interview Oil

1/2 份依蘭
1/2 份薰衣草
幾滴玫瑰

擦這個精油去參加任何面試，能讓你保持冷靜，有助於給人良好的印象。

啟發靈感精油 Inspiring Oil

1/3 份風信子
1/3 份龍涎香
1/3 份香草

你需要神秘的繆思嗎？當你感覺創造力受阻時，希望有人能給你啟發嗎？當你處理繁

重的工作時可擦這個精油。

🌿 慫恿精油 Instigation Oil

1/4 份多香果

1/4 份香草

1/4 份柳橙

1/4 份丁香

這個精油有助於使人變得更有動力去開啟新計畫；它也能協助完成困難和費力的工作。這個精油具有正面的效果，溫和的指揮和強制的特質，但請小心使用。

🌿 振奮精油 Invigorating Oil

1/4 份葡萄柚

1/4 份橘子

1/4 份柑橘

1/4 份天竺葵

這個精油能增加你身心的精力和耐力，能幫助你誘出、集中和放大你最好的特質。

🌿 喬蒂精油 Jyoti Oil

1/2 份高良薑

1/2 份廣藿香

金蓮花種子（Nasturtium seeds）磨成粉

當你想戰勝敵人的詛咒，在財務上得利時，可使用這個精油。噴灑或塗抹在居家環境和營業場所可淨化環境並保護你。

✻ 所羅門王精油 King Solomon Oil

1/3 份所羅門之印（Solomon's Seal，又稱玉竹）
1/3 份牛膝草
1/3 份玫瑰

能帶來智慧和直覺力，讓使用者比平常更能通靈，也能吸引財富。當你需要使用這些能力時，在儀式上使用這個精油。

✻ 所羅門王精油 II King Solomon Oil II

幾滴所羅門之印精油，或是 1、2 片藥草葉子
1/2 份玫瑰
1/2 份乳香

這個處方是為了得到能改善財富的智慧。

✻ 百萬富翁的夢想精油 Millionaire's Dream Oil

1/3 份檀香
1/3 份月桂果
1/3 份肉桂
幾滴水蜜桃

如果你想成為百萬富翁──也願意為達到這個目標採取必要的措施──每天早上開始唸誦下列的興旺詩句，並在太陽穴上擦 1 滴這個精油。

「我現在祈禱得到金銀財寶
請將我需要的金銀送來，不要耽誤
我現在要求越來越多的財寶
我會盡最大的努力來得到這個獎賞

讓無數的錢財堆積在我的腳邊

哦，能得到這樣的福氣多麼甜蜜。」～女祭司麗亞夫人（Lady Rhea）

錢財精油 Money Oil

1/4 份乳香

1/8 份香水草

1/8 份月桂葉

1/8 份柳橙

1/8 份肉桂

1/4 份檀香

在任何財務狀況中想增加好運都能使用這個精油。塗在綠色蠟燭上能將錢財帶進家中。

金錢和好運精油 Money and Luck Oil

1/4 盎司橄欖油

1/3 份肉豆蔻

1/4 橡木苔

1/4 份佛手柑

9 滴土精油（Earth）

9 滴零陵香

9 滴丁香

8 顆蒔蘿種子

能吸引金錢和好運。調製這個處方時，按照上面列出的次序加入很重要。當你調製這個處方時，請確定你的心念要保持在正確的地方。

❧ 吸金精油 Money-Drawing Oil

1/4 份廣藿香

1/4 份雪松

1/4 份岩蘭草

1/4 份薑

這是將金錢吸引到你身邊的經典處方。

❧ 吸金精油Ⅱ Money-Drawing Oil II

1/2 份忍冬

1/4 份風信子

1/4 份荷花

幾滴檀香

每天塗在錢包內側，每個禮拜把你手邊所有的鈔票四個角落塗上精油。

❧ 吸金精油Ⅲ Money-Drawing Oil III

1/3 份馬鬱蘭

1/3 份檸檬

1/3 份尤加利樹

吉普賽人習慣把鈔票捲起來而不是平放。將這種精油塗在鈔票外據說能吸引現金。

❧ 金錢快來精油 Money Fast Oil

1/2 份廣藿香

1/4 份雪松

1/4 份岩蘭草

幾滴薑

　　擦在身上或手上，或是塗在綠色蠟燭上能帶來金錢。也可以在錢花出去之前塗在鈔票上，確保它會再回來。

☘ 金錢快來精油Ⅱ Money Fast Oil II

1/2 份羅勒

1/4 份薑

1/4 份零陵香調香

　　當你急需用錢來支付必要的開支時，這個精油能協助你快速吸引到現金。

☘ 金錢屋祈福精油 Money House Blessing Oil

3/4 份檀香

1/4 份橙花

幾滴肉桂

　　想在當天工作做完之前得到豐富的獎賞，每天早上洗完澡後，唸下面這一小段詩文，同時把精油擦在頸背和手腕上。

　　「櫥櫃裡的水果

　　屋子裡的麵包

　　口袋裡的金錢

　　愛人和朋友都在身邊。」～女祭司麗亞夫人（Lady Rhea）

⚘ 金錢吸引力精油 Money Magnet Oil

1/2 份廣藿香

1/4 份松樹

1/4 份月桂葉

用來協助你的興旺咒語。當你調製這個精油時，專心想著自信和成功。

⚘ 金錢霧精油 Money Mist Oil

1/4 份乳香

1/4 份橙花

1/4 份檀香

1/16 份岩蘭草

1/16 份月桂葉

幾滴肉豆蔻

塗在錢包上能吸引數量可觀的金錢，並保護你手邊擁有的現金。

⚘ 錢多多精油 More Money Oil

1/4 份興旺精油（P.212）

1/4 份吸金精油（P.208）

1/4 份開路精油（P.239）

1/4 份成功精油（P.241）

這是對所有用途都有效的精油，當你去找工作、博奕或是決定要採買重要物品時擦在身上。去工作或面試之前，把它擦在手掌上。也可以塗在信用卡、樂透彩券之類的東西上。盡量想想看能為你帶來金錢的使用方式，也可以抹 1 滴這種精油在你寄出的每一封商業信函上。

❦ 九種印第安水果精油 Nine Indian Fruits Oil

下列材料使用同等份量：

西瓜

櫻桃

柳橙

椰子

香草

草莓

杏仁

蘋果

奇異果（或萊姆）

這個精油能帶來人際關係、興旺、和諧和新的合夥人。

❦ 橡木苔調香 Oak Moss Bouquet

3/4 份岩蘭草

1/4 份肉桂

用來吸引金錢。稀釋後擦在身上或在錢花出去之前塗在鈔票上。

❦ 五角星精油 Pentacles Oil

1/4 份檀香

1/4 份琥珀

1/4 份丁香

1/4 份荷花

在塔羅牌中，五角星牌組（pentacles,又稱錢幣牌組）代表物質世界、金錢、財產和

滿足的情況。這個精油代表人間的財富,可以使用這個精油來取得不尋常的財寶和財富。

🌿 正能量精油 Positive Energy Oil

1/2 份龍血
1/2 份檀香
幾滴乳香
一點點藏紅花(Saffron)

在任何情況下都可使用這個精油來增強能量,它也能消除某個區域的不良影響力。

🌿 興旺精油 Prosperity Oil

1/3 份乳香
1/3 份檀香
1/3 份沒藥
在瓶子裡加幾顆多香果

這個精油是為了吸引快速到手的現金。

🌿 興旺精油Ⅱ Prosperity Oil II

1/4 份杏仁香精油
1/4 份忍冬
1/4 份月桂果
1/4 份薄荷

用這個精油塗在你的皮夾或錢包上。

⚘ 興旺精油Ⅲ Prosperity Oil III

1/3 份杏仁香精油

1/3 份佛手柑

1/3 份松樹

不管你想做什麼，它都能帶來豐足、財富和成功。

⚘ 興旺精油Ⅳ Prosperity Oil IV

3/4 份香水草

1/8 份肉桂

1/8 份月桂葉

這個精油能吸引所有層面的財富和豐足。

⚘ 薩滿精油 Shaman Oil

1/3 份檸檬馬鞭草

2/3 份玫瑰

幾滴雪松

用來協助你的興旺咒語。當你調製這個精油時，專心想著自信和成功。適用於薩滿魔法的事務。

⚘ 需需精油 Shi Shi Oil

1/3 份丁香

1/3 份月桂葉

1/3 份歐白芷

吸引財富和戰勝貧窮。據説效果很快，對需要一點好運的人很有幫助。塗在綠色蠟燭上，連續七個晚上燃燒 15 分鐘。也能塗在鈔票上，然後折起來保存在你的錢包裡。

☘ 需需精油 II Shi Shi Oil II

3/4 份康乃馨
1/4 份辣薄荷

能讓戰勝貧窮或增加財富的咒語迅速得到結果，對解除詛咒和吸引好東西到你身邊也有幫助。

☘ 黃金雨精油 Showers of Gold Oil

1/4 份月桂葉
1/4 份檀香
1/4 份乳香
1/4 份沒藥
幾滴肉桂
幾滴安息香

當你想要長期的財富時可以使用。

☘ 節儉精油 Thrifty Oil

3/4 份薰衣草
1/4 份羅勒

如果你需要你的朋友、親戚或陌生人在金錢上對你大方一點，你若悄悄地在他們的手背上抹上這個精油，他們給錢的意願會增加。

零陵香調香 Tonka Bouquet

安息香

幾滴香草酊劑（Vanilla tincture extract）

這個製造人工香草精的方式已經使用很久了，以前在美國到處都有在賣，後來認為它會造成健康問題才停止販售。這個溫暖的類似香草的味道可以加到錢財的處方裡。請試著用上述的處方調製出屬於你自己的香味。

三王精油 Three Kings Oil

1/2 份乳香

1/4 份玫瑰

1/8 份沒藥

1/8 份肉桂

許多才華、權勢和人情可能會出現在擦了這個香水的人身上。擦在太陽穴上追求智慧，擦在喉嚨上能讓你只說真誠的好話，擦在手腕上能讓雙手有能力去幫助需要的人。

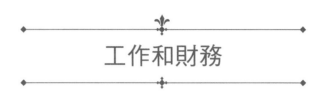

工作和財務

❦ 阿拉伯的商人精油 Arabka Soudagar Oil

3/4 份乳香

1/4 份零陵香

在瓶子裡放一塊淚珠乳香（Frankincense Tear）

當生意不好時使用，據說能帶來好運和財運。

❦ 如你所願精油 As You Please Oil

1/3 份橙花

1/3 份麝香

1/3 份肉桂

使用這個精油幾乎任何事情都能成功，因為這個處方會戰勝別人對你計畫的反對意見。只要在你要發表你的想法和計畫之前，把這個精油擦在指尖、腳底和喉嚨上，別人就會很願意順從你的提議。

☘ 找到工作精油 Binding Job Oil

1/4 份香水草

1/4 份麝香

1/4 份廣藿香

1/4 份龍涎香

幾滴麝貓香

專為找工作而設計的精油，適合塗在應徵函或履歷表上以便確定得到面試機會。參加面試的時候當個人香水擦在身上，可能會因此得到雇用的機會。

☘ 黑豹精油 Black Panther Oil

1/2 份鳶尾根

1/4 份香草

1/8 份丁香

1/8 份薰衣草

讓你對自己的能力有自信，這個精油對銷售員特別好。

☘ 藍色印地安精油 Blue Indian Oil

1/2 份檀香

1/8 份肉桂

1/8 份安息香

1/8 份薰衣草

1/8 份橙花

協助資金流動。

❧ 調整上司態度精油 Boss Fix Oil

10 滴麝香

1 撮辣椒粉

1 撮菸草

碎報紙片

足夠覆蓋材料的油（我用葵花油）

把罐子放在陰暗的地方七天，每兩天搖動一次。濾渣後噴灑在你上司或老闆的辦公室，還有你自己工作的區域，讓他工作時不來找你麻煩。用在私人生活上，這個精油對阻止騷擾有幫助，它會讓對方謹慎考慮對待使用者的態度。

❧ 生意興隆精油 Business Success Oil

3/4 份佛手柑或薄荷調香（P.302）

1/8 份羅勒

1/8 份廣藿香

1 撮肉桂粉

精油攪拌均勻後，再加一撮肉桂粉。擦在手上、收銀台上、商業名片上或是營業場所的前門區域，以便增加資金流量。

❧ 虔歌馬丘精油 Chango Macho Oil

1/4 份乳香

1/4 份椰子香精油

1/3 份麝香

1/4 份肉桂

1/8 份蘋果花（非必要）

這個令人興奮的香味是為了吸引財富特別調製的。這個處方是根據薩泰里阿教（Santeria）的天神虔歌（Chango）製作的。他的特長是商業、舞蹈、求愛和財務。

⚜ 受雇魔藥精油 Employment Potion Oil

全部使用同等份量：
檀香
廣藿香
丁香
乳香
肉豆蔻

去參加工作面試的時候，把這個精油擦在手腕上、手掌上和腳底上。不能口服。

⚜ 雇用金字塔精油 Employment Pyramid Oil

1/4 份忍冬
1/4 份梔子花
1/4 份麝香
5 滴肉桂

這個精油是為了幫助你找到新工作或得到升遷，也很適合自由工作者和自營老闆尋找業務、客戶、生意夥伴和工作門路之類的。

⚜ 權力精油 Empowerment Oil

半盎司的基底油（請從基底油的清單中選一種）
1 撮紫色羅勒
1 撮沒藥
1 撮肉桂

把這些藥草放進基底油裡，從新月開始存放在陰涼的地方兩個禮拜，每天搖動幾下。滿月時，用咖啡濾器過濾，裝進乾淨的瓶子裡。把藥草渣放到堆肥或是花園裡。這個精油是為了提升個人權力設計的。

✦ 慾望火焰精油 Flame of Desire Oil

1/3 份肉桂

1/3 份高良薑

1/3 份月桂葉

用來讓你變得難以抗拒，或是讓任何人想要任何東西。很適合推銷員使用。

✦ 吉普賽黃金精油 Gypsy Gold Oil

1/2 份麝香

1/2 份歐鈴蘭

幾滴木蘭花

幾滴忍冬

能幫助自由工作者獲得穩定的業務，或是解決工作上的問題。

✦ 工作面試精油 Job Interview Oil

1/2 份依蘭

1/2 份薰衣草

2、3 滴玫瑰

擦這個精油去面試能讓你保持冷靜，給人良好的印象。

❧ 工作精油 Job Oil

1/3 份香水草

1/3 份風信子

1/3 份廣藿香

幾滴肉桂

可當作個人用香水或是儀式用精油，用來加速找工作的過程並保證成功。

❧ 啾啾精油 Ju Ju Oil

1/4 份沒藥

1/4 份含羞草

1/4 份茉莉

1/4 份廣藿香

一種極度強大的精油，用來妨礙敵人、跟客戶和解。一個防護性很強的精油。而且當你擦在身上時，會讓你變得特別迷人、誘人，充滿吸引力。這是個能幫助使用者不受多種詛咒侵害的防護精油。

❧ 主人精油 Master Oil

1/2 份月桂果

1/2 份麝香

少許龍血粉

給男人用的愛情和幸運精油。這是一種廣受歡迎的魔法精油，很適合所有關於愛情的事務，也能帶來幸運和權力。將一兩滴精油塗在褐色的蠟燭上，以及當要參加重要的商業會議，或是在必須要保持鎮定和自信的場合都可以擦在手掌上。

❧ 記憶精油 Memory Oil

1/4 份丁香

1/4 份芫荽子

1/4 份迷迭香

1/4 份鼠尾草

用來增加專注力、清晰思考和記憶力。

❧ 增強記憶精油 Memory Drops Oil

1/4 份迷迭香

1/4 份香草

1/4 份肉桂

1/4 份丁香

幾滴蜂蜜

改善心理活動運作，很適合給學生和工作需要接觸大量人群的人，能幫你記住人名、數字和地點。

❧ 九種神祕精油 Nine Mysteries Oil

2/3 份柳橙

1/3 份紫羅蘭

幾滴冬青

非常適合用來克服所有家庭或生意上的問題。噴灑在營業場所或是家中做為祈福用，或是當作祝福或引誘劑香品燃燒，或是把精油塗在蠟燭上，能帶來快速的轉運。

🌿 努亞達精油 Nuada Oil

1/4 份乳香

1/8 份肉桂

1/2 份茉莉

1/8 份歐鈴蘭

幾滴丁香

幾滴玫瑰

放 1 片柳樹皮到瓶子裡（非必要）

用來祈求或禮拜努亞達（**Nuada**）這位天神；用在能帶來興旺的錢財魔法上。這個適用於所有用途的精油是混合太陽和古老的凱爾特能量。

🌿 成功精油 Success Oil

3/4 份佛手柑薄荷調香（P.194）

1/8 份羅勒

1/8 份廣藿香

1 撮肉桂粉

擦在手上、收銀台上、商業名片上或是營業場所的大門，以便增加現金流量。

🌿 成功精油Ⅱ Success Oil II

1/4 份柳橙

1/4 份香草

1/4 份桃子

1/4 份玫瑰

幾滴多香果

　　勝利之神會對任何在鈔票、錢幣和裝錢的容器上塗了這種精油的人微笑。把它當香水來擦，能讓你人生中的所有領域繁榮、興旺並結出果實。

🌿 甜美的成功精油 Sweet Success Oil

　　下列精油使用同等份量：

橙花	茉莉
乳香	月桂果
梔子花	月桂葉
檀香	肉豆蔻

　　能幫助你把工作做好，完成你想做的任何事情。

🌿 華爾街精油 Wall Street Oil

　　1/2 份檀香

　　1/4 份麝香

　　1/8 份岩蘭草

　　1/8 份玫瑰

　　這個精油能幫助期望成為投資家的人達成夢想。它能幫你做出正確的決定。

🌿 富裕之路精油 Wealthy Way Oil

　　3/4 份零陵香調香（P.215）

　　1/4 份岩蘭草

　　擦在身上吸引所有形式的財富，也能塗在蠟燭上，燃燒時觀想你要追求的豐碩成果。

🌿 富裕之路精油 II Wealthy Way Oil II

1/3 份茉莉

1/3 份香草

1/3 份荷花

3 滴乳香

3 滴肉豆蔻

3 滴多香果

3 滴肉桂

把這個精油擦在身上能吸引財富，尤其是玩賓果遊戲、賽馬或任何競賽遊戲特別有效。

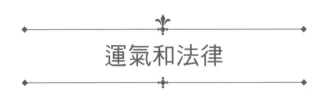

運氣和法律

❦ 中國的幸運精油 Chinese Luck Oil

1/3 份橙花
1/3 份茉莉
1/3 份依蘭
幾滴雨香水精油（非必要）

中國的幸運精油是很受人歡迎的處方，用來增加好運、財富和和諧。

❦ 法庭案子精油 Court Case Oil

1/2 份風信子
1/2 份歐鈴蘭
幾滴薰衣草

這個處方是為了保護使用者不受法庭之怒所害，並得到有利的審判。可以塗在蠟燭上或當香水來擦。

❧ 法庭精油 Court Oil

紅花籽油（Safflower Oil）基底油

3/4 份佛手柑

1/4 份多香果

1 片征服者高約翰根（High John the Conqueror Root）

據說能在上法庭時帶你安詳地度過法律程序並回到自由世界。這個純膏油只能外用。

❧ 法庭內的一天精油 Day in Court Oil

1/3 份肉桂

1/3 份大茴香

1/3 份檀香

在主瓶內放康乃馨花瓣

在主瓶內放高良薑

確保一個公平公正的審訊。

❧ 龍的寶藏精油 Dragon's Hoard Oil

1/8 份丁香

1/8 份廣藿香

1/2 份乳香

1/8 份松樹

1/8 份佛手柑

幫你找到機會和資源。

🌿 吸引力精油 Drawing Oil

1/2 份薰衣草

1/4 份月桂果

1/8 份玫瑰

1/8 份檸檬

幾滴杏仁

能吸引任何事來找你。

🌿 吸引力精油 II Drawing Oil II

1/2 份柳橙

1/4 份乳香

1/8 份月桂葉

1/8 份沒藥

把這個當香水擦在身上，這個強大的力量能為你帶來金錢、好運或愛情。

🌿 伊里加精油 Elegua Oil

1/4 份忍冬

1/4 份椰子香精油

1/4 份肉桂

1/8 份檀香

1/8 份岩蘭草

伊里加（Elegua）是我們人生旅途的主宰者，他是命運大門之鑰的守護者。在有保障的情況下，他能打開道路，給人偉大的成就。他是你人生道路的守護者，如果你的道路封閉了，那就把這個精油塗在白色蠟燭上，能打通你的道路，或是讓他告訴你，為什麼這條

路會封閉，這樣你也許能從過去的經驗中學到教訓，得到成長。

🌿 **快速的幸運精油** Fast Luck Oil

1/2 份廣藿香
1/4 份康乃馨
1/4 份含羞草

在緊急情況下用來轉厄運為好運。

🌿 **快速的幸運精油Ⅱ** Fast Luck Oil II

1/2 份廣藿香
1/2 份玫瑰
幾滴杜松

用來協助你的興旺咒語。當你調製這個精油時，要專心想著自信和成功。

🌿 **友善的法官精油** Friendly Judge Oil

1/2 份康乃馨
1/4 份大茴香
1/4 份肉桂

需要跟法官和律師打交道時使用。在上法庭前三天，連續把這個精油在洗澡時加到浴缸裡泡澡。在上法庭當天擦在手臂、胸前和喉嚨上。在簽署法律文件之前擦在手指上。

❦ 好運精油 Good Luck Oil

1 大匙乾燥苦艾（Wormwood）

3 茶匙肉豆蔻粉

半茶匙曼陀羅草根粉

13 滴松樹香精油

1/4 杯橄欖油

能帶來好運，尤其是對通靈儀式、靈體出遊或占卜算命之類的事情。

❦ 神秘的好運精油 Good Luck Mystic Oil

1/4 份征服者高約翰根

1/4 份高良薑

1/4 份肉桂

1/4 份海蔥（Squill）

高等的靈能處方，能幫你獲得預知未來的夢境。

❦ 快樂時光精油 Happy Times Oil

1/3 份柳橙

1/3 份香草

1/3 份紫羅蘭

能改變運氣，轉變不幸的處境，也能協助你消除貧窮。

❦ 幫手精油 Helping Hand Oil

1/2 份香草

1/4 份冬青

1/8 份茉莉

1/8 份夾竹桃

幾滴水仙花

用在上法院的情況。它能為常吵架的夫妻帶來祥和，或是協助任何家庭問題。

❧ 征服者高約翰精油 High John the Conqueror Oil

1/2 份紫羅蘭

1/2 份薰衣草

3 滴杜松

3 滴香水草

為你從事的任何事情帶來有利的結果。

❧ 巫術公正法官精油 Hoodoo Just Judge Oil

1/2 份康乃馨

1/4 份大茴香

1/4 份肉桂

將 2 大匙這個混合油加到 2 盎司的基底油裡，然後在每個瓶子裡加一片高良薑。在面對任何衝突的情況之前，加一點到你的泡澡水裡，也能當作香水塗在脈搏處。帶一片高良薑、一片征服者高約翰和蛇根草（Snake Root）或印度菸草（Indian Tobacco，又稱半邊蓮），放在一個塗了這個精油的小袋子裡。再加一點汎汎精油（Van Van Oil）增加力量。我也會帶一個塗了汎汎精油的七葉樹果（Horse Chestnut）在身上。

賽馬會精油 Jockey Club Oil

1/2 份佛手柑
1/4 份椰子香精油
1/8 份紅花草
1/8 份依蘭
幾滴石南花

用來塗在幸運符上，或信件寄出前塗在信件上，也能用來消除詛咒。

贏得陪審團精油 Jury Winning Oil

1/2 份繡球花（Hydrangea）
1/4 份高約翰
1/4 份高良薑
1 撮阿魏脂（Asafetida）

噴灑在法官的腳上或陪審席上，以便協助法律問題的一種傳統精油。把這種精油塗在紫色蠟燭上也能協助處理有關法律的問題。

贏得陪審團精油 II Jury Winning Oil II

1/4 份乳香
1/4 份肉桂
1/4 份沒藥
1/4 份安息香
幾滴香水草

當你要面對法庭訴訟程序時，用鴿血墨抄寫第二十號聖詩（Psalm 20）到仿羊皮紙上，能讓你獲得有利的優勢。每天帶著護身符上法庭，在法院開始之前在護身符各個角落

塗上這種精油能讓正義之輪轉向對你有利的局勢。

✿ 公正法官精油 Just-Judge Oil

瓶子裡放紫羅蘭葉

1/4 份沒藥

1/4 份廣藿香

1/2 份花梨木

當你需要公平的法官同情你，傾向對你有利的審判時，就擦這個精油上法庭。

✿ 公正法官精油 II Just-Judge Oil II

1/4 份廣藿香

1/4 份檀香

1/4 份風信子

1/4 份龍血

另一種有備無患的精油，能保護使用者在法庭案件中不會得到負面的結果。據說保證能從地方法官的板凳上獲得善意、同情和公正。

✿ 幸運仙子精油 Lady Luck Oil

1/2 份赤素馨花

1/2 份麝香

幾滴香草

幾滴康乃馨

幾滴肉桂

為了讓好運偏向你，在下注時可以在你押注的錢幣上塗這個精油。它也能當作香水擦

在身上，或博奕時塗抹在手背上。

❦ 減少法律訴訟精油 Law-Stay-Away Oil (Espanta Policia)

在 2 盎司的基底油裡加入一顆維他命 E 膠囊裡的油，和下列每種同等份量的藥草：

大茴香

龍血

甘草棒（不是糖果的那種）

鹿角粉

讓它沉澱幾個禮拜，每天搖動幾下。用起司布濾渣後裝瓶，能幫助你讓警察對你視而不見。

❦ 天然磁石精油 Lodestone Oil

1/2 份玫瑰

1/4 份乳香

1/8 份沒藥

1/8 份肉桂

塗在磁石上或擦在身上能培養好運，轉厄運為好運。

❦ 商業好運精油 Luck Around Business Oil

1/3 份忍冬

1/3 份黑麝香

1/3 份橙花

在你店門口附近放一根綠蠟燭，塗上這個精油，在營業時間燃燒。

⚘ 運氣精油 Luck Oil

1/3 份羅勒

1/3 份月桂果

1/3 份馬鞭草

這個精油能幫你轉厄運為好運。當你出門做任何博奕性的事情時記得擦在身上。也能當作日常用香水擦在身上。

⚘ 幸運賓果黃金精油 Lucky Bingo Gold Oil

1/3 份茉莉

1/3 份龍涎香

1/3 份柳橙

在你想隨身帶的所有幸運符上塗上這個精油。

⚘ 幸運狗精油 Lucky Dog Oil

1/4 份香草

1/4 份肉桂

1/4 份草莓

1/4 份西瓜

博奕玩家們最喜愛的精油，他們相信它能吸引有益的震動頻率。用來塗在南方約翰草根（Southern John Roots）——據說每星期用一次，一次 7 滴能讓它們保持健康活躍。

⚘ 幸運工作精油 Lucky Job Oil

1/4 份忍冬

1/4 份茉莉

1/8 份琥珀

1/16 份丁香

1/16 份多香果

幾滴肉桂

碰到跟工作有關的事務上，能協助你在正確的時間來到正確的地方。

✣ 幸運人生精油 Lucky Life Oil

1/2 份肉桂

1/4 份洋甘菊

1/4 份牡丹（Peony）

每一瓶裡加 1 顆零陵香

適用於尋求精靈的幫助，能在任何隨機性質的事情上協助你。

✣ 幸運的磁石精油 Lucky Lodestone Oil

1/2 份肉桂

1/2 份薰衣草

在瓶子裡放磁石

培養好運和轉厄運為好運的絕佳全方位精油。

✣ 幸運樂透彩券精油 Lucky Lottery Oil

1/4 份橙花

1/4 份玫瑰

1/4 份茉莉

1/4 份麝香

塗在彩券上或許能增加贏錢機會的特製精油。

幸運九號精油（九號神秘）Lucky Nine Oil (Nine Mystery)

每一種使用同等份量：

麝香	佛手柑
玫瑰天竺葵	橘類（柳橙或檸檬之類）
檀香	多香果
乳香	馬鞭草
沒藥	

祝福你能克服家庭和生意上的困難。也能當成引誘劑使用，或是塗在蠟燭上以便得到成功，能快速帶來好運。

幸運數字精油 Lucky Number Oil

1/2 份橙花

1/2 份麝香

當你購買樂透彩券、選一張賓果卡或選擇任何數字時，在買票、買卡或選數字之前在雙手的手指上塗抹這種精油。

幸運精油 Lucky Oil

1/2 份橄欖油

1/4 份沒藥

1/4 份茉莉

穿鞋子之前，塗在腳上。

✽ 幸運精油 II Lucky Oil II

1/3 份百里香

1/3 份大茴香

1/3 份薄荷

幾滴橄欖油

在瓶子裡加 1 根薄荷草增加額外的效果。

✽ 幸運根精油 Lucky Root Oil

1/3 份肉桂

1/3 份安息香

1/3 份岩蘭草

加 1 整條岩蘭草根

這個精油加在幸運符藥草包裡特別有效。

✽ 幸運的 13 號精油 Lucky Thirteen Oil

1/2 份椰子香精油

1/4 份杏仁香精油

1/4 份檀香

這個精油能帶走 13 號所有不討喜的含義。它也能消除負能量和強調你人生中的正向觀點。

☙ 馬達馬精油 Madama Oil

1/2 份茉莉

1/4 份水蜜桃

1/4 份玫瑰

馬達馬（Madama）的工作是糾正所有的事情、提供保護、防止所有的傷害、提供家庭財富和好運。馬達馬精靈是捍衛她子民的英勇保護者。

☙ 磁鐵精油 Magnet Oil

1/4 份肉桂

1/4 份玫瑰

1/2 份玫瑰天竺葵

在裝有鐵屑的主瓶裡放 1 顆磁石。

類似「天然磁石精油」，這個處方能為使用者吸引所有類型的好運。

☙ 紅色快速幸運精油 Red Fast Luck Oil

1/4 份肉桂

3/4 份香草

幾滴冬青

能在任何情況下帶來好運，它對快速轉厄運為好運特別有效。

☙ 開路精油 Road Opener Oil

1/3 份檀香

1/3 份忍冬

1/3 份香草

幾滴梔子花

這個精油能除去你道路上的困難和障礙，打開通往成功的道路和改善你在日常事務上的運氣。這是很好的標準常備精油。

🌿 開路精油 II Road Opener Oil II

1/3 份檀香

1/3 份忍冬

1/3 份香草

幾滴康乃馨

這個精油的目標是保持客觀，在需要的時候給一點奇蹟或額外的好運。

🌿 七結蠟燭許願精油 Seven Knots Candle Wish Oil

1/3 份紫丁香

1/3 份香草

1/3 份歐鈴蘭

這個精油是為了讓願望成真，它是專為有七個結或球狀的許願蠟燭設計的，能在每一個結上許一個願望。使用時將這個精油塗在每一個結球上，點燃蠟燭，讓它往下燒到一個結點，然後熄滅它。每天或每晚重複這個動作，直到蠟燭燒完為止。

🌿 特別的幫手精油 Special Favors Oil

1/4 份萊姆

1/4 份康乃馨

1/4 份梔子花

1/4 份冬青

吸引友善的自然精靈。塗在聖壇上或房間裡，能獲得最佳的好運和成功。

❦ 二十號特別精油 Special Oil #20

1/3 份梔子花

1/3 份茉莉

1/3 份歐鈴蘭

當你的運氣真的很「背」時，你需要 20 號特別精油。

❦ 成功精油 Success Oil

2 份檀香粉

2 份五指草（五葉形，Cinquefoil）

2 份淚珠乳香

1 份肉桂粉

1 份檸檬皮屑或檸檬花

　　將 2 大匙這種調合粉加到 2 盎司的基底油裡。非必要選項：每一瓶製作好的精油裡加一小塊征服者高約翰根。不管你想從事什麼活動都能帶來成功。從新月開始時讓高約翰根浸泡在油裡兩個禮拜。滿月時用咖啡濾器濾渣後裝到乾淨的瓶子裡。放在陰涼的地方保存。

❦ 汎汎精油 Van Van Oil

1/4 份香草

1/4 份岩蘭草

1/2 份檸檬

幾滴玫瑰

快速為任何事情帶來好運（不管是愛情或錢財）。

🌿 汎汎精油Ⅱ Van Van Oil II

1/4 杯橄欖油
1 盎司檸檬草
1 撮鹽巴

用來塗在蠟燭上、門口和護身符上，能帶來額外的力量。讓檸檬草浸泡在橄欖油裡六個禮拜，每兩天搖動幾下。用咖啡濾器濾渣後裝進乾淨的玻璃瓶內，貼上標籤，存放在陰暗的地方。

🌿 汎汎精油Ⅲ Van Van Oil III

3/4 份香草
1/4 份玫瑰
幾滴杏仁香精油

這個精油有很多很多種用途，可塗在符咒、印信或護身飾品上增加它們的力量。塗在蠟燭上可增加它的威力，尤其是塗在七結許願蠟燭上，並在蠟燭底下放一張寫了秘密願望的仿羊皮紙。擦在手臂上或肩膀上的話，這個精油能吸引關注和愛情。若要消災解咒，每天在泡澡水裡滴 7 滴，連續泡七天。

🌿 打贏官司精油 Win at Court Oil

1/3 份乳香
1/3 份香水草
1/3 份麝香

　　當你需要跟律師商議或上法庭面對法官或陪審團之前，把這個精油當香水擦在身上，能讓你順利度過司法制度的各種訴訟程序。

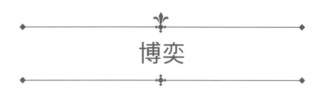

博奕

阿爾及爾精油 Algiers Oil

1/3 份香草

1/3 份廣藿香

1/3 份肉桂

能吸引愛情，在博奕時也能帶來好運。

有益的夢境精油 Beneficial Dream Oil

3/4 份薰衣草

1/4 份依蘭

幾滴麝香

這個精油是專為協助你玩樂透設計的。滴 7 滴精油到裝好水的容器裡，在你上床前把它放在床頭櫃上。請你的指導靈在睡覺時幫你找到你的幸運號碼。

奇普精油 Chypre Oil

3/4 份香草

1/4 份肉桂

幾滴乳香

博奕遊戲前擦在手上，可以得到好運並贏錢。它也能帶來其他方面的財運，當你的手能碰到博奕的器具時效果最好（例如：骰子、撲克牌、麻將之類的）。

❧ 幸運女神精油 Fortuna Oil

1/4 份乳香

1/4 份檸檬

1/2 份薰衣草

幾滴香茅

幸運女神精油特別適合塗在幸運符、黃色和橘色的幸運蠟燭上。據說在玩博奕類遊戲之前擦在手掌上，能散發出對你有利的幸運能量。波多黎各的標準作法是買一張樂透彩券，放在不會滴蠟的燭台底下，燭台上放一根塗了這種精油的黃色蠟燭。蠟燭應該拿在手上，從中間塗到頂端，然後再從中間塗到底部，這樣是象徵將想要好運的願望傳達到天堂，讓這個能量顯現到地上的人間。

❧ 博奕玩家的好運精油 Gambler's Luck Oil

1/2 份肉桂

1/4 份康乃馨

1/4 份大茴香

每個精油瓶裡放一片征服者高約翰根。把精油塗在專為隨機賭運設計的幸運符上，或是博奕遊戲之前擦在手掌上。在遊戲開始之前，把精油塗在你的賓果遊戲卡的每個角落，或在去賽馬場之前塗在你的鞋子上。

❧ 博弈玩家的精油 Gambler's Oil

1/2 份歐鈴蘭

1/4 份檀香

1/8 份含羞草

1/8 份肉桂

幾滴玫瑰

用來協助你的興旺咒語。當你在調製這個精油時，要專心想著自信和成功。

❧ 博弈玩家的幸運符精油 Gambler's Lucky Charm Oil

1/2 份玫瑰

1/4 份康乃馨

1/4 份杏桃

當你調製這個精油時，用 1 盎司或更大的瓶子，因為你會需要額外的空間來裝這些添加的材料：金盞花（Marigold Flowers）、岩蘭草根、洋甘菊花、金箔、一個硬幣、一撮鐵屑、一張紙鈔（非必要）。可擦在手上或塗在所有幸運符上。

❧ 吉普賽黃金精油 Gypsy Gold Oil

1/2 份鳶尾根

1/4 份乳香

1/8 份岩蘭草

1/8 份檀香

幾滴佛手柑

金箔

適用於在財務或博奕遊戲上快速得到好運。

🌿 **海地的博弈玩家精油** Haitian Gambler Oil

1/3 份廣藿香

1/3 份檸檬

1/3 份茉莉

用來消除厄運，連最糟的厄運都有效。很適合塗在護身符、印信、幸運符袋（巫術裡使用的）、牌卡之類的物品上。

🌿 **海地的博奕玩家精油 II** Haitian Gambler Oil II

3/4 份茉莉

1/4 份香草

3 滴草莓

海地的巫毒術士據說在隨機的賭運上有很大的法力，而且這個精油能招來好運。

🌿 **藥草精油** Herb Oil

1/2 份羅勒

1/2 份奧勒岡

1/4 份鼠尾草

1/8 份百里香

1/8 份檸檬

能在博奕遊戲上帶來好運，任何人擦這個精油都能增加記憶力。一般都把這個當成健康精油使用。

❧ 牙買加灌木精油 Jamaica Bush Oil

1/3 份廣藿香

1/3 份岩蘭草

1/3 份檸檬

幾滴茉莉

能在任何博奕遊戲或投資方面幫助使用者。它能為人生所有的領域吸引好運，請小心使用。

❧ 興旺精油 Prosperity Oil

1/4 份檀香

1/4 份荷花

1/4 份黑麝香

1/4 份康乃馨

幾滴荷花

跟「富裕之路精油」很類似，能吸引和帶來好運，為商業交易和博奕遊戲帶來成功。

❧ 一定會贏精油 Sure to Win Oil

1/3 份岩蘭草

1/3 份荷花

1/3 份麝香

在玩紙牌、骰子或輪盤遊戲之前擦在手上，或是塗在賓果遊戲卡、樂透彩券，又或是任何博奕遊戲類的器具上，讓好運偏向你這邊。

🌿 十塊銀子精油 Ten Silvers Oil

1/3 份丁香
1/3 份松樹
1/3 份紫丁香
半盎司基底油

能吸引一個人需要的東西，也很適合博奕玩家，還能帶來加薪的機會。

🌿 三傑克精油 Three Jacks Oil

1/4 份高良薑
1/4 份岩蘭草
1/4 份廣藿香
1/4 份小豆蔻

在參加任何博奕遊戲前，把這個精油擦在手掌、額頭和蠟燭上。

🌿 三傑克精油 II Three Jacks Oil II

1/3 份丁香
1/3 份岩蘭草
1/3 份肉桂

所有好運精油中最幸運的精油，紐奧良的博奕玩家在開牌前都會在手上擦這種精油。

🌿 三流氓精油 Three Knaves Oil

跟三傑克精油一樣。

✻ 贏家的圈子精油 Winner's Circle Oil

1/4 份香草
1/4 份麝香
1/4 份梔子花
1/4 份水仙花

這個精油的設計不只是為了給博奕玩家帶來好運，這個處方是給有夢想和想以自己的方式做大事的人。

✻ 贏家的圈子香水 Winner's Circle Perfume

1/4 份檀香
1/4 份鳶尾根
1/4 份多香果
1/4 份麝香
幾滴鹿舌草（Deer's Tongue）

這個處方有時候只叫「贏家的精油（Winner's oil）」，它能協助使用者在博奕的遊戲中得到財富。

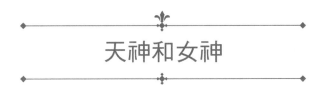

天神和女神

　　在現代的非基督教的異教中，人們感覺會受到許多古代天神的吸引。雖然這裡不可能列出完整的諸神名單，不過是個不錯的起點。其他的天神和女神都根據他們的力量分布在本書各處。

⚘ 胡狼頭神精油 Anubis Oil

1/4 份肉桂
1/4 份低約翰（Low John）
1/4 份雪松
1/4 份鳶尾根
幾滴沒藥

祈求或禮拜阿努比斯（Anubis）這個埃及的冥界天神；能除掉不想要的東西。也適合保護犬類夥伴和牠們的地位和所有物；有助於跟冥界之旅有關的任何事情。

⚘ 雅莉安胡德精油 Arianrhod Oil

1/3 份雪松
1/3 份葡萄籽
1/3 份忍冬
銀箔

把所有材料（除了銀箔）放進瓷鍋裡用小火加熱。冷卻後加入銀箔，放進透明的玻璃瓶中。雅莉安胡德（Arianrhod）是威爾斯的轉世女神和靈界天空女神。當你要神遊到靈界時，可以將這個精油擦在眉心輪上。

⚘ 阿特米斯精油 Artemis Oil

1/4 份檸檬
1/4 份玫瑰
1/8 份紫羅蘭
1/8 份水仙花
1/4 份依蘭
幾滴康乃馨

　　用來祈求或禮拜阿特米斯（**Artemis**）這位女神，適用於達成目標，在運動方面帶來好運，尤其是女運動員。

✤ 亞斯塔蒂精油 Astarte Oil

1/4 份檀香
1/4 份玫瑰
1/8 份柳橙
1/8 份茉莉

　　用來祈求或禮拜亞斯塔蒂（**Astarte**）這位腓尼基人的女神，適合於有關生育、愛情和戰爭的事情。

✤ 雅典娜精油 Athena Oil

1/4 份忍冬
1/4 份康乃馨
1/4 份橙花
1/4 份麝香

　　用來祈求或禮拜雅典娜（**Athena**）這位腓尼基人的女神。能讓某種情況變得更文明合理和達成目標。

✤ 巴風特精油 Baphomet Oil

1/2 份岩蘭草
1/4 份絲柏
1/4 份廣藿香

　　將這個儀式咒語精油塗在跟巴風特（**Baphomet**）有關的物品上。

✲ 博度薇精油 Blodeuwedd Oil

1/3 份歐鈴蘭
1/3 份紫羅蘭
1/3 份忍冬
在瓶子裡放檸檬香蜂草

用來祈求或禮拜博度薇（**Blodeuwedd**）這位女神，能讓情況變得文雅明理並達成目標。

✲ 賽莉德雯精油 Cerridwen Oil

1/4 份檀香
1/4 份玫瑰
1/8 份茉莉
1/8 份柳橙
1/8 份廣藿香
1/8 份麝貓香
幾滴樟樹

用來祈求或禮拜賽莉德雯（**Cerridwen**）這位女神。這個精油能激起靈感、協助變身和得到超自然的知識。

✲ 達努精油 Danu Oil

1/2 份龍血
1/2 份馬鞭草

達努（**Danu**）女神掌管出生和起始，世代和生育。達努是原始動力，在其他一切事情之前出現。以一個偉大的地母神的觀點，她同時包含光與暗，給與取。用這個精油能消除

不和諧的能量，將平衡帶回你的生活中。

❧ **黑暗女獵人精油** Dark Huntress Oil

1/2 份茉莉
1/4 份馬鞭草
1/4 份龍血

用來幫助你連結咒語。

❧ **狄米特精油** Demeter Oil

1/2 份沒藥
1/4 份岩蘭草
1/4 份橡木苔調香（P.211）

塗在蠟燭上或其他物品上能吸引錢財，能成功的完成你的保護和夢想。也能在栽種、照顧園子、採收或照顧植物和藥草時擦在身上，以確保能得到大豐收。幫你接通大地的能量。

❧ **黛安娜精油** Diana Oil

全部使用同等份量：
肉豆蔻
安息香
香草
廣藿香
肉桂
岩蘭草
沒藥

月桂葉

用來祈求或禮拜黛安娜（Diana）這位女神，適用於達成目標。這個精油是全方位用途的月亮儀式精油。它也適合給工作跟動物有關的人使用。

埃及神使精油 Egyptian Oracle Oil

1/8 份金合歡
1/4 份檀香
1/4 份廣藿香
1/8 份肉桂

正宗的兩千年前典型處方。用於提高震動頻率。

埃及防護精油 Egyptian Protection Oil

1/3 份琥珀
1/3 份貓麝香
1/3 份乳香
幾滴杜松
幾滴龍涎香

用這個處方當作日常的防護精油，尤其是當你要做跟太陽神有關的魔法時特別適合。

埃及神廟精油 Egyptian Temple Oil

1/4 份沒藥
1/4 份乳香
1/4 份荷花
1/8 份含羞草

1/8 份龍涎香

這個異國處方特別適合用來當宗教儀式精油使用，或是做埃及魔法的人當作燃燒用的香品。

❦ 伊里加精油 Elegua Oil

1/4 份忍冬
1/4 份椰子
1/4 份肉桂
1/8 份檀香
1/8 份岩蘭草

伊里加（Elegua）是我們人生旅途的主宰者，他是命運大門之鑰的守護者。在有保障的情況下，他能打開道路，給人偉大的成就。他是你人生道路的守護者，如果你的道路封閉了，那就把這個精油塗在白色蠟燭上，能打通你的道路，或是讓他告訴你，為什麼這條路會封閉，這樣你也許能從過去的經驗中學到教訓，得到成長。

❦ 森林之主精油 Forest Lord Oil

1/4 份廣藿香
1/4 份雪松
1/4 份黑麝香
1/4 份紫羅蘭
幾滴檸檬草
幾滴檀香

用於祈求跟黑暗之主（Dark Lord）和狩獵之王（The Hunt）合作。.

⚘ 綠人精油 Green Man Oil

1/4 份雪松

1/4 份香茅

1/4 份雲杉

1/8 份廣藿香

1/8 份岩蘭草

幾滴肉桂

幾滴柳橙

用來祈求和跟這位森林之神合作。

⚘ 黑卡蒂精油 Hecate Oil

3/4 份沒藥

1/4 份絲柏

幾滴廣藿香

1 片乾薄荷葉

將這些精油跟芝麻油基底油混合，最後再加一片乾薄荷葉到瓶子裡。適用於防護魔法的儀式，也可以在虧缺月時擦在身上以便禮敬這位虧缺月女神黑卡蒂（Hecate）。

⚘ 黑卡蒂精油Ⅱ Hecate Oil II

1/8 份玫瑰

1/4 份沒藥

1/2 份廣藿香

1/8 份荷花

用來祈求或禮拜這位女神，或是跟她的屬性有關的任何事情都可以。

❦ 黑卡蒂精油Ⅲ Hecate Oil III

1/2 份岩蘭草

1/2 份茉莉

幾滴沒藥

她是冥界之母，司掌魔法和神秘的女神。祈求她的力量能讓你得到忠告和智慧之語。當你碰到無法處理的困難時，可以請求她的指引和保護你不受傷害。

❦ 赫卡精油 Heka Oil

1/4 份麝香

1/4 份沒藥

1/8 份乳香（Olibanum）

1/8 份安息香

1/8 份密兒拉樹香脂

1/8 份桂皮

幾滴荷花

用來祈求和禮拜黑卡蒂女神的魔法和神聖特質。

❦ 赫米斯精油 Hermes Oil

1/3 份薰衣草

1/3 份乳香脂（Mastic）

1/3 份肉桂

用來祈求或禮拜赫米斯（Hermes）這位天神，這個精油能協助你培養專注力和創造力。

⚜ 赫米斯精油 II Hermes Oil II

1/2 份檀香

1/4 份肉桂

1/4 份玫瑰

赫米斯的其他名字是莫丘利（Mercury,水星）、索斯（Thoth）、甘尼夏（Ganesha）、伊里加（Elegua）和伊蘇（Eshu），他是商人和創新發明之神。

⚜ 有角神精油 Horned God Oil

1/4 份乳香

1/4 份肉桂

1/8 份月桂葉

1/8 份迷迭香

1/4 份麝香

擦在身上祈求和禮拜有角神（Horned God）。

⚜ 荷魯斯精油 Horus Oil

1/3 份乳香

1/3 份沒藥

1/3 份香水草

幾滴荷花

幾滴柳橙

用來祈求和禮拜荷魯斯（Horus）這位天神；能帶來劇烈且根本性的改變。

⚘ 伊虛塔精油 Ishtar Oil

1/4 份檀香

1/4 份玫瑰

1/4 份柳橙

1/4 份茉莉

在儀式中擦在身上禮敬伊虛塔（Ishtar）這位女神。

⚘ 伊虛塔愛情精油 Ishtar Love Oil

1/4 份芝麻子

3/4 份檀香

用來祈求和禮拜這位女神，或是處理跟愛情和戰爭屬性有關的事情。

⚘ 愛西絲精油 Isis Oil

1/4 份荷花

1/4 份絲柏

1/4 份乳香

1/4 份玫瑰天竺葵

有助於增加決心、意志力和專注力。

⚘ 愛西絲精油Ⅱ Isis Oil II

1/4 份荷花

1/4 份赤素馨花

1/4 份麝香

1/4 份黑水仙香精油（Black Narcissus）

使用這個精油的目的是要在圓圈裡祈求這位女神。

⚜ 潔絲柏精油 Jezebel Oil

1/3 份依蘭

1/3 份茉莉

1/3 份玫瑰

放幾片玫瑰花瓣到瓶子裡

放一塊紅碧玉寶石（Red Jasper）到瓶子裡

女人用它來掌控男人，會讓人願意供給妳所需的東西。

⚜ 潔絲柏精油II Jezebel Oil II

1/3 份乳香

1/3 份赤素馨花

1/3 份香水草

女人用這個秘方來使任何一個男人順從她的意願，能使男性毫無疑問地為她辦事。

⚜ 潔絲柏精油III（照我說的話做／馴男精油）Jezebel Oil

1/2 份蓖麻

1/4 份佛手柑

1/4 份薑花

幾滴黑麝香

跟「潔絲柏精油II」一樣，女人用它來使一個男人為她辦事。

🌿 卡利瑪精油 Kali Ma Oil

1/3 份廣藿香

1/3 份麝香

1/3 份琥珀

或是

1/3 份荷花

1/3 份廣藿香

1/3 份麝香

以下的材料可自由選擇是否加入（每瓶可加 1 小撮）：墓園的泥土、天堂之糧（幾內亞胡椒）、黑胡椒、龍血、幾滴紅酒和硫磺。

卡利瑪（Kali Ma）女神是「魔鬼殺手」。當碰到危險，其他的保護方式都沒有效時，可祈求卡利瑪的幫助。她會保護你不受傷害，打敗在你人生中強烈阻礙你自由生活能力的邪魔。她是偉大的智慧之母和小我的殺手。據說她會除掉那些心懷私心、以不公正方式反對你的小人。

🌿 莉莉絲精油 Lilith Oil

1/3 份歐鈴蘭

1/3 份茉莉

1/3 份荷花

用來祈求和禮拜莉莉絲（Lilith）這位女神，或是把你的敵人從這裡踢到另一個世界去。

🌿 梅林精油 Merlin Oil

1/4 份岩蘭草

1/4 份松樹

1/4 份綠森林（Green Forest）

1/4 份橡木苔調香（P.211）

5~6 滴絲柏

5~6 滴玫瑰天竺葵

2~3 滴丁香

用於在從事魔法領域的事務時得到智慧和清明。能協助理解和運用符咒。

梅林的法力精油 Merlyn's Might Oil

1/2 份龍血

1/4 份香草

1/4 份薑

增強在所有魔法事務中的法力和防護能力。

摩莉根精油 Morrigan Oil

1/2 份薰衣草

1/4 份絲柏

1/4 份蘋果花

1 撮龍血樹脂

1 顆山楂果（hawthorn berry）

用來祈求或禮拜這位女神。摩莉根（Morrigan）能協助你戰鬥，克服敵人、預言、虧缺月和驅除的魔法。

奧比巫術精油 Obeah Oil

1/3 份茉莉

1/3 份紫羅蘭

1/3 份柳橙

幾滴冬青

深受魔法師和巫毒術士的讚揚，他們將這個精油用在魔法的典禮或儀式上。能驅除任何邪靈，讓接受驅魔的人把一塊牛蒡裝在袋子裡掛在脖子上。當你把這個項鍊掛到這個人脖子上時，將奧比巫術精油擦在這個人的頭頂上，然後叫這位不幸的人從 50 倒數到 1。在這位不幸的人倒數的時候，你可以用正常的順序從 1 數到 50。這個咒語應該能消除任何詛咒，而且效果應該能維持五十天，之後若有必要，可再重複這個儀式。

🌿 歐比蘇精油 Obitzu Oil

1/3 份茉莉

1/3 份紫羅蘭

1/3 份香茅

用來防止邪靈靠近。這是根據古代非常神秘的祕方製作的一般防護精油。將這個精油用在主要消災解咒儀式的次要儀式上，以便增加其效力。

🌿 歐尚精油 Oshun Oil

1/2 份茉莉

1/4 份玫瑰

1/4 份橙花

5 滴肉桂

5 滴大茴香

（忍冬可以替代上述任何一種精油）

五這個數字是歐尚（Oshun）女神的神聖數字，她是薩泰里阿教（Santerian）司掌愛與婚姻的女神。這個處方是慶祝美麗、歡樂和舞蹈。

⚜ 歐希瑞斯精油 Osiris Oil

1/4 份薰衣草

1/4 份檸檬

1/4 份紫羅蘭

1/8 份鳶尾根

1/8 份小豆蔻

用來禮拜或祈求歐希瑞斯（Osiris）這位天神。能帶來好運，有助於任何跟農業有關的事務，加強對復活和重生的領悟。

⚜ 潘和亞斯塔蒂精油 Pan and Astarte Oil

1/4 份月桂果

1/4 份麝香

1/4 份玫瑰

1/4 份依蘭

豐產精油，特別適合在你喜愛的春天儀式中擦在身上。

⚜ 牧神潘精油 Pan Oil

2/3 份廣藿香

1/3 份杜松

幾滴松樹

幾滴橡木苔調香（P.211）

2~4 滴雪松

擦在身上能沉浸在牧神潘（Pan）的情緒中，很適合魔法或儀式舞蹈，音樂製作、唱歌之類的事情，也適合接通大地的能量。

❦ 波姆那精油 Pomona Oil

1/3 份乳香

1/3 份草莓

1/3 份小豆蔻

幾滴柑橘

　　用來祈求或禮拜波姆那（Pomona）這位耕種女神。這個精油能幫助使用者看見實現計畫的成果，並且將會提供一位祭司給祈求這位女神的人。

❦ 瑞安儂精油 Rhiannon Oil

1/2 份龍血

1/2 份芸香

1 撮紅辣椒粉

1 塊粉紅水晶（Rose Quartz）

　　適用於跟這位司掌魔法、鳥類和冥界的女神合作的事情。

❦ 愛西絲儀式精油 Rites of Isis Oil

1/2 份玫瑰

1/4 份樟樹

1/4 份藍色風信子

幾滴沒藥酊劑

　　在漸盈月期間把玫瑰、樟樹和藍風信子精油調在一起。裝瓶後保存到虧缺月時，再添加沒藥酊劑。

🌿 塞赫麥特精油 Sekmet Oil

1/4 份馬鞭草

1/4 份高良薑

1/4 份辣薄荷

1/4 份芸香

幾滴肉桂

用來禮拜或祈求塞赫麥特（Sekmet）這位女神，同時能保護使用者。

🌿 七種非洲力量精油 Seven African Powers Oil

全部使用同等份量：

玫瑰

鳶尾根

乳香

岩蘭草

月桂葉

薰衣草

檸檬

傳統的巫術處方，祈求非洲神話中的七種原始力量。

🌿 海之星精油 Star of the Sea Oil

1/3 份玫瑰

1/3 份歐鈴蘭

1/4 份龍涎香

為了禮敬和祈求海之女神愛芙蘿黛蒂（Aphrodite）。

🌿 史崔加精油 Strega Oil

1/2 份岩蘭草

1/4 份杜松

1/4 份薰衣草

幾滴蜂蜜

這個古老的精油是來自於一個可信的義大利處方，可用在巫術魔法中。它代表女性統治者的力量和實力。

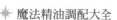

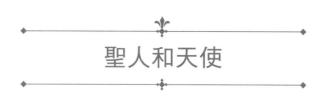

聖人和天使

若沒有了不起的女巫梅芙瑞雅夫人（Lady Maeve Rhea）和她的書《The Enchanted Formulary 2006》，以及「魔法世界（Magickal Realms：Enchanted Candle Shoppe Inc.）」這間店的協助，我無法找到這些聖人的資訊。感謝你們，願你們的人生得到祝福！

我相信你已經在很多超市和宗教用品店見過他們賣的玻璃罐裝、上面印有聖人圖像的七天份蠟燭。點這些蠟燭可以用來禮拜你選擇的某位聖人，祈求得到他或她的幫助和指引。下列的精油處方可以用來塗在這些蠟燭表層，也能用來燃香和放在聖人圖像或雕像旁的聖壇上，或是放進聖壇上的香氛機裡，又或是塗在任何蠟燭上，或擦在身上當作祝福精油。

🌿 所有聖者精油 All Saints' Oil

在 2 盎司的基底油裡加入同等份量：

肉桂

零陵香

廣藿香

香草

薰衣草

梔子花

岩蘭草

塗在儀式的蠟燭上能帶來額外的成功。這是一種受非洲處方啟發而來的經典精油，這個強大的膏油適合解咒儀式、成功療癒和跟高層靈界合作時使用。七個非洲神祗每一個都以一種藥草精油為代表。用在白色、黃色或藍色蠟燭上能有迷人和強大的效果。

🌿 天使祝福精油 Angel Blessing Oil

1/4 份薰衣草

1/4 份玫瑰

1/4 份依蘭

1/4 份赤素馨花

能消除負能量和負面的震動頻率，增加你的能力來吸引自己想要和需要的事物。

🌿 天使光輝精油 Angel Brilliance Oil

3/4 份佛手柑

1/4 份橙花

幾滴玫瑰

幾滴肉桂

能將光明和能量帶進你的人生中,用在黃色蠟燭上效果特別好。準備這個處方時,將這些精油倒進 10 盎司的瓶子裡,然後加入有機蔬菜油填滿瓶子。擦在眉心、薦骨和太陽神經叢輪的位置。倒幾滴到你的手上,深深吸聞香氣;也可以用來泡澡。

🌿 信仰、希望和慈善精油 Faith, Hope, and Charity Oil

1/3 份忍冬

1/3 份紫藤

1/3 份歐鈴蘭

當我們的處境暗淡無光時,這三位女神能在需要時給我們光明。你可以在任何時候、以任何目的請她們來幫助你。

🌿 四天使精油 Four Angels Oil

下列精油使用同等份量:

米迦勒(Michael)—肉桂

拉菲爾(Raphael)—康乃馨

加百利(Gabriel)—薰衣草

烏列爾(Uriel)—麝香

可將這些精油調在一起,代表四天使聯合的力量,或者每種精油也能單獨用來代表某一位特定的天使。

🌿 偉大的力量精油 Gran Poder Oil

1/2 份忍冬

1/2 份歐鈴蘭

3 滴玫瑰

Gran Poder 這個名字的意思是「偉大的力量」。這個精油是為了克服巨大的困難，經常用來消除詛咒、霉運和邪惡的魔法。

✤ 守護天使精油 Guardian Angel Oil

1/2 份玫瑰
1/2 份紫丁香
10 滴香草

你可以在祈禱、冥想等尋求指引時使用，或是當壓力太大，需要讓自己冷靜下來時擦這個精油。

✤ 公義的審判者精油 Justice Judge Oil (Justo Juez)

1/4 份玫瑰
1/4 份康乃馨
1/4 份歐鈴蘭
1/8 份樟樹
1/8 份檀香

在薩泰里阿教（Santeria）裡，公義的審判者（耶穌）通常叫做歐洛菲（Olofi），也就是地球的守護者，是上帝的其中一種名稱。因為他們相信耶穌是人民的守護者，歐洛菲跟釘在十字架上有關，因此公義的審判者蠟燭上都有耶穌被釘在十字架上的圖片。他能保護你不受人界的傷害，審判你的敵人，用來保護你不受惡人的傷害。通常是用在不公平的法庭案件，讓受迫害者贏得勝利。可使用這個精油做公正的咒語，特別是用在法庭案件中。

✤ 拉坎德拉里亞精油 La Candelaria Oil

1/2 份茉莉

1/2 份梔子花

5 滴草莓

拉坎德拉里亞（La Candelaria）是薩泰里阿教的歐亞女神的其中一種化身，是毀滅之火聖母。她有烈火的特質，常見的形象是拿著一根蠟燭。她的生日是二月二日，也是威卡教中的聖燭節、聖布里吉德節。這一天也是人間開始轉暖的日子。在巴西，她的名字是嚴殺（Yansa），被認為是她的信徒敵人的恐怖對手。在愛爾蘭，她的名字是布莉德（Brid）或布莉姬（Brigit），是創意和鍛造女神。

妳可以將這個精油用在任何火焰咒語，或是用於蛻變和創意。非常適合用在香氛機，或當香品燃燒，當然也很適合塗在蠟燭上。

✿ 聖母子精油 Madonna Loretto Oil

1/2 份木蘭花

1/2 份赤素馨花

3 滴雪松

這位聖母會幫助所有求她協助的人尋找一個家。她的形象通常以兩種方式描繪：一個沒有雙臂的聖母，或是坐在屋頂上的女人。把這個精油塗在七日祈禱聖母子蠟燭上，如果你有設聖壇，就把這個精油塗到小型房屋模型、相片、或是圖畫上。

✿ 慈悲聖母精油 Mercedes Oil

1/3 份赤素馨花

1/3 份依蘭

1/3 份龍涎香

或是

1/4 份木蘭花

1/4 份薰衣草

1/4 份歐鈴蘭

1/4 份紫丁香

這位慈悲聖母跟薩泰里阿教的天神歐巴塔拉（Obatala）有關，這位父神司掌冷靜和保護。他能幫人得到清晰的頭腦和銳利的感官。跟他對應的女神就是慈悲聖母。她是受聖神感孕的聖母，在監獄或危難中的人們經常祈求她的保護。她是慈悲女神，對所有祈求幫助的人給予慈悲救助。在迷亂困惑時，她能幫人保持心智清明。在迷亂的情況下使用這個精油能保持頭腦清楚，在危難時能祈求慈悲救護。

神奇聖母精油 Milagrosa Oil

1/3 份荷花
1/3 份玫瑰
1/3 份百合花

Milagrosa 意旨「神奇的母親」，也是人們熟知的聖母瑪莉亞。如果你需要一個奇蹟，那就向神奇聖母祈禱，尋求指引。將這個精油塗在藍色或白色蠟燭上，然後把你的請願書放在燭台底下。（安全第一）

海洋之母精油 Ocean Mother Oil

1/2 份龍涎香
1/4 份荷花
1/8 份鴉片香精油
1/8 份百合
幾滴檀香

這個精油適用於禮拜所有水神，薩泰里阿教的葉瑪亞女神（Yemaya）就是水神，也被稱為規則聖母（Virgin Regla）。水是一種強大的通靈導體。很多通靈者能從一碗水裡看到未來，比使用水晶球更有效。這個精油是為了打開你的通靈直覺，也能幫助你接通類似的進程，尤其是當你受到這位偉大聖母的特質吸引時特別有用。

🌿 法蒂瑪聖母精油 Our Lady of Fatima Oil

1/2 份玫瑰
1/2 份檀香

法蒂瑪聖母（**Our Lady of Fatima**）是聖玫瑰的女王，和平之母，她是奇蹟創造者，凡是誠心祈求她的人都能得到感應。將這個精油塗在法蒂瑪聖母七日祈禱蠟燭上，也可以塗在所有護身符、祈禱和療癒用的玫瑰木念珠上。

🌿 露德聖母精油 Our Lady of Lourdes Oil

1/2 份玫瑰
1/2 份歐鈴蘭

露德聖母（**Our Lady of Lourdes**）是奇蹟洞穴女神，無數的朝聖者來到這裡祈求獲得救拔，親睹奇蹟，治療影響身體和靈魂的所有災難。這個精油能用來治療和減輕各種痛苦。

🌿 迦密山聖母精油 Our Lady of Mount Carmel Oil

1/3 份檀香
1/3 份康乃馨
1/3 份歐鈴蘭

迦密山聖母（**Our Lady of Mount Carmel**）是薩泰里阿教的歐亞女神的化身。她擁有消除障礙的強大力量，能保護她的信徒不受傷害。這個處方在危難時可當作消災解咒的精油，威力特別強大。

❦ 聖心精油 Sacred Heart Oil

3/4 份玫瑰
1/8 份檸檬
1/8 份香水草

這位聖心（Sacred Heart）是奇蹟般治療一切的神之子（在異教的信仰系統中是太陽神）。人們用這個精油來協助治療身心靈的疾病。這個精油很適合擦在隨身攜帶的寶石或石子上。

❦ 聖亞勒克西精油 Saint Alex Oil (An Alejo)

1/3 份肉桂
1/3 份多香果
1/3 份乳香

這位聖人以能驅逐所有邪靈、魔鬼和惡人而聞名。當有人想傷害你時，可祈求他來保護你。例如，這個處方能協助鎮壓惡意的八卦、把你藏起來不讓惡人欺負、保護你和親友的安全。若有人已經傷害了你，它也能用來淨化和療癒。

❦ 聖安娜精油 Saint Anna Oil

1/2 份玫瑰
1/4 份紫羅蘭
1/8 份薰衣草
1/8 份檀香

這位聖人是聖母瑪莉亞的母親，也就是耶穌的外祖母。她適合所有想為孫子女祈禱的祖母。我們也會向她祈禱，希望她能協助學習和教育，因為她同時也是女兒瑪莉亞的好老師。可塗在七日祈禱蠟燭上尋求指引，也可以擦一點在書本或你的電腦上，或是任何用來自我教育的工具上。塗在護身符上可為孫子女提供保護。

⚘ 聖安東尼精油 Saint Anthony Oil

1/2 份檀香

1/4 份依蘭

1/4 份麝香

幾滴康乃馨

幾滴廣藿香

聖安東尼（Saint Anthony）是奇蹟創造者，如果你遺失了東西，他可以幫你找回來。他能讓貧窮的人重獲財富，能為有財務困難和法律問題的窮人仲裁說情。他跟薩特里阿教的伊里加神（Elegua）有關。聖安東尼是婚姻和失物的守護聖人，據說他也會幫助生病的動物。可以把精油塗在綠色蠟燭上，祈求他的指引來幫助生病的寵物。在花錢時塗一點在紙鈔上，好讓錢能回到你身邊。

⚘ 聖芭芭拉精油 Saint Barbara Oil

1/4 份椰子香精油

1/4 份忍冬

1/4 份肉桂

1/4 份檀香

很多人經常將這位聖者跟薩泰里阿教的虔歌天神（Chango）聯想在一起，因為他們有很多的相似之處。他手持雙頭斧，她手持雙刃劍。他其中一個象徵標誌是塔樓，她也經常被描繪跟塔樓在一起。他們兩個都戴王冠；她跟雷電有關，而他是從天堂發射雷電下來的天神。如果你有商業上的事務需要保護，這是最適合使用的精油。

⚘ 聖克里斯多夫精油 Saint Christopher Oil

1/2 份香草

1/2 份康乃馨

5 滴鴉片香精油

聖克里斯多夫（Saint Christopher）是旅人的守護聖者。雖然天主教會不再認可聖克里斯多夫是一位聖徒，這並不能阻止長期信仰的旅人祈求他的幫助。在旅行的時候把這個精油擦在身上，或是塗在護身符或護身飾品上祈求保佑，不管是每天必走的短程或是長途的旅行都可以。可擦一點在汽車儀表板上，也可以擦在自己身上，保護你不會遇到任何危險。

🌿 聖嘉勒精油 Saint Clara Oil

1/3 份玫瑰

1/3 份紫丁香

1/3 份康乃馨

或是

1/3 份康乃馨

1/3 份香草

1/3 份紫藤

當一個人快要被危險或激動的情緒蒙蔽時，很多在乎他們的人會向聖嘉勒（Saint Clara）求助，希望讓他們能看清事情真相。人們祈求她幫忙讓憤怒的丈夫、妻子、孩子和心愛的人冷靜下來。她能在充滿壓力的情況下帶來安定和清明。這是製作燃燒香品的絕佳精油，或是在家人的情緒激動時放在香氛機裡，緩和家中的緊張氣氛。

🌿 聖以利亞精油 Saint Elijah Oil

1/2 份香水草

1/4 份橙花

1/8 份檀香

1/8 份岩蘭草

聖以利亞（Saint Elijah Oil）在薩泰里阿教被稱為「墓園的男爵」。人們會祈求這位強大的聖者協助毀滅敵人。在西班牙語中，他被稱為 San Elias。當人們在遇到生命危險、安樂的生活受到威脅時會向他禱告。他能消除所有的黑魔法和來自靈能攻擊的邪惡能量，

擊敗所有敵人，對矯正錯誤的事情有神奇的效果。

　　如果你感覺有看不見的力量正在攻擊你，你可以將這個精油塗在前門，或是塗在護身符上，帶著這個護身符直到問題解決為止。

🌿 聖埃什佩迪圖精油 Saint Expedito Oil

　　1/4 份多香果
　　1/4 份檀香
　　1/4 份忍冬
　　1/4 份龍涎香

　　這個精油是為了推動事情進展和讓它快速發生，並且也能帶來一般的好運，尤其是跟博奕有關的事情。聖埃什佩迪圖（Saint Expedito）跟伊里加（Elegua）有關，他在紐奧良很受歡迎，信徒們會把跟博奕有關的供品（像是一組小骰子和撲克牌）放在他的雕像旁。當你需要某件事情快速發生時，可使用這個精油，它也很適合當作任何魔咒的輔助精油。

🌿 聖方濟各亞西西精油 Saint Francis of Assisi Oil

　　1/3 份檀香
　　1/3 份蘋果花
　　1/3 份麝香

　　聖方濟各亞西西（Saint Francis of Assisi）最著名的是他對全人類的愛，他也跟天神歐朗拉（Orunla）有關，歐朗拉在薩泰里阿教信仰系統裡主掌占卜。據說他是以受難和苦行的方式來闡述他對別人的仁慈。我推薦用這個處方來治療生病的動物、寵物或人類親友。這個精油也適合用來尋找新的寵物，你想尋找的動物也許很快就會出現在你門口。這個精油可以用於任何占卜的工作：塔羅牌、水晶占卜、盧恩符文之類的。

🌿 聖海倫娜精油 Saint Helena Oil

　　1/3 份蘋果花

1/3 份橙花

1/3 份桃子

　　人們向聖海倫娜（Saint Helena）祈禱，是為了求她協助讓遊蕩在外的愛人回頭。這種醉人花香甜美的誘惑力就是讓這個處方效果很好的原因。能讓人陶醉在這種香味中，她會用她引誘的力量讓你的愛人回來。沒有男人能抗拒海倫娜的呼喚！將這個精油塗在粉紅色的人像蠟燭上，讓兩根蠟燭相對而立。每天燃燒 15 分鐘，並且慢慢的讓它們靠近彼此，重複這個動作直到兩根蠟燭燒完，然後代表男人的蠟燭碰到了女人的蠟燭為止。

聖約瑟精油 Saint Joseph Oil

1/2 份乳香

1/4 份檀香

1/4 份歐鈴蘭

幾滴橄欖油

　　聖約瑟（Saint Joseph）是耶穌在人間的父親，瑪麗亞的丈夫，一個單純的木匠。他原本是愛家的男人，會傳達忠告給難以讓家人團結一心的人；他也以能幫助人銷售而出名。當你想賣房子的時候，把聖約瑟的雕像倒過來埋在你家後院裡。我會建議你先在這個雕像上塗這個精油！房子賣出去之後，把雕像挖出來，洗乾淨，然後在你的新家給它一個榮譽的好位子。

聖猶大精油 Saint Jude Oil

1/3 份月桂果

1/3 份肉桂

1/3 份茉莉

　　聖猶大（Saint Jude）是不可能原因的聖者。他能治療不可治的絕症，圓不可能的願望，並且很照顧窮人。他要求的回報只是要你把祈求得到回應的事情告諸大眾。你可能曾經看過有人將一元紙鈔貼在牆上，鈔票上寫著：「感謝您，聖猶大，感謝您回應我的祈

禱。」也許你也曾見過有人把感謝詞貼在公佈欄上，或是報紙上的公告欄，表示讚美和感謝。當有人告訴我，他們嘗試的所有方式都失敗時，我經常會把這位聖者推薦給他。可以將這個精油塗在綠色或白色蠟燭上。

✸ 聖拉撒路精油 Saint Lazarus Oil

1/2 份檀香

1/4 份麝香

1/8 份薰衣草

幾滴岩蘭草

幾滴廣藿香

人們經常祈求聖拉撒路 (Saint Lazarus)這位聖者並深愛他，因為他能治癒病人、給窮人金錢、淨化心靈和身體的創傷，保護他的信徒不受精神上的傷害。這位聖者跟薩泰里阿教裡的巴巴路瓦葉（Babalu Aye）有關，他掌管所有的健康問題、淨化和財務的問題。把這個精油塗在七日聖拉薩路祈禱蠟燭上或是任何黃色、紫色或金色蠟燭上。

✸ 聖露西精油 Saint Lucy Oil

1/3 份薰衣草

1/3 份梔子花

1/3 份玫瑰

幾滴羅勒

幾滴紫羅蘭

聖露西（Saint Lucy）是西西里島的守護聖者。她是一位重要的聖者，能排解所有糾紛、治療所有跟眼睛有關的疾病，消除邪惡眼詛咒（Evil eye，又稱邪眼，對某些義大利人來說是很重要的事情）。她能給人一個大豐收，以及確保你得到公平的待遇。碰到法律問題時可尋求她的協助。

🌿 聖瑪爾大精油 Saint Martha Oil

1/4 份梔子花

1/4 份岩蘭草

1/4 份康乃馨

1/4 份龍涎香

聖瑪爾大（Saint Martha）能幫助分手的夫婦團圓，是信徒強大的保護者。她保護信徒不受傷害，協助信徒對抗靈能的攻擊。她會幫窮人找到金錢，幫失業者找到工作。這個精油能用來找回遊蕩在外的愛人，和打擊所有阻礙你成功的人，在工作上提供幫助，最重要的是，借你力量去改變或接受你無法改變的事情。

🌿 聖馬丁精油 Saint Martin Oil

1/2 份乳香

1/2 份玫瑰

幾滴柳橙

這是第一位美國黑人聖者。他來自秘魯，出生在窮人家，但他從不曾否定這件事。相反的，他用這點來幫助自己和無數人。他是知名的病患治療師，第一批獸醫之一。可以把這個精油塗在聖馬丁七日祈禱蠟燭上，祈求他的幫助。你也可以塗在紫色、白色或綠色蠟燭上。

🌿 聖米迦勒精油 Saint Michael Oil

1/2 份麝香

1/4 份赤素馨花

1/4 份康乃馨

幾滴肉桂

聖米迦勒（Saint Michael）是所有正直人和好人的強大守護者，但這不是他唯一的能

力。下面是麗亞夫人所寫，用來祈求聖米迦勒的冥想方式，也可以用來祈求任何天使或指導靈。

把這個精油擦在你的太陽穴和脖子兩側，手腕內側和腳底。選擇紅色的細蠟燭，塗上這個精油。把蠟燭放在一張矮桌上，這樣當你盤腿坐下來時，蠟燭能與你的眼睛一樣高。關掉所有電燈，如果你可以舒適的坐在地上，就以盤腿的姿勢進行。深呼吸，然後閉氣至少 10 秒鐘，然後吐氣。重複這個方式數次直到你放鬆下來，蠟燭開始改變外形為止。蠟燭可能會在你的視覺中忽隱忽現，也可能會突然燒得很旺。

呼喚聖米迦勒降臨與你溝通。請求指引，指引就會降臨。在他的指引之光包圍你時，仔細感受你周圍的光芒。聆聽他說的話，也許他不會使用語言，而是讓你感覺到某些事情。當這種感覺過去之後，讓蠟燭繼續燃燒，直到燒完為止，作為獻給聖米迦勒的供品。

🌿 聖彼得精油 Saint Peter Oil

1/3 份乳香
1/3 份沒藥
1/3 份檀香

聖彼得（Saint Peter）是天國大門和鑰匙的看守者。他擁有的天賦是束縛和解縛——他有能力阻止某件事情或是解開某件事情。這位聖者跟伊里加（Elegua）有關，伊里加也是掌管生命大門開關的看守者。當你想將人生中的一些門戶打開或關上時可祈求聖彼得，比方說，如果你想關上厄運之門，就把這個精油塗在蠟燭上，然後說：「哦，聖彼得，請借我你的金鑰匙，打開這道鎖，讓所有的福氣降臨到我身上。」將這個精油塗在聖者七日祈禱蠟燭上，為聖彼得和伊里加燃燒蠟燭。

🌿 聖泰瑞莎精油 Saint Teresa Oil

3/4 份玫瑰
1/4 份紫丁香

聖泰瑞莎（Saint Teresa）會為虔誠信仰她的人以微小和謙恭的方式做出大行動。據說，如果你向她虔誠禱告，在她回應你的禱告之前，會有人送你一朵玫瑰或一朵花，讓你知道你需要的回應快要來了。用這個精油在你生活中，或是別人的生活中創造出一些小奇

蹟。她跟薩泰里阿教中的歐亞（Oya）掌管的領域一樣。可用的蠟燭顏色是粉紅色和白色。

七種非洲力量精油 Seven African Powers Oil

下列精油使用同等份量：

乳香：歐洛菲（Olofi）—公義的審判者（Justo Juez）

椰子：虔歌（Chango）—聖芭芭拉（Saint Barbara）

檀香：伊里加（Elegua）—聖安東尼（Saint Anthony）

木蘭花：歐巴塔拉（Obatala）—慈悲聖母（Virgin Mercedes）

肉桂：歐尚（Oshun）—慈善聖母（Caridad Del Cobre）

龍涎香：葉瑪亞（Yemaya）—法則聖母（Virgin Regla）

荷花：歐朗拉（Orunla）—聖方濟各（Saint Francis）

沒藥：歐剛（Ogun）——施洗約翰（Saint John the Baptist）

調製這個處方時，把每一種精油慢慢的倒進去，或是用滴管。調製這個精油時最好用盎司來計算，或是更大的單位，以便測量得更精確一點。這個著名的「七種非洲力量」處方是七位神祇組成薩泰里阿教中的萬神殿。外面能買到特製的七日祈禱蠟燭，七種不同的顏色，裝蠟燭的玻璃瓶上會有負責各個領域的聖者或神祇的畫像。這個組合式的力量很受歡迎，因為它把你生命中所有的領域都照顧到了。每一種力量負責人生中的某一個領域，將這個精油塗在任何七種顏色的蠟燭上，或是一支有七種非洲力量的蠟燭上，能為你的人生帶來平衡。

九種非洲力量精油 Nine African Powers Oil

將下列的精油加到「七種非洲力量精油」裡：

岩蘭草：歐亞（Oya）—聖瑪爾大（Saint Martha）

薰衣草：巴巴路瓦葉（Babalu Aye）—聖拉撒路（Saint Lazarus）

跟七種非洲力量精油的使用方法一樣，能為你人生所有領域帶來平衡。

🌿 瓜達露佩聖母 Virgin Guadalupe

1/2 份玫瑰

1/4 份茉莉

1/4 份香草

幾滴康乃馨

　　瓜達露佩聖母（Virgin Guadalupe）是墨西哥的聖母，她會回應信徒的祈禱。她被認為是全世界的神奇聖母之一，在世界上不同的宗教信仰中擁有數百萬的信徒。在生病、飢餓和危難中，她是最佳的祈求對象。如果你在財務上面臨困難，可以在使用她的精油時祈求她賜福。將這個精油塗在瓜達露佩聖母的七日祈禱蠟燭上祈福。用綠色、藍色和黃色蠟燭也有效。

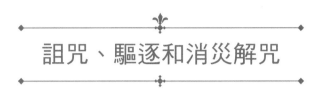

詛咒、驅逐和消災解咒

　　古代的女巫們經常會因為她們會施法和詛咒殺人犯、強暴犯、性侵兒童者和其他罪犯的能力為人雇用。古代的村子裡通常只能找到女巫和「草藥師（root-workers）」來治病。她們因為具有藥草、草根、礦物和其他天然療法的豐富知識而出名。當其他所有方式都失敗，又需要維護公義時可使用這些精油。詛咒不一定是指魔法惡徒使用的邪惡招數，也可能是在日常生活中，一般的靈能吸血鬼不斷攻擊我們的普通負能量。如果你不得不使用一些反擊的招數，我這裡有一系列的精油能處理這些問題。

❦ 阿葛巴提錢登精油 Agarbatti Chandan Oil

1/2 份薰衣草
1/2 份牛膝草

克服逆境、詛咒和厄運。

❦ 驅除精油 Banishing Oil

1/2 份乳香
1/8 份迷迭香
1/8 份月桂葉
1/8 份歐白芷
1/8 份羅勒

驅逐任何你人生中不想要的東西。

❦ 驅除精油 II Banishing Oil II

1/3 份康乃馨
1/3 份羅勒
1/3 份芸香

要是你時常會有不喜歡的訪客，而你冷漠的接待仍然無法勸阻他們前來時，那就把他們的名字寫在一小張方形的仿羊皮紙上，在紙張的四個角落塗上這個精油，把這個符咒埋在通往你大門的走道上。名字寫在符咒上的那些人很快會停止拜訪。

❦ 驅除／驅邪精油 Banishing/Exorcism Oil

3 顆完整的丁香

2 片大蒜
1/4 份混了基底油的羅勒

　　這個對你希望他們搬走的鄰居很有效，只要在對方家的門把上塗一點這個精油即可。如果這些鄰居是靈界眾生的話，在家中所有鏡子上沾一點這個精油。讓幾片大蒜在基底油裡泡六個禮拜，每隔幾天搖幾下，完成後用咖啡濾器過濾後，裝瓶蓋緊。

❧ 屈服精油 Bend Over Oil

1/2 份玫瑰
1/4 份乳香
1/4 份忍冬
幾滴岩蘭草

　　用來打破任何詛咒，命令邪靈回到原來的發送者那裡，也可以讓別人為你辦事。據說威力非常強大。

❧ 黑魔鬼精油 Black Devil Oil

1/4 份月桂葉
1/4 份赤素馨花
1/4 份薰衣草
1/4 份肉桂
1 撮糖或鹽巴

　　跟糖和鹽巴混合，能阻止已婚的男人或女人出軌。應該趁他們睡著的時候，小心地撒在他們的內衣上。

🌿 強制精油 Compelling Oil

1/3 份快樂鼠尾草

1/3 份薰衣草

1/3 份松樹

將 3 條菖蒲根或是金盞花葉放進主瓶裡。

　　非必要選項：把一根蠟燭放進艾蒿或肉豆蔻油裡滾一下；將附有魔咒的蠟燭旋轉並塗上處方精油。當你擦這個精油接近在你想知道真相的人身邊時，他們就沒有機會說謊。

🌿 迷惑精油 Confusion Oil

把一顆維他命 E 膠囊裡的油，加到 2 盎司的基底油裡，再加上：

1/2 份椰子

1/4 份薰衣草

1/4 份紫羅蘭

1/4 份黑胡椒

2 滴人蔘液

　　有助於迷惑想加害使用者的人，對消災解咒有幫助，在詛咒還很「新鮮」的時候效果比較好，但對比較老舊的詛咒也有效。

🌿 迷惑精油 II Confusion Oil II

2 份芸香草

1 份幾內亞胡椒

　　將 2 大匙調好的精油加到 2 盎司的油裡，放在陰涼的地方浸泡幾個禮拜，或是用小火煮大約一個小時。冷卻後用起司紗布過濾。

❦ 征服者的榮耀精油 Conquering Glory Oil

1/4 份檀香

1/4 份月桂果

1/4 份零陵香

1/4 份柳橙

不管目的是什麼，都能在任何競爭中擊敗對手，得到掌控別人的力量。

❦ 控制精油 Controlling Oil

1/4 份丁香

3/4 份岩蘭草

在主瓶裡放 1 份菖蒲根

在主瓶裡放一片歐亞甘草，給這個處方所需的能量。用來塗在所有魔咒的物品上。

❦ 控制精油 II Controlling Oil II

1/3 份丁香

1/3 份岩蘭草

1/3 份蘇合香脂

對愛情的儀式特別有效，塗在紅色的男性雕像蠟燭上，或是混在製作巫毒娃娃的填充藥草中也有效。

❦ 打破詛咒精油 Curse-Breaker Oil

3/4 份檀香

1/8 份月桂葉

1/8 份佛手柑

把精油塗在黑色蠟燭上，在虧缺月期間連續燃燒七個晚上，協助你打破詛咒。

🌿 照我說的話做精油 Do as I Say Oil

1/3 份廣藿香

1/3 份麝香

1/3 份荷花

為了得到自我控制、自我主宰和自信心，我們應該每天擦這種精油。它能確保別人會不自覺地聽從使用者的意願，且不知道自己受到魔咒的影響。

🌿 統治精油 Domination Oil

1/2 份廣藿香

1/4 份岩蘭草

1/8 份萊姆

1/8 份乳香

在主瓶裡放一條菖蒲根，適合於所有類型的統治。可塗在印信、好運包（mojo bags）、蠟燭等物品上。

🌿 統治精油Ⅱ Domination Oil II

1/2 份肉桂

1/4 份多香果

1/4 份香草

將這個精油擦在身上，讓別人順從你的意願去做。你將會有力量和自信主導某個局

勢。

⚘ 反叛精油 Double-Cross Oil

1/4 份沒藥
1/4 份含羞草
1/4 份茉莉
1/4 份廣藿香
幾滴丁香

這個處方橫跨不同的民俗魔法傳承。反叛精油是為了把任何負面的魔法送回去，破除敵人的詛咒。

⚘ 雙重詛咒（詛咒精油） Double XX (Hexing Oil)

檸檬精油
加上所有處方精油用完後的殘餘精油

迷惑敵人。擦在你的膝蓋和腳踝後面和手肘內側。用在跟不講道義的人開商業會議時，能將情況變成對你有利的局勢。

⚘ 龍的守護精油 Dragon Protection Oil

1/4 份琥珀
1/4 份黑麝香（也可以用一般的麝香代替）
1/4 份芸香
1/4 份杏仁

將精油調在一起，然後加 1 撮海鹽和 1 或 2 小片龍血樹脂和一小塊琥珀。把它當個人香油擦在身上，能加強你的力量，招來龍的力量、守護和智慧。

❧ 龍血精油 Dragon's Blood Oil

1/2 份麝香

1/2 份沒藥

幾粒龍血樹脂（非必要）

這個精油是為了擺脫邪靈和黑魔法。

❧ 逃脫精油 Escaping Oil

1/3 份雪松

1/3 份絲柏

1/3 份迷迭香

不管什麼情況都能讓任何人、事、物離開，或是脫離負面的情況。用在代表某個人的娃娃身上時，它會讓那個人從你生活中離開。

❧ 驅鬼精油 Espanta Muerta Oil

1/2 份辣薄荷

1/2 份薰衣草

這個名字在西班牙文中的意思是「鬼魂驅逐者」。如果你遇到鬧鬼的情況，可嘗試這個處方。它能消除負面的魔法，很多人相信這些負面的東西是被困在人間遊蕩的邪靈、魔鬼或是惡毒的鬼魂帶來的。辣薄荷和薰衣草結合的淨化效果非常好。

❧ 邪眼詛咒精油 Evil Eye Oil

1/3 份玫瑰

1/3 份香水草

1/3 份麝香

　　用來除掉魔咒或是詛咒，或是把「邪眼詛咒」加到別人的身上。連續七天把這個精油擦在手上可幫助使用者避邪，這個保護效果可持續一年。

王者之劍精油 Excalibur Oil

1/4 份檸檬

1/8 份柳橙

1/8 份百里香

1/8 份薑

1/8 份玫瑰天竺葵

1/4 份薰衣草

讓別人順從要求，請小心使用。

出埃及記精油 Exodus Oil

2 盎司紅花籽基底油

1 盎司廣藿香

1/2 份沒藥

1/2 份水仙花

　　在主瓶裡放魔鬼的鞋帶草根。把精油塗在一根白色蠟燭上，燃燒蠟燭以得到聖靈的幫助。如果你想要某個人離開你的生活，把精油塗在代表那個人的娃娃上，就能讓他離去。把那個人的名字寫在一張白紙上，再寫上下列這段話：「透過神聖的力量，我們兩人分開後各走一方，能達到更高更好的境界。」找一個禮拜天，用紙把這個娃娃包起來。從那以後的每個星期天，把這個娃娃拿出來，再擦一次這個精油。持續這麼做直到那個人離開你的生活為止。

🌱 驅邪精油 Exorcism Oil

下列精油使用同等份量：

牛膝草

紅花草（Clover）

薰衣草

控制精油（P.291）

在主瓶裡放一根牛膝草

用來淨化和驅逐在某個場所或某人身邊的任何邪靈或負能量。

🌱 驅邪精油Ⅱ Exorcism Oil II

1/4 份療癒精油

1/4 份祝福精油（P.101）

1/4 份檀香

1/8 份佛手柑

1/8 份沒藥

幾滴乳香

幾滴檸檬馬鞭草

用途與上述相同。

🌱 快速行動精油 Fast Action Oil

1/3 份龍血

1/3 份檸檬

1/3 份迷迭香

幾滴肉桂

加到任何精油裡可使效力加速。

☙ 炙熱的命令精油 Fiery Command Oil

1/4 份龍血
1/4 份乳香
1/4 份沒藥
1/4 份肉桂

能讓別人為你辦事，請小心使用。

☙ 火焰防護牆精油 Fiery Wall of Protection Oil

1/3 份龍血
1/3 份乳香
1/3 份沒藥
在瓶子裡放幾粒鹽巴

增加的火元素或是龍血，能保護你不受攻擊，即使最強烈的攻擊也有效。

☙ 火焰防護牆精油 II Fiery Wall of Protection Oil II

1/3 份琥珀
1/3 份肉桂
1/3 份乳香

雖然類似防護精油，使用目的也一樣，但這個處方特別有效，例如當你感覺受到別人過度壓迫時可使用這個精油。

❦ 逃亡的魔鬼精油 Flying Devil Oil

1 撮黑胡椒

1/2 份龍血精油

1/4 份桂皮

1/4 份廣藿香

一個特別的巫術解咒精油，用來克服威力強大的詛咒。非常可靠，據說效果很快。不能擦在身上。

❦ 邪魔走開精油 Go Away Evil Oil

1/3 份紫丁香

1/3 份玫瑰

1/3 龍涎香香精油

這個調性深沉的香精油是以純粹的健康力量來驅逐邪魔，而不會像許多驅除精油處方那樣，讓你有令人無法忍受的味道。這個精油會透過優雅、含蓄和正能量的光明來消除負能量。

❦ 墓園精油／巫醫精油 Graveyard Oil / Goofer Oil

廣藿香葉

1/2 份毛蕊花（Mullein）

1/2 份岩蘭草

你可以把這個精油加到一般的藥草粉裡做成「墓園粉」，這是一種最強大的治療劑。

✤ 護身符精油 Gris-Gris Oil

1/2 茶匙檀香

1/2 茶匙月桂葉

1 撮阿魏粉（Asafetida）

1 撮蒔蘿種籽

1/4 茶匙解咒精油（P.309）

2 茶匙安息香酊劑

　　這是一種適合於所有用途的巫術處方，任何場合需要增加能量時，都可使用這個精油。

✤ 印度精油 Hindu Oil

　　請參照 241 頁的汎汎精油（Van Van Oil）。

✤ 我可以，你不行精油 I Can, You Can't Oil

1/4 份蓖麻

1/4 份玫瑰

1/8 份木蘭花

1/8 份水仙花

1/8 份蘋果花

1/8 份紫藤

　　有敵人想以任何方式消滅你時可使用這個精油（比方說，奪走你的工作、愛人或散播不利於你的謠言等。）把這個精油噴灑在他一定會碰觸到的物品上。在咒語設置好之後，不要再多想或花任何精力在這個問題上。時候到了，這件事自然會以某種對你有利的方式處理。

✤ 降伏我的流浪動物精油 I Tame My Straying Animal Oil

2/3 份辣薄荷

1/3 份丁香

洋蔥精油（非必要，可在一些宗教用品店找到）

這個處方始源於墨西哥，目的是要把喜歡流浪的愛人留在家裡。

✤ 激起迷惑精油 Inflammatory Confusion Oil

1 份芸香草

1 份幾內亞胡椒

1 份罌粟籽

1 份黑芥末籽

4 滴辣椒籽油（Capsicum Oil）

讓不忠的情人產生迷惑。噴在祭壇上，或是塗在代表那個迷途者的人形蠟燭上，可阻止對方的不忠。

✤ 霉運殺手精油 Jinx-Killer Oil

1/2 份薰衣草

1/4 份乳香

1/8 份玫瑰

1/8 份芸香

若有人相信有種毀滅的力量降臨到他身上或他家時，這個處方能帶來好運。

❧ 霉運精油 Jinx Oil

2/3 份丁香

1/3 份仙客來（Cyclamen）

這個精油有不同的版本：黑色霉運是用來防止邪靈和解除詛咒，淨化聖壇或是任何咒語儀式；綠色霉運是用在想要任何事業得到財富和成功；紫色霉運是增加靈視力量，讓使用者擁有更深的通靈能力；紅色霉運是用來吸引潛在的婚姻伴侶和新的情人。

❧ 除霉運精油 Jinx-Removing Oil

1/2 份康乃馨

1/2 份檀香

幾滴沒藥

這個強大的精油能消除最可怕的詛咒效力，處在受詛咒情況下的人，可每天在太陽穴擦這種精油，直到情況改善為止。

❧ 賽馬會香水 Jockey Club Perfume

1/4 份肉桂

1/4 份康乃馨

1/4 份丁香

1/4 份月桂葉

在瓶子裡放一片深褐色的羽毛

威力強大的解咒處方，只適合用在消災解咒用途。可以靠它保護你不受任何邪惡勢力的侵害。

✤ 滾遠一點精油 Lost and Away Oil

1/2 份槲寄生香精油（Mistletoe fragrance oil）
1/4 份鳶尾根
1/4 份鼠尾草

最強大的處方之一，能擺脫不喜歡的人或敵人。

✤ 愛情破壞者精油 Love-Breaker Oil

1/3 份岩蘭草
1/3 份廣藿香
1/3 份檸檬草

毀掉任何婚外情關係。若有需要的話，也可用在跟自己伴侶分手的咒語上，或讓自己擺脫不喜歡的關注。

✤ 梅古斯精油 Magus Oil

1/3 份檸檬
1/3 份柳橙
1/3 份乳香
幾滴檀香
幾滴岩蘭草

提供保護和力量。可將這個精油塗在紫色的蠟燭上。

✤ 薄荷調香精油 Mint Bouquet Oil

3/4 份玫瑰

1/4 份薄荷

1/4 份雨香精油

一種解除愛情咒語的精油，也能幫人改變運氣。

阿拉伯茉莉精油 Mogra Oil (Sheik)

1/3 份香豌豆

然後下列每一種加同等份量：

茉莉

荷花

水仙花

玫瑰

柳橙

香水草

幾滴麝香

一個古老可信的波斯處方，用來讓別人順從你的意願辦事。

最強大的手精油 Most Powerful Hand Oil

1/2 份檀香

1/8 份歐鈴蘭

1/8 份茉莉

1/8 份含羞草

1/8 份麝香

用這個精油對抗黑魔法，用來審判對抗那些會傷害你的人。

🌿 五卡車精油 Pentatruck Oil

1/4 份沒藥

1/4 份月桂葉

1/4 份丁香

1/4 份肉桂

紐奧良的解咒和防護精油處方。

🌿 淨化精油 Purification Oil

1/2 份乳香

1/2 份沒藥

幾滴檀香

這個精油可以放在香氛機裡，或是擦在身上幫你避免負能量和不好的影響力。很適合魔法圈。

🌿 淨化精油 II Purification Oil II

3/4 份玫瑰

1/4 份迷迭香

幾滴乳香

這個精油能淨化物品、場所或人。

🌿 放棄精油 Quitting Oil

1/2 份肉豆蔻

1/2 份肉桂

1/2 盎司杏桃

能讓已婚的異性不去騷擾使用者，也能用來防止別人詛咒使用者。

🌿 顯露真相精油 Reveal Truth Oil

1/4 份廣藿香
1/4 份忍冬
1/4 份鼠尾草
1/4 份密而拉樹香脂

這個精油能協助揭開欺騙和幻象的面紗，使人得知真相。

🌿 逆轉精油 Reversing Oil

1/2 份尤加利樹
1/2 份檸檬草
瓶子裡放岩鹽

協助逆轉你不小心做錯的咒語效果，或是逆轉別人在你身上施加的魔咒。為了達到最佳效果，請使用純精油，不要加香精油。

🌿 逆轉精油 II Reversing Oil II

1/3 份薰衣草
1/3 份玫瑰
1/3 份肉桂

這個精油能保護你不受攻擊，並將它回傳給對方。

✲ 根源精油 Root Oil

1/2 份高約翰

1/2 份高良薑

8 滴亞當夏娃精油（P.22）

一般通用的解除咒語處方。

✲ 分手精油 Separation Oil

1/3 份岩蘭草

1/3 份檀香

1/3 份黑胡椒

幾滴丁香

讓不合的夫婦、情侶或合夥人分開。適用於從不好的情況中解放自己。

✲ 七天解咒精油 Seven-Day Uncrossing Oil

1/3 份牛膝草

1/3 份馬鞭草

1/3 份松樹

幾滴羅勒

幾滴丁香

這個絕佳的處方適合克服特別強大的詛咒。必須連續七天噴灑在被詛咒者的頭上。（我會放一些到洗髮精裡。）

✾ 閉嘴精油 Shut Up Oil (Tapa Boca)

1/3 份岩蘭草

1/3 份廣藿香

1/3 份月桂葉

幾滴萊姆精油

在西班牙語中，**Tapa Boca** 意思是「閉嘴」。這是能阻止八卦、背後陷害，以及阻止別人對你施加邪惡咒語的絕佳處方。

✾ 咒語解除者精油 Spell Breaker Oil

1/2 份薰衣草

1/2 份玫瑰

幾滴綠薄荷

幾滴柳橙

用來解除咒語，不管是你自己或別人下的咒語都有效。

✾ 咒語編織者精油 Spell Weaver Oil

1/2 份龍血

1/4 份沒藥

1/8 份松樹

用來確定和穩固魔法的作用。

✿ 出軌滴劑 Squint Drops

1/8 份丁香

1/8 份多香果

1/4 份毛蕊花

1/4 份鼠尾草

在瓶子裡放鹿舌草（Deer's Tongue）

能幫助使用者發現伴侶是否有出軌。

✿ 不再出軌精油 Stray No More Oil

混合 2 份穗甘松（Spikenard）

1 份薰衣草花

1 份瑪黛茶（Herba Mate）

2 大匙或 2 盎司基底油

非必要：在每一個已製作好的精油瓶裡放一小片木蘭花樹根

據說這個配方能讓愛人或配偶保持忠貞。加在你伴侶的泡澡水裡、塗在你愛人的鞋底裡或噴在床單上。

✿ 塔帕瑞斯精油 Tipareth Oil

1/4 份松樹

1/4 份沒藥

1/4 份龍血

1/4 份廣藿香

可以用來做善或做惡，不管是解咒或下詛咒都可以。也能吸引陽光的好運或健康。

❧ 真相精油 Truth Oil

2 打蘭的乾淨琥珀色或深藍色的玻璃瓶

甜杏仁油

1/2 份紫羅蘭葉

1/4 份檸檬

1/4 份花梨木

1 滴香水草

1 滴廣藿香

把上述的精油放進瓶子裡，輕輕轉動瓶子以便調均勻。加入任何一種水晶（請確保水晶是乾淨、淨化的），然後加入基底油裝滿瓶子為止。

❧ 解除束縛精油 Unbinding Oil

3/4 份水蜜桃

1/4 份黃瓜

這個精油是為了讓你解除某個人給你的束縛，或是對某種似乎不合理事情的癡迷。當你對某個情況感到壓力很大的時候也可擦這個精油。

❧ 解咒精油 Uncrossing Oil

1/3 份檸檬

1/3 份玫瑰

1/3 份百合

幾滴月桂葉

讓使用者解除厄運和詛咒。

✵ 解咒精油Ⅱ Uncrossing Oil II

1/4 份雪松

1/4 份丁香

1/2 份岩蘭草

與前一個處方一樣。

✵ 解咒精油Ⅲ Uncrossing Oil III

1/2 份玫瑰

1/4 份月桂葉

1/4 份丁香

幾滴康乃馨

這是一個非常強大的解咒處方，能解除任何詛咒或魔咒。

✵ 解咒精油Ⅳ Uncrossing Oil IV

1/3 份檀香

1/3 份廣藿香葉

1/3 份沒藥

1 撮五指草

加 2 大匙上述混合物到 2 盎司的橄欖油裡，放 1 撮祝福過的鹽巴，在每 1 盎司製作好的精油瓶裡加 8 滴家庭用的阿摩尼亞，搖均勻後使用。

✵ 解咒精油Ⅴ Uncrossing Oil V

1/4 份紫藤

1/4 份紫丁香

1/4 份馬鞭草

1/4 份玫瑰天竺葵

在主瓶裡放入紫水晶

這個精油能消除惡咒和詛咒。

🌿 解咒精油Ⅵ Uncrossing Oil VI

1/3 份玫瑰

1/3 份歐鈴蘭

1/3 份薰衣草

能消除所有類型的魔咒、詛咒和霉運，連續使用九天，每天加 9 滴到泡澡水裡。

🌿 不忠精油 Unfaithful Oil

1/3 份綠薄荷

1/3 份玫瑰

1/3 份肉豆蔻

噴灑在不忠貞的伴侶身上，阻止他或她到處拈花惹草。從另一方面來說，如果你擦在自己身上，則可能會鼓勵你的伴侶不忠，若這是你想要的結果，可擦在自己身上。

🌿 女巫剋星精油 Witchbane Oil

1/2 份蓖麻

1/4 份馬鞭草

1/4 份松樹

幾滴乳香

在主瓶裡放入聖約翰草

2 盎司基底油

主要是用來破解詛咒，這個處方也可以用來驅魔或將詛咒反傳回去。在虧缺月時期使用這個精油，效果會更強。

❧ 除魔咒精油 X-Hex Oil

1/3 份檀香

1/3 份廣藿香

1/3 份沒藥

幾撮五指草

2 盎司橄欖油

1 撮鹽巴

16 滴阿摩尼亞

把乾燥材料磨成粉，然後所有材料全部攪拌均勻。加 2 大匙粉末到油裡拌勻，然後加鹽巴拌勻，再加阿摩尼亞搖動均勻。把製作的成品分裝在 1 盎司的深色玻璃瓶裡保存。如果你願意的話，可把剩下的藥草粉加油後做成燃香粉。

月母

有十三個滿月，每個滿月都有一個傳統名字。

- 狼月 Wolf Moon——一月
- 暴風雨月 Storm Moon——二月
- 純潔月 Chaste Moon——三月
- 種子月 Seed Moon——四月
- 兔月 Hare Moon——五月
- 雙子月 Dyad Moon——六月
- 蜜酒月 Mead Moon——七月
- 藥草月 Wyrt Moon——八月
- 大麥月 Barley Moon——九月
- 血月 Blood Moon——十月
- 雪月 Snow Moon——十一月
- 橡樹月 Oak Moon——十二月
- 藍月 Blue Moon——不定時

適合用於滿月的多種儀式、充電、賦權、乞靈、圓滿、達成目標和禮敬月亮女神。精油可塗在蠟燭上、在準備儀式時用於儀式前的沐浴，以及新成員進入圈子時讓他們擦在身上。

❦ 一月：狼月滿月精油 Full Wolf Moon Oil

3/4 份麝香
1/4 份含羞草

❦ 二月：大雪月或暴風雨月滿月精油 Full Snow or Storm Moon Oil

1/4 份紫藤
1/4 份香水草
1/4 份沒藥
1/4 份鼠尾草

❦ 三月：蟲月或純潔月滿月精油 Full Worm or Chaste Moon Oil

3/4 份忍冬
1/4 份蘋果花

❦ 四月：粉紅月或種子月滿月精油 Full Pink or Seed Moon Oil

1/2 份松樹
1/8 份月桂葉
1/8 份佛手柑
1/4 份廣藿香

❦ 五月：花月或兔月滿月精油 Full Flower or Hare Moon Oil

3/4 份檀香
1/4 份玫瑰

❧ 六月：草莓月或雙子月滿月精油 Full Strawberry or Dyad Moon Oil

1/2 份薰衣草

1/2 份歐鈴蘭

❧ 七月：雄鹿月或蜜酒月滿月精油 Full Buck or Mead Moon Oil

3/4 份乳香

1/4 份鳶尾根

❧ 八月：綠玉米月或藥草月滿月精油 Full Green Corn or Wyrt Moon Oil

1/2 份乳香

1/2 份香水草

❧ 九月：採收月或大麥月滿月精油 Full Harvest or Barley Moon Oil

3/4 份梔子花

1/4 份佛手柑

❧ 十月：獵人月或血月滿月精油 Full Hunters or Blood Moon Oil

1/3 份草莓

1/3 份櫻桃

1/3 份蘋果花

❧ 十一月：海狸月或雪月滿月精油 Full Beaver or Snow Moon Oil

1/4 份雪松

1/8 份風信子

1/8 份辣薄荷

1/4 份檸檬

1/4 份水仙花

✦ 十二月：冷月或橡樹月滿月精油 Full Cold or Oak Moon Oil

1/4 份廣藿香

1/4 份天竺葵

1/4 份乳香

1/4 份沒藥

幾滴紫丁香

✦ 藍月精油（一個月裡的第二個滿月）Blue Moon Oil

3/4 份薰衣草

1/4 份檀香

幾滴迷迭香

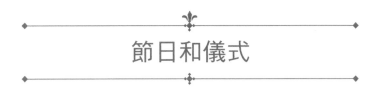

節日和儀式

　　非基督教的異教徒每年都會慶祝八個節日。「Sabbat（節日）」這個字源自於法文「s'ebattre」，它的意思是歡喜、歡聚、狂歡。這些節日正是要狂歡慶祝的，歡樂的慶祝生命和大自然。節日是由大自然來決定，而不是人決定的。請記住，華盛頓和林肯的生日被合併在一起，然後移到星期一，再也沒有比這更專制的做法了。這八個節日是由地球和太陽來決定，它們彼此之間的關係創造了大自然的能量，這表示這些節日完全是自然的節日，這時候自然的能量處在至高點或至低點。這些對我們的祖先來說也是很重要的日子，他們會利用這些節日幫他們決定什麼時候該播種，什麼時候該採收。

　　那麼，這些節日有哪些呢？

　　在北半球，我們每年會有一個最長的夜晚，伴隨最短的白天，我們稱這天為「冬至」。在年輪中與冬至相對的，有一個最長的白天和最短的夜晚，我們稱它為「夏至」。每年春天會有一天，日出到日落的時間和日落到日出的時間是完全相等的，我們稱它為「春分點」。每年秋天有另外一天黑夜的時間和白晝的時間是完全平衡的，我們稱它為「秋分點」。這四天是所謂的「四季分界日」，因為它們把一年的季節分成四等份。對異教徒來說，這些也是四個次要的節日。

　　另外四個節日是以前面四個節日來定義的，是四個節日的二等份，或是中間點，因此，它們有時候也被稱為「跨季日」。有些人認為這四個節日是最重要的節日，因為它們代表季節的轉換點。在冬至和春分中間的是「聖燭節（立春）」，在春分和夏至中間的是「貝爾丹火焰節（立夏）」。在夏至和秋分中間的是「收穫節（立秋）」，在秋分和冬至的中間是「萬聖節（立冬）」。立冬也是這一年中的轉換日，被認為是所有節日中最重要也是最強大的節日。

下列的精油能協助你各式各樣的事情，從塗抹儀式用蠟燭的精油到混入香品裡，或進入某個圈子時擦在個人身上的處方都有。

有些儀式用精油在一年中的任何時候都可以使用，可用來聖化器具和放在香氛機裡給房間帶來特定的能量。

🌿 亞伯梅林精油 Abramelin Oil

1 份沒藥

1/2 份肉桂

1/2 份高良薑

1/4 份上好的橄欖油

　　這個精油是用來塗在儀式用品上的，這個處方是根據馬瑟（Mathers）翻譯的《亞伯梅林法師的神聖魔法（The Sacred Magic of Abramelin the Mage）》一書設計的——1 份沒藥，1/2 份肉桂，1/2 份高良薑，占總重量 1/2 的上好橄欖油。很多人用現成精油來製作這種油，這樣雖然很方便，但精油的濃縮物會讓藥草的某些成份太多，某些成份又不足。這個精油的處方是由大片的肉桂皮、沒藥顆粒和高良薑片來製作的。這些材料都要壓碎（過程會弄得很髒亂！）放在油裡浸泡一個月以汲取藥草中的所有成份。然後這些藥草精華就會釋放出來，把味道留在油裡。這樣製成的精油不會像使用現成肉桂精油那樣提高成份，而灼傷你的皮膚。

🌿 全方位用途的祝福和淨化聖壇精油
All-Purpose Blessing and Anointing Altar Oil

1/3 份檀香

1/3 份沒藥

1/3 份乳香

幾滴丁香

用來塗抹在聖壇和聖壇器具上。

🌿 全方位用途精油 All-Purpose Oil

3/4 份蓖麻

1/8 份香水草

1/8 份荷花

1/8 份忍冬

1/8 份岩蘭草、白麝香或橡木苔

這個處方精油威力非常強大，當你不確定哪種精油最適合你的用途時，可以使用這個精油。

不過，如果你是以這種方式使用它時，需要專心想著那個特定的用途。用光環擴香或是塗在蠟燭上都可以。

它能讓整個房間有舒適愉悅的感覺。

很適合用來聖化儀式器具、蠟燭、祭壇和工作室。

✿ 聖壇精油 Altar Oil

1/2 份乳香

1/4 份沒藥

幾滴雪松

定時將這個精油塗在聖壇上，祈求你的神祉守護它。

✿ 聖壇精油 II Altar Oil II

1/2 份乳香

1/4 份沒藥

1/8 份高良薑

1/8 份馬鞭草

幾滴龍涎香

每個禮拜塗抹在聖壇上一次，尤其是在星期天或其他聖日。把精油放在一個碟子放在房間裡以加強靈性，祈求善神的協助和創造聖潔的氛圍。

🌱 仙饌精油 Ambrosia Oil

1/2 份忍冬

1/4 份椰子

1/4 份木槿

幾滴肉桂

這是為節慶設計的特別處方，很適合用在夏季節日的仲夏和收穫節。

🌱 塗抹精油 Anointing Oil

1/4 份廣藿香

1/4 份肉桂

1/8 份馬鞭草

在慶典之前將這個精油塗在儀式用的蠟燭上，據說能讓蠟燭具有吸引力或是給你更多神秘的力量。可以用來擦拭聖壇或是祈禱室裡。為了成功：可塗在蠟燭上、加到燃香中或是泡澡水裡，或塗在好運包上。

🌱 塗抹精油 II Anointing Oil II

1/4 份檀香

1/4 份雪松

1/4 份柳橙

1/4 份檸檬

適合一般儀式的塗抹用途。

✼ 塗抹精油Ⅲ Anointing Oil III

1/8 份迷迭香

1/8 份乳香

1/8 份辣薄荷

1/8 份檀香

幾滴肉桂

適合一般儀式的塗抹用途。

✼ 塗抹精油Ⅳ Anointing Oil IV

1/2 份玫瑰

1/4 份肉桂

1/8 份柳橙

1/8 份薰衣草

通常任何精油都能用來當聖化塗抹之用，因為塗油只是單純地把這種精油塗上去，或是為了聖化它。

✼ 阿拉伯的調香精油 Arabian Bouquet Oil

1/4 份檀香

1/4 份麝香

1/4 份沒藥

1/4 份多香果

一種專為召喚善靈前淨化靈魂用的特別精油。這個精油也能保護你不受詛咒侵害。

🌿 大德魯伊精油 Arch Druid Oil

1/4 份蘋果花

1/4 份香草

1/4 份櫻桃

1/4 份橄欖油

適合任何一種德魯伊的儀式。

🌿 貝爾丹精油 Beltane Oil

1/2 份歐鈴蘭

1/4 份紫羅蘭

1/4 份忍冬

1 撮檸檬香蜂草

在瓶子裡拌勻。在貝爾丹節（**Beltane**）慶典時塗抹在聖壇和蠟燭上。

🌿 貝爾丹精油 II Beltane Oil II

1/3 份玫瑰

1/3 份龍血

1/3 份芫荽子

在貝爾丹（**Beltane**）節（五月節）時擦在身上。

🌿 聖經精油 Bible Oil

1/2 份牛膝草

1/2 份乳香

為了讓儀式成功，用聖經精油塗抹在聖壇的所有蠟燭上，黑色蠟燭除外。

✹ 黑月精油 Black Moon Oil

1/4 份香草
1/4 份菖蒲
1/2 份蘭花
幾顆罌粟籽

一種美麗深沉又神秘的香味，最好使用信譽良好店家的香精油來調製。請在虧缺月期間製作。

✹ 聖燭節精油／布麗姬精油 Candlemas/Brid's Oil

1/2 份杏仁香精油
1/4 份鼠尾草
1/4 份龍血

在聖燭節日（Candlemas）擦在身上，或是祈求布麗姬女神（Brid）時使用；適用跟繁殖、愛情或戰爭有關的儀式。

✹ 魔法圈精油 Circle Oil

1/2 份乳香
1/4 份沒藥
1/4 份安息香
下列每種各 4 滴：
檀香
肉桂
玫瑰

馬鞭草

月桂葉

最多 1、2 滴佛手柑

為你的魔法儀式創造一個神聖的空間。

召喚精油 Conjure Oil

1/2 份沒藥

1/4 份廣藿香

1/8 份高良薑

1/8 份茉莉

幾滴檸檬

用來塗抹在一般儀式的蠟燭上；能為任何儀式帶來更多力量，特別適合製作召喚神靈的魔法包時使用。

聖化精油 Consecration Oil

1/4 份檸檬

1/4 份岩蘭草

1/4 份香草

1/4 份玫瑰

用來聖化魔法器具和蠟燭。

聖化精油 II Consecration Oil II

1/3 份乳香精油

1/3 份沒藥精油

1/3 份肉桂精油

一片月桂葉

半盎司基底油

適合聖化魔法武器和器具。

🌿 暗月精油 Dark Moon Oil

1/2 份茉莉

1/4 份洋甘菊

1/4 份廣藿香

1 或 2 滴檀香

適合跟新月能量有關的魔法儀式。

🌿 蠟燭塗抹油 Dressing for Candles

1 滴玫瑰

1 滴香草

1 份岩蘭草

3 份檸檬

在任何禮拜或儀式之前塗抹在蠟燭上的傳統處方。

🌿 以諾克魔法精油 Enochian Oil

1/4 份乳香

1/4 份玫瑰

1/4 份牛膝草

1/4 份沒藥

適合祈求以諾克魔法的神靈，或是拜訪以諾克靈界（Aethyrs）。

❦ 滿月女巫會精油 Esbat Oil

1/4 份薄荷
3/4 份馬鞭草

將同等份量的精油混合，用在滿月的儀式和咒語中。

❦ 滿月女巫會精油Ⅱ Esbat Oil II

1/4 份乳香
1/4 份玫瑰
1/4 份檸檬
1/4 份茉莉

這個一般性的塗抹油可用在你的守望塔（watchtower）蠟燭上，也能當作魔法圈精油，而且可協助你在神祇面前突顯自己的人格。

❦ 滿月精油 Full Moon Oil

3/4 份梔子花
1/4 份荷花
幾滴茉莉

協助在這個生成和顯露的期間做準備儀式、祝福物品、許願和請願。

❦ 滿月精油Ⅱ Full Moon Oil II

1/2 份茉莉

1/4 份玫瑰

1/4 份檀香

幾滴檸檬

在瓶子裡加月光石

能協助為任何需要成長的計畫帶來成果，例如愛情、生育和理財投資等活動。

❦ 滿月精油Ⅲ Full Moon Oil III

2/3 份檀香

1/3 份檸檬

幾滴玫瑰

另一種在滿月時祈求月亮力量的精油。

❦ 滿月精油Ⅳ Full Moon Oil IV

1/2 份茉莉

1/2 份檀香

與上一個處方一樣。

❦ 滿月精油Ⅴ Full Moon Oil V

1/2 份檀香

1/4 份香草

1/3 份茉莉

幾滴玫瑰

在滿月前調製好這個精油。在滿月時裝在透明容器或玻璃瓶裡，放在月光下補充能量。在滿月儀式時塗在蠟燭上或擦在自己身上，或是當你感覺需要補充月亮能量時擦。

❦ 一般塗抹精油 General Anointing Oil

1/2 份乳香
1/4 份雪松
1/8 份檀香
1/8 份沒藥

執行魔法儀式時，用來塗抹蠟燭、器具、祭壇，或擦在自己身上的一般塗抹油。

❦ 盈凸月精油 Gibbous Moon Oil

1/4 份薰衣草
1/4 份玫瑰
1/4 份廣藿香
1/4 份檀香

適合用在月亮呈現四分之三圓滿時，或是需要運用漸盈月能量的儀式。這是做顯化咒語和儀式的絕佳時間。我很愛這個精油！

❦ 天神精油 God Oil

1/4 份麝香
1/4 份廣藿香
1/8 份龍涎香
1/8 份肉桂

1/8 份乳香

1/8 份雪松

幾滴玫瑰精油

加一塊琥珀寶石到瓶子裡

召喚出靈性自我中的陽性面，以便進行魔法儀式。

神在你心中精油 God Within Oil

1/3 份絲柏

1/3 份玫瑰麝香

1/3 份香草

適合於在魔咒中運用神聖的陽性力量。

女神精油 Goddess Oil

1/2 份玫瑰

1/4 份晚香玉

1/8 份檸檬

1/8 份玫瑰草

幾滴龍涎香

在漸盈月期間製作這個精油，讓它沉澱十三個晚上。用來祈求或禮拜女神。

女神精油 II Goddess Oil II

1/3 份檸檬

1/3 份茉莉

1/3 份樟樹

幾顆海鹽

用來祈求或禮拜女神。

🌿 **女神在你心中精油** Goddess Within Oil

1/2 份檀香

1/4 份樟樹

1/4 份檸檬

幫助與你內心的女神取得聯繫。

🌿 **金獅精油** Golden Lion Oil

1/3 份乳香

1/3 份苦橙葉

1/3 份萊姆

幾滴甜橙

因為它結合了獅子座和太陽的能量，適合用在收穫節或八月份。

🌿 **高等聖壇精油** High Altar Oil

1/2 份乳香

1/2 份玫瑰

一種很好的全方位用途精油，可用來塗抹於聖壇或聖物。

❦ 高等聖壇精油Ⅱ High Altar Oil II

1/2 份汎汎精油（Van Van Oil, P.241-242）
1/2 份杏仁香精油

用這個強力精油塗抹在聖壇和蠟燭上。只要在祝福過的聖壇上燃燒，善靈就回會來。在巫毒教受洗儀式中塗抹在頭上。這個處方只會吸引善靈前來。

❦ 高等聖壇精油Ⅲ High Altar Oil III

1/4 份乳香
1/4 份香草
1/4 份香水草
1/4 份依蘭
幾滴沒藥

這個精油是用來邀請善靈和天使指導靈進入你的神聖空間。

❦ 高等女祭司精油 High Priestess Oil

1/2 份紫藤
1/2 份玫瑰
幾滴薰衣草

適用於入會儀式，在做魔法儀式時在神聖的魔法圈內使用。

❦ 高等女祭司入會儀式精油 High Priestess Initiation Oil

1/4 份梔子花
1/4 份荷花

1/4 份水仙花

1/4 份依蘭

　　若你想要的話，可加 1 滴樟樹，加強月亮的屬性。這個精油是專門用在威卡教傳統中非常特別的第三級女祭司入會儀式上。

☙ 聖油 Holy Oil

橄欖油基底油

1/2 份歐鈴蘭

1/2 份玫瑰

在瓶子裡放十字架

　　這個特別的精油只用來在巫術儀式之前祝福要使用的蠟燭，吸引力很強。

☙ 聖油 II Holy Oil II

1/2 份玫瑰

1/4 份乳香

1/4 份橙花

幾滴橄欖油

　　適合為聖壇、蠟燭、護身符和個人祈福的神聖精油。

☙ 胡督精油 Hoodoo Oil

1/3 份蜂蜜

3 顆乾燥南瓜籽

1/3 份玫瑰精油

1/2 份廣藿香精油

幾滴忍冬

在滿月時，用研缽和搗杵把南瓜籽壓碎，藉著全新的白蠟蠟光線把南瓜籽跟其他的材料混合，裝瓶後存放在陰暗的地方。適用在儀式中。

聖燭節精油 Imbolc Oil

1/3 份薰衣草
1/3 份蒔蘿
1/3 份迷迭香

在這個處方中，請使用純精油跟基底油混合。這個精油可用在魔法圈和塗抹儀式用的蠟燭上。適合為種子祝福和補充能量（二月二日）。

聖燭節精油 II Imbolc Oil II

下列全部使用同等份量：
茉莉
玫瑰
洋甘菊
檸檬
薰衣草

在聖燭節（Imbolc/Candlemas）這個大節日時擦在身上（二月二日）。

入會儀式精油 Initiation Oil

1/2 份乳香
1/2 份沒藥
幾滴檀香

　　適合於入會儀式、聖化、典禮和滿月慶典等事務。用在神秘的入會儀式典禮上，也能增加你對靈界的感應能力。

✤ 收穫節精油 Lammas Oil

　　1/3 份萊姆
　　1/3 份肉桂
　　1/3 份檀香
　　幾滴丁香
　　幾滴乳香

　　攪拌均勻後裝瓶，用在立秋／收穫節的儀式上。

✤ 收穫節精油 II Lammas Oil II

　　1/2 份乳香
　　1/4 份羅勒
　　1/4 份葵花油基底油
　　幾滴廣藿香

　　在收穫節的大日子擦在身上。

✤ 仲夏節精油 Litha Oil

　　1/2 份歐白芷
　　1/2 份馬鞭草
　　幾滴芝麻油

　　在仲夏節前夕協助占卜事務，並且看見面紗後面的世界。

⚘ 仲夏節精油Ⅱ Litha Oil II

1/4 份榛果（Hazelnut）

1/4 份接骨木花

1/4 份薰衣草

1/4 份迷迭香

在瓶子裡混合均勻。用來塗抹祭壇和蠟燭。在仲夏夜使用。

⚘ 洛班安息香精油 Loban Oil

1/2 份乳香

1/4 份佛手柑

1/8 份檸檬

1/8 份紫丁香

在儀式前和儀式後使用的一種強大淨化精油。

⚘ 魯格精油 Lugh Oil

1/2 份香水草

1/2 份葵花油

一塊黃水晶寶石（Citrine）

一塊黃金，例如金鍊或珠寶中的金片或黃金切片（可向珠寶商購買）。

在立秋／收穫節的儀式上使用，或是祈求魯格（Lugh）天神時。

⚘ 魯格精油Ⅱ Lugh Oil II

下列精油使用同等份量：

9 滴萊姆

9 滴玫瑰

9 滴玫瑰天竺葵

9 滴薰衣草

9 滴檀香

9 滴龍血

攪拌均勻後裝瓶。在立秋／收穫節的儀式上使用，或是祈求魯格（Lugh）天神時。

立秋精油 Lughnasadh Oil

1/2 份辣薄荷

1/2 份接骨木花

幾滴冷杉

幾滴榛果

攪拌均勻後裝瓶。在立秋／收穫節的儀式上使用。

月亮精油 Lunar Oil

1/2 份檀香

1/4 份樟樹

1/4 份檸檬

全年慶祝各種月相的月亮時都能使用的一般用途精油。

牧神節精油 Lupercalia Oil

1/4 份玫瑰

1/4 份香草

1/4 份水蜜桃

1/4 份茉莉

幾滴零陵香

牧神節（Lupercalia）是羅馬的繁殖節日，這個精油是為了將繁殖和豐裕，輕鬆和快樂帶進你的生活中。

🌿 馬邦節精油 Mabon Oil

1/3 份迷迭香

1/3 份乳香

1/3 份蘋果花

幾滴洋甘菊

在慶祝秋季的盛宴中擦在身上。

🌿 馬邦節精油 II Mabon Oil II

1/3 份松樹

1/3 份檀香

1/3 份薑

幾滴檸檬

一個由樹木啟發的香味，有助於聆聽秋收時莊嚴美麗的聲音。

🌿 馬邦節／秋分精油 Mabon/Autumn Equinox Oil

1/4 份檀香

1/4 份松樹

1/4 份多香果

1/4 份肉豆蔻

幾滴麝香

幾滴肉桂

用來慶祝馬邦節、秋季和豐收慶典。它能將愛與美，豐裕和豐收祭的眾多祝福帶到你家中。

🌿 馬加精油（立秋） Macha Oil (Lughnasadh)

1/2 份葡萄籽

1/2 份玉米

一小片黑曜石（Obsidian）

一小片烏鴉羽毛

在立秋／收穫節的儀式中使用，或是當你想祈求馬加（Macha）神的幫助時。

🌿 魔法圈精油 Magic Circle Oil

1/3 份杜松果

1/3 份乳香

1/3 份檀香

幾滴迷迭香

幾滴肉豆蔻

適用於一般的魔法儀式，尤其是在施咒的魔法圈中。

🌿 魔法力量精油 Magical Power Oil

1/4 份龍血

1/4 份薑

1/4 份柑橘

1/4 份多香果

幾滴乳香

幾滴香草

在宗教儀式前塗抹在身上，以激發靈性，也能在神祕集會儀式中塗在他人身上。

✤ 美人魚精油 Mermaids Oil

1/3 份荷花

1/3 份龍涎香

1/3 份康乃馨

幾滴雨香精油（非必要）

美人魚可以是人類的朋友和敵人，當她們是你的朋友時，她們是勇猛和強大的保護者。這個精油能塗抹在儀式中的守望台上，以召喚美人魚來守護和引導你的魔法圈。

✤ 仲夏精油 Midsummer Oil

1/4 份薰衣草

1/4 份迷迭香

1/4 份玫瑰

1/4 份向日葵

1 撮金箔

這個處方有助於慶祝一年中最長的一天，也就是夏至。

🌿 仲夏精油Ⅱ Midsummer Oil II

1/3 份乳香

1/3 份柳橙

1/3 份廣藿香

2~3 滴肉桂

在慶祝夏至的盛宴中擦在身上。

🌿 仲夏精油Ⅲ Midsummer Oil III

1/2 份橙花

1/4 份雪松

1/4 份檀香

幾滴肉桂

幾滴玫瑰草

3 滴丁香

適用於享受當季採收的第一批水果。祈求豐裕的成果，也適合用在生育和肥沃的魔法。

🌿 仲夏夜精靈精油 Midsummer Faerie Oil

1/2 份玫瑰

1/4 份洋甘菊

1/4 份薰衣草

3 片雛菊花瓣

3 撮馬鞭草

3 撮接骨木花

適用於仲夏夜帶來的魔法。用於占卜的絕佳精油。

❦ 月亮祭司古龍水 Moon Priest Cologne

1/4 份檸檬馬鞭草或萊姆
1/2 份芫荽子
1/4 份樟樹或沒藥

增加沒藥會給它更濃郁的香味；增加樟樹使它變得更輕盈和更辛辣。這個精油是為了協助所有男性進行月亮魔法。

❦ 月亮女祭司香水 Moon Priestess Perfume

1/4 份夜后香精油
1/2 份玫瑰
1/4 份檸檬馬鞭草

這個精油是為了協助進行月亮魔法的女性。

❦ 神秘儀式精油 Mystic Rites Oil

1/4 份高約翰
1/4 份高良薑
1/4 份肉桂
1/4 份海蔥（Squill）

適合所有節日和儀式的一般精油。在靈性和魔法層次具有強大的震動頻率。

🌿 新月精油 New Moon Oil

1/3 份茉莉

1/3 份洋甘菊

1/3 份廣藿香

2~3 滴檀香

適合跟暗月能量有關的魔法事務。

🌿 適合暗月的精油 Oil for the Dark of the Moon

1/2 份沒藥

1/8 份肉桂

1/4 份夜后香精油

1/8 份玫瑰

攪拌，裝瓶，搖均勻，用在新月時跟祖先和亡靈聯繫時的咒語。

🌿 歐斯塔拉精油 Ostara Oil

1/3 份茉莉

1/3 份天竺葵

1/3 份廣藿香

幾滴杜松

擦在身上慶祝春分，當白天和夜晚的時間平衡均等的時候。

🌿 歐斯塔拉精油 II Ostara Oil II

所有精油使用同等份量：

杏仁

廣藿香

接骨木花

薰衣草

紫羅蘭

這個精油很適合放在香氛機裡，用來慶祝冬季的死亡後，地球重生的節日。

⚘ 歐斯塔拉精油Ⅲ Ostara Oil III

1/2 份岩蘭草

1/8 份天竺葵

1/8 份依蘭

1/4 份玫瑰

擦在身上慶祝春分，當白天和夜晚的時間平衡均等的時候。

⚘ 歐斯塔拉精油Ⅳ Ostara Oil IV

1/2 份花梨木

1/4 份天竺葵

1/8 份洋甘菊

1/8 份沒藥

幾滴雪松

幾滴月桂葉

另一種適合在春分的大節日時擦的精油。

☙ 力量精油 Power Oil

3/4 份柳橙

1/8 份薑

1/8 份松樹

在強大的儀式中擦這種力量精油，能讓你充滿附加的力量。

☙ 古老的力量精油 Power of Old Oil

1/4 份乳香

1/4 份沒藥

1/8 份檀香

1/8 份馬鞭草

1/8 份槲寄生香精油

1/8 份曼陀羅香精油（非必要）

在主瓶裡放 1 根曼陀羅草

古德魯伊教（Druidic）的原始處方，能在任何魔法事務上增添力量。

☙ 女祭司精油 Priestess Oil

1/8 份紫羅蘭

1/8 份檸檬

1/4 份忍冬

1/2 份薰衣草

幾滴紫丁香

這個魔法精油能讓女神的能量降臨，增加自信心和自尊心。

❦ 淨化精油 Purification Oil

1/2 份乳香
1/2 份沒藥
幾滴檀香

這個精油可以放在香薰機裡，或是擦在身上，有助於防止負能量和不良影響力靠近你。非常好的精油，適用於魔法圈儀式。

❦ 薔薇十字精油 Rosy Cross Oil

1/2 份玫瑰
1/2 份荷花

一般通用的儀式精油。

❦ 節慶精油 Sabbat Oil

1/2 份乳香
1/4 份沒藥
1/4 份檀香
幾滴柳橙
幾滴檸檬

混入一份橄欖油基底油裡，在節日慶典中擦在身上。

❦ 節慶精油Ⅱ Sabbat Oil II

1/2 份乳香
1/4 份沒藥

1/4 份多香果

幾滴丁香

這個精油能在參加者進入時協助在儀式區「設立舞台（做好準備）」。

🌿 節慶精油Ⅲ Sabbat Oil III

1 茶匙乳香粉

1 茶匙沒藥粉

1 茶匙安息香粉

加 1/4 杯橄欖油，放在火上面慢慢加熱，直到粉末融進油裡為止。冷卻後在慶典中少量使用精油。

🌿 聖環精油 Sacred Circle Oil

3/4 份乳香

1/4 份檀香

2~3 滴肉桂

在宗教儀式前擦在身上，以激發靈性。也能在神秘和宗教的團體儀式中擦在他人身上。

🌿 神聖精油 Sacred Oil

同上述。

🌿 薩溫節精油 Samhain Oil

1/2 份松樹

1/4 份乳香

1/4 份廣藿香

幾滴薰衣草

在薩溫節（萬聖節）時擦在身上。

✤ 自愛精油 Self-Love Oil

1/4 份晚香玉

1/4 份白玫瑰

1/4 份天竺葵

1/4 份玫瑰

幾滴玫瑰草

在儀式前準備這個精油並賦予它力量；用來加強自信和自我評價。

✤ 靈性精油 Spirituality Oil

1/2 份檀香

1/4 份雪松

1/4 份乳香

1/4 杯基底油

把這些精油攪拌均勻後加一小塊檀香木、雪松木和／或淚珠乳香（Frankincense Tears），以及任何一種下列的寶石：方解石、鑽石、鋰雲母（Lepidolite）或舒俱萊石（Sugilite）。在做所有的靈性工作和儀式之前擦在身上。當使用精油時請務必具體想像你的目標。

☘ 春天女神精油 Spring Goddess Oil

1/3 份晚香玉

1/3 份檀香

1/3 份沒藥

一種非常青春和芳香的精油，適合用在跟這位少女天神屬性有關的事情上。

☘ 春天精油 Spring Time Oil

3/4 份檸檬

1/4 份佛手柑

幾滴月桂果

一種明亮、愉快和振奮人心的處方，很適合用在冬季的死亡之後，跟大地之母重生有關的慶典事務。

☘ 石圈的力量精油 Stone Circle Power Oil

1/4 份迷迭香

1/2 份乳香

1/4 份岩蘭草

可用這個精油驅邪，保護你的肉體和精神不會遭遇危險。

☘ 夏季精油 Summer Oil

1/4 份馬鞭草

1/8 份密兒拉樹香脂

1/2 份依蘭

1/8 份木蘭花

一種適合夏季慶典、咒語和儀式的精油。

❧ 夏季微風精油 Summer Breeze Oil

1/8 份橙花
3/4 份甜橙
1/8 份洋甘菊
幾滴玫瑰
幾滴薰衣草

這個處方只使用純精油，有助於為你體內和周遭環境帶來更高頻率的能量。很適合用在室內香氛機或是滴幾滴在棉花球裡，放在房間各處。

❧ 夏至精油 Summer Solstice Oil

1/2 份薰衣草
1/2 份迷迭香
2~3 滴松樹

這個精油適用在一年中最長的一天，當太陽最強的時候。這是祈求豐裕富足的好時機，使用肥沃魔法好讓今年能有個大豐收。

❧ 太陽女神香水 Sun Goddess Perfume

1/3 份肉桂
1/3 份檸檬馬鞭草
1/3 份依蘭

用這個精油當作供品來禮拜這位女神，釋放太陽神的能量以確保豐美的收穫。

🌿 太陽王塗抹精油 Sun King Anointing Oil

1/2 份乳香

1/2 份檀香

3 撮藏紅花或葵花油

　　專心想著太陽，把精油抹在人身上，或是代表太陽的物品上。這個處方能祈求有益的能量降臨到使用者身上。

🌿 護身符聖化精油 Talisman Consecration Oil

2 份乳香

1 份絲柏

1 份白蠟樹葉（Ash leaves）

1 份馬鞭草

1 撮明礬（Alum）

1 份菸草

1 撮阿魏（Asafetida）

2 盎司橄欖油

　　讓藥草和精油混入橄欖油裡沉澱兩個禮拜，每隔一天搖動幾次。過濾裝瓶後使用。雖然不是很好聞，但我還是很推薦使用。

🌿 漂浮燈芯香油 Taper Perfume Oil

1/3 份茉莉

1/3 份肉桂

1/3 份廣藿香

橄欖油

適用於漂浮燈芯。通常只是用來給橄欖油添加香味，主要是裝飾用而不是為了儀式的
目的，但這種精油容易吸引愛情、療癒和正能量。

✵ 寺廟精油 Temple Oil

1/2 份乳香
1/4 份迷迭香
1/8 份月桂葉
1/8 份檀香

在宗教儀式上擦，這是專為提升靈性和寺廟儀式設計的處方。

✵ 四字神名精油 Tetragrammaton Oil

1/3 份香桃木
1/3 份雪松
1/3 份乳香

適合於任何哥德魔法的典禮儀式或是事務。

✵ 器具淨化精油 Tool Cleansing Oil

1/8 份檸檬草
1/8 份杏仁香精油
1/4 份安息香
1/2 份辣薄荷

調製好後用在器具淨化儀式上。

巫術精油 Voudoun Oil

1/4 份沒藥

1/4 份廣藿香

1/4 份高良薑

1/4 份茉莉

幾滴檸檬

這是適合於任何巫術儀式或事務的標準處方精油。

威卡教精油 Wicca Oil

1/2 份乳香

1/8 份沒藥

1/8 份檀香

1/16 份柳橙

1/16 份檸檬

這個處方是為威卡教各種儀式和入會儀式所設計。

冬至精油 Winter Solstice Oil

1/2 份松樹

1/4 份乳香

1/4 份沒藥

可在慶祝冬至的慶典和盛宴中擦這個精油。

🌿 女巫精油 Witch Oil

3 大匙蜂蜜

6 滴忍冬

13 滴龍血

3 滴廣藿香

1/4 杯葵花油

在滿月的晚上把所有材料混在一起，用來塗抹任何形式的魔法、占卜、神靈溝通和祈願的蠟燭上。

🌿 女巫血塗抹精油 Witch Blood Anointing Oil

1/4 盎司苦蒿（Artemesia）或苦艾粉（Wormwood powder）

1/4 盎司馬鞭草根（可能的話放一整條草根）

1/4 盎司馬鞭草

1/4 盎司茜草根粉

1/2 盎司曼陀羅草根（白瀉根 White Bryony）

1 品脫橄欖油

9 滴橡木苔

7 滴接骨木花

10 滴松樹精華

5 滴洋甘菊

2 滴蜂蜜或甜樹汁液

1 撮白海鹽

若是只有高等男祭司使用時，可不加馬鞭草；若是只由高等女祭司使用時，可不加橡木苔。

這個處方很難製作少量，大部份的人對這個完整處方做成的一般通用精油都很滿意，例如：在女神或天神的屬性會影響你的魔咒時使用。這也是作為入會儀式的絕佳禮物。

⚘ 耶魯節（耶誕節）精油 Yule Oil

1/2 份葵花油

幾滴麝香

幾滴芝麻油

1/2 份迷迭香

在瓶子裡混合均勻，塗抹在聖壇和蠟燭上。

⚘ 耶魯節（耶誕節）精油 II Yule Oil II

1/4 份松樹

1/4 份冷杉

1/4 份杏仁香精油

1 根肉桂棒

1/4 份麝香

4 顆丁香花苞

和平、和諧、愛、占卜、更健全的星球和提升幸福。

⚘ 耶魯節（耶誕節）精油 III Yule Oil III

1/4 份肉桂

1/4 份丁香

1/8 份橘子

1/8 份松樹

1/4 份乳香

1/4 份沒藥

另一種適合在慶祝冬至盛宴中擦的精油。

🌱 耶魯節（耶誕節）精油IV Yule Oil IV

1/4 份多香果

1/8 份雪松

1/8 份柳橙

1/4 份香草

1/8 份淚珠乳香

1/8 份檀香

幾滴月桂葉

先加入一片月桂葉、淚珠乳香和金箔到各別的瓶中（非必要），然後再加入精油。這個精油適用於這個慶祝太陽出生的光輝燦爛季節。

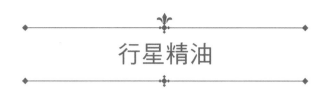

行星精油

七大神聖星球（五個可見的行星再加上太陽和月亮）跟一週中的日子和這幾天中的行星時辰（planetary hours,又稱行星時）有關。這七個神聖的星球也跟古代的天神和女神有關。運用這些行星和它們的時辰在巫術和異教中都有古老的歷史。這些精油能幫你激起各個行星力量的能力和屬性。你可以將這些精油塗在蠟燭上或當個人香水擦在身上，協助散播代表這些行星的各個神祗的力量。當你運用以星象學為基礎的咒語時，也可以跟黃道星座精油一起使用。

- **太陽精油**—太陽、太陽神蘇爾（Sol）、阿波羅（Apollo）；星期天；主宰獅子座

- **水星精油**—水星、赫米斯（Hermes）、奧丁（Wotan）；星期三；主宰雙子座和處女座

- **金星精油**—金星、菲雅（Freya）；星期五；主宰金牛座和天秤座

- **地球精油**—地球，蓋亞（Gaia）、泰拉（Terra）；我們的大地之母

- **月亮精油**（放在節日章節）—月亮、月神（Luna）、阿特米斯（Artemis）；星期一；主宰巨蟹座

- **火星精油**—火星、契維（Twi）；主宰牡羊座；共同主宰天蠍座

- **木星精油**—木星、宙斯（Zeus）、索爾（Thor）；星期四；主宰射手座；共同主宰雙魚座

- **土星精油**—土星、闊諾斯（Kronos）；星期六；主宰摩羯座；共同主宰水瓶座

- **天王星精油**—天王星；共同主宰水瓶座

- **海王星精油**—海王星、波塞頓（Poseidon）；共同主宰雙魚座

- **冥王星精油**—冥王星、海帝斯（Hades）；共同主宰天蠍座

✤ 太陽精油 Sun Oil

1/2 份乳香

1/4 份肉桂

1/8 份苦橙葉

1/8 份迷迭香

這個精油能帶來一般的興旺和康樂，以及執行總裁的位階和頭銜，或是公務員的職位。一個能協助你開創新事業、知名度和名聲、榮譽和自信、錢財和療癒的絕妙精油。

✤ 太陽精油Ⅱ Sun Oil II

1 茶匙肉桂粉

1 茶匙壓碎的杜松果

1 片壓碎的月桂葉

1 小撮真正的藏紅花

把這些材料放在雙層蒸鍋裡，在內鍋加入 1/4 杯基底油，用小火慢慢加熱。過濾後可用做治療、活力、精力、升遷和所有跟太陽有關的影響力。

✤ 太陽精油（行星） Sun Oil (Planetary)

1/2 份乳香

1/4 份沒藥

1/4 份琥珀

能吸引這個星球的屬性，或是禮拜和祈求太陽神，加強樂趣、增加對美術和音樂的理解，為麻煩的問題帶來解決之道和脫離惡劣情況。

☘ 太陽自我精油 Sun Self Oil

1/4 份檀香

1/4 份乳香

1/2 份柳橙

當你想要找到自信來了解和追隨自己的道路時使用，它能從體內誘出精力，從宇宙中吸引力量。

☘ 水星精油（行星） Mercury Oil (Planetary)

1/2 份薰衣草

1/2 份尤加利樹

1 或 2 滴辣薄荷

擦在身上吸引水星的影響力，例如溝通、才智和旅行。

☘ 金星精油（行星） Venus Oil (Planetary)

1/3 份依蘭

1/3 份天竺葵

1/3 份小豆蔻

幾滴洋甘菊

擦在身上吸引愛情和友情，提升美麗和其他金星屬性的影響力。

☘ 金星精油 Venus Oil

1/3 份玫瑰

1/3 份梔子花

1/4 份赤素馨花

1/4 份紫藤

1/8 份白鑽石香精油（White Diamonds）（非必要）

能吸引星球的屬性特質，也適合祈求或禮拜女神；能產生和諧，帶來愛情，激起愛人的熱情和平息爭吵。

🌿 地球精油 Earth Oil

1/2 份廣藿香

1/2 份絲柏

擦在身上召喚地球的力量，能帶來錢財、興旺、豐裕、穩定和良好的根基。

🌿 地球精油Ⅱ（地元素） Earth Oil II (Elemental)

1 滴廣藿香

1/4 份松樹

1/2 份木蘭花

1/4 份忍冬

地元素的領域是繁殖、財富、豐裕和穩定。

🌿 地球精油Ⅲ Earth Oil III

1/3 份檀香

2 滴岩蘭草

1/3 份沒藥

1/3 份廣藿香

2 滴忍冬

製作這個精油時，請按照上面列出的次序加入材料。

✤ 地球黎明精油 Earth Dawn Oil

1/2 份岩蘭草

1/2 份玫瑰

1/4 份香草

1/4 份絲柏

協助帶來地球的各種元素和能量。

✤ 大地之母香水 Earth Mother Perfume

1/3 份麝香

1/3 份廣藿香

1/3 份玫瑰

以同等份量在瓶子裡混合後搖均勻。這個芳香的處方能協助你跟大地之母合作。

✤ 火星精油（行星） Mars Oil (Planetary)

1/2 份薑

1/2 份羅勒

1 或 2 滴黑胡椒

擦在身上以獲得肉體的精力、性慾、魔法能量和所有火星的屬性。

🌿 火星精油 Mars Oil

1/3 份薑

1/3 份肉桂

1/3 份麝貓香

在每個瓶子裡加鐵屑和龍血。（非必要）

男性會特別喜歡這個精油，因為這能為他們增加精力、活力和熱情。男女都適用，當碰到敵人時，可擦在手腕和手上。軍人們相信這能為軍隊帶來榮耀，能在敵人彼此之間製造毀滅、紛爭和敵意，可噴灑在他們的家中或塗抹在他們的衣服上。

🌿 木星精油（行星）Jupiter Oil (Planetary)

3/4 份橡木苔調香

1/4 份丁香

幾滴零陵香調香

擦在身上祈求財富、興旺，能協助法律事務，還有其他跟木星屬性有關的事情。

🌿 木星精油Ⅱ Jupiter Oil II

1/4 份牛膝草

1/8 份丁香

1/8 份肉豆蔻

1/8 份檀香

1/8 份花梨木

幾滴苦杏仁

跟行星精油一樣，能吸引這個星球的屬性特質。它能帶來好運，讓別人對你更大方，增加愉快的心情。

✤ 木星精油Ⅲ Jupiter Oil III

3/4 份檀香

1/4 份大茴香

幾滴杏仁

在古希臘羅馬的天神中，宙斯（木星）代表卓越的審判和意志的美德。這個精油是為了給使用者獲得財富、保護他們不受人間的任何危險傷害，贏得榮譽和光榮，得到內心的寧靜。

✤ 土星精油 Saturn Oil

1/3 份松樹

1/3 份廣藿香

1/3 份沒藥

能吸引星球的屬性特質，也能禮拜和祈求相關的天神。能幫助輕鬆學習和通過考試、為家庭帶來祥和寧靜。

✤ 天王星精油 Uranus Oil

1/2 份麝香

1/2 份檀香

2~3 滴玫瑰

能吸引這個星球的屬性特質，也能禮拜和祈求相關的天神。可在追求魔法時使用它，尤其是當魔法師想隱藏他們影響大眾見解的意圖時使用。

⚘ 天王星精油Ⅱ Uranus Oil II

1/2 份岩玫瑰（Labdanum）
1/4 份麝香
1/4 份乳香

天王星／烏拉諾斯（Uranus）是希臘大地女神蓋亞（Gaea）的兒子，他曾經在地球的黑洞中隱藏他的孩子們不讓光線照到。如果你想隱藏任何事情，尤其是秘密，把這個秘密寫在仿羊皮紙上，浸泡在這個精油裡，然後晾乾。用綠色蠟燭的火焰把這張紙燒掉。除非你自己揭露它，否則這個祕密將永遠不會被人發現。

⚘ 海王星精油（行星） Neptune Oil (Planetary)

1/3 份龍涎香
1/3 份荷花
1/3 份黃瓜
幾滴風信子

能吸引這個星球的屬性特質，也能禮拜和祈求相關的天神；能改變命運、在政治上獲得協助、命令元素精靈。

⚘ 海王星精油 Neptune Oil

1/3 份歐鈴蘭
1/3 份木蘭花
1/3 份薰衣草

在原始神話思想中，海王星是天堂之神（也就是雲雨之神）。後來他成了鮮水之神，最後他被當成海神。這位天神釋放出代表靈魂熱情的暴風雨，尤其是他的終極角色是毀滅者。每天使用這個精油時，擦在身體腰部一圈，應該能讓人生中動亂的風暴平靜下來，尤其是情緒激動和盛怒所引起的動盪特別有效。

❦ 冥王星精油 Pluto Oil

3/4 份麝香
1/8 份乳香
1/8 份風信子

這個精油能帶來轉變和蛻變。

❦ 冥王星精油 II Pluto Oil II

1/2 份絲柏
1/4 份辣薄荷
1/8 份尤加利樹
1/8 份含羞草

能吸引這個星球的屬性特質，也能禮拜和祈求相關的天神。這是專為追求戰爭和政治所設計的精油，適合廣泛的財務活動和投機買賣。

黃道十二星座精油

　　黃道星座精油跟各種黃道星象有關，能協助和引起象徵各種黃道星座有關的活動和特性。你可以將這些精油塗在蠟燭上，或者跟行星精油一起當作個人香水來擦，有助於強化虛弱的星座特性和協助凸顯強大的星座特性。這些處方是用來吸引某個特定星座的屬性特質，並影響在這個星座期間出生的人。

- **牡羊座精油**—白羊；3 月 21 日到 4 月 21 日；由火星主宰；火元素。
- **金牛座精油**—公牛；4 月 21 日到 5 月 21 日；由金星主宰；地元素。
- **雙子座精油**—雙子；5 月 21 日到 6 月 21 日；由水星主宰；風元素。
- **巨蟹座精油**—巨蟹；6 月 21 日到 7 月 21 日；由月亮主宰；水元素。

- **獅子座精油**—獅子；7 月 21 日到 8 月 21 日；由太陽主宰；火元素。
- **處女座精油**—處女；8 月 21 日到 9 月 21 日；由水星主宰；地元素。
- **天秤座精油**—平衡；9 月 21 日到 10 月 21 日；由金星主宰；風元素。
- **天蠍座精油**—蠍子；10 月 21 日到 11 月 21 日；由冥王星和火星主宰；水元素。
- **射手座精油**—射手；11 月 21 日到 12 月 21 日；由木星主宰；火元素。
- **摩羯座精油**—海羊；12 月 21 日到 1 月 21 日；由土星主宰；地元素。
- **水瓶座精油**—持水者；1 月 21 日到 2 月 21 日；由天王星和土星主宰；風元素。
- **雙魚座精油**—雙魚；2 月 21 日到 3 月 21 日；由海王星和木星主宰；水元素。

⚘ 射手精油 Archer Oil

3/4 份迷迭香

1/4 份橡木苔

幾滴丁香

這是為了我一位射手座朋友所設計的，我覺得味道聞起來有點怪怪的，但這位射手座朋友試過之後似乎很喜歡。

⚘ 牡羊座精油 Aries Oil

3/4 份乳香

1/8 份薑

1/8 份黑胡椒

2~4 滴苦橙葉

能協助開啟某些事務、運動的事情和有關技巧和運氣的比賽。

⚘ 乙太精油 Ethereal Oil

1/3 份檀香

1/3 份快樂鼠尾草

1/3 份薰衣草

幾滴絲柏

我是結合水瓶座和風元素能量來創造出這個精油。

⚘ 金牛座精油 Taurus Oil

1/2 份橡木苔調香（P.211）

1/4 份小豆蔻

1/4 份依蘭

把它當作個人用香水來擦，能增加你個人的力量。

✣ 雙子座精油 Gemini Oil

3/4 份薰衣草

1/8 份辣薄荷

1/8 份檸檬草

幾滴香豌豆調香（P.89）

能協助快速思考、機智和能量；改善思維和學習的能力；協助處理家庭成員的問題，尤其是兄弟姊妹之間的問題。

✣ 巨蟹座精油（月之子） Cancer Oil (Moonchildren)

3/4 份玫瑰草

1/8 份洋甘菊

1/8 份蓍草

能協助家庭工藝、幽默、創業技巧和事業成功之類的事情。

✣ 獅子座精油（行星） Leo Oil (Planetary)

1/2 份苦橙葉

1/4 份柳橙

1/4 份萊姆

這個處方能幫你保持活躍和清晰的思維，也能讓你充滿工作熱誠。

🌿 獅子座精油 Leo Oil

1/4 份乳香

1/8 份麝香

1/8 份玫瑰

1/8 份檸檬

1/8 份廣藿香

幾滴密兒拉樹香脂

加強戲劇性、個人魅力、獨特性格、快樂主義。

🌿 處女座精油 Virgo Oil

1/2 份橡木苔調香（P.211）

1/4 份廣藿香

幾滴絲柏

適合追求跟工作或食物和分析能力有關的事情。

🌿 天秤座精油 Libra Oil

1/2 份玫瑰天竺葵

1/4 份依蘭

1/4 份玫瑰草

用來帶來或強化合夥關係、影響法庭案件、帶來對音樂的了解和享受。

🌿 天秤座精油 II Libra Oil II

1/2 份玫瑰天竺葵

1/4 份依蘭

1/4 份玫瑰草

2~3 滴玫瑰

2~3 滴小豆蔻

當作個人精油來擦，能增加你個人的力量，協助對藝術的喜愛。

🌿 天蠍座精油 Scorpio Oil

1/2 份松樹

1/2 份小豆蔻

幾滴黑胡椒

適合性愛的追求、財務安穩和深度靈性／神祕學的功課。

🌿 射手座精油 Sagittarius Oil

3/4 份迷迭香

1/4 份橡木苔調香（P.211）

2~3 滴丁香

帶來慷慨大方、增進對廣泛領域的深度了解、協助旅行，尤其是長途旅行。

🌿 摩羯座精油 Capricorn Oil

1/4 份馬鞭草

1/4 份松樹

1/4 份依蘭

1/4 份高良薑

幾滴紫藤

加強政治技巧，掌控人或事的能力。

🌿 水瓶座精油 Aquarius Oil

3/4 份薰衣草
1/8 份絲柏
1/8 份廣藿香

加強社交技巧、群體感、友誼、原創性、自發性和在群體中的心理能力。

🌿 水瓶座精油 II Aquarius Oil II

1/2 份茉莉
1/4 份薰衣草
1/8 份廣藿香
1/8 份岩蘭草

當作個人用香水來擦，增加個人的力量。

🌿 雙魚座精油 Pisces Oil

1/2 份依蘭
1/2 份檀香
1 或 2 滴茉莉

當作個人用香水來擦，能增加個人的力量。

PART 3

精油的額外資訊

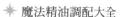

用於咒語、儀式和藥水中的
基底油魔法屬性

　　基底油是使用在魔法中，製作成塗抹油，也能用在許多咒語和儀式的藥水中。

　　基底油或稱植物基底油，也有它們自己的屬性，這個部分通常隱藏於添加的材料或精油用途的「幕後」，基底油能將這些材料或精油聯合起來，並賦予它們更多的力量。基底油也能單純用意圖去「設定程式」；比如說，把其他的材料或目的寫在一張紙上，放在基底油下方二十四小時。

　　雖然基底油擦在皮膚上通常都很安全，但根據添加的成分會使成品變得不一定安全。如果是要擦在皮膚上，請先做過敏測試。例如，小麥胚芽油對患有小麥或麩質過敏的人就很危險。

　　要塗抹在任何東西之前，應該在一個不顯眼的地方先做小面積的測試。基底油本身，不管它們有沒有跟別的材料混合，都可能會對某些衣物或物品造成不良效果。

　　購買回來的基底油應該存放在深色玻璃瓶裡，以延長它們的保存期限。

杏桃仁油（Apricot Kernel Oil）　學名：*Prunus Armeniaca*

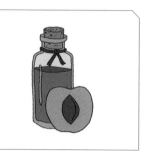

　　杏桃仁油是很濃郁營養、溫暖和呵護的油。

　　傳統上杏桃跟金星、女性的女神、力量和愛情有關。以杏桃仁油做基底油能給女性保護，也能護持與女性有關的事情，從更年期到生產都有效。

　　以杏桃仁油當作基底油的愛情魔藥會有堅固和強大的保

護力。例如，給處女尋找初戀用的愛情魔藥就推薦使用這個基底油。

　　就算杏桃仁油有金星的特質，但並不表示男人不能也用它來做自我保護。使用這個油一般能引起更多的女性宇宙共鳴，或者在藥水或塗抹油中需要陰性油做基礎時都可使用。

　　杏桃仁油的保存期限是六到十二個月。

酪梨油（Avocado Oil）　學名：*Persea Americana*、*Persea Gratissima*

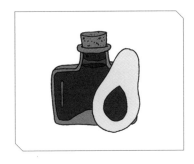

　　酪梨樹源自於南美洲的雨林，曾是印加做禮拜的重要物品，他們的禮拜都跟女性懷孕的肚子和生育有很大的關係。

　　酪梨油是熱情之油，其中一種熱情當然是性愛。這個油很濃稠厚重，比較偏塵世人間，而不是飄逸的乙太。適用於愛情魔藥或愛情塗抹油，它會強烈的推動肉體的性慾，但也能推動生育力。所以，除非你想要這些特質，使用這種油時得稍微小心一點。

　　這個豐碩／熱情／繁殖的屬性在生意和錢財的事上也很有用。一般來說，酪梨油能協助把想法變成完全的現實。

　　請在三個月內用完。

琉璃苣油（Starflower Oil or Borage Oil）　學名：*Borago Officinalis*

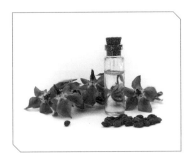

　　對巫醫來說，琉璃苣是一種很有趣的植物——毛茸茸帶著尖刺，但有迷人的雙層五片花瓣的花朵，從淡藍色到紫色都有。

　　當需要更高層的指導者幫你找出某個情況的真相，或克服當前的困難，包括法律和感情的問題時可使用這種基底油。琉璃苣油能帶來勇氣和誠實的共振，也能調整情況。

　　使用琉璃苣油當基底油的愛情魔藥，可以用在牽扯到其他人時的混亂情況，或是例如前一段婚姻或當前的感情關係造成問題而產生混亂的情形。使用琉璃苣油當基底油會積極的把問題推向解決之道，所以請小心你許了什麼願望。這個琉璃苣油的力量不會輕易放棄。

琉璃苣油的保存期限即使放在冰箱裡也不能超過三個月。

月見草油（Evening Primrose Oil） 學名：*Oenothera Biennis*

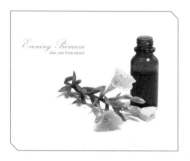

月見草來自美國，當地的原住民除了把它拿來食用，還有很多不同的用途。比方說，將月見草的葉子做為敷傷口的糊藥；人們在出門打獵之前，會把這個植物抹到身體和腳上，藉此掩飾自己的氣味。事實上，這種會開花的藥草「生長在陰暗中」，而且整株植物從根部到種子都能吃，其受歡迎的程度和備受尊崇的地位使它成為一種魔法植物。

在現代，月見草油被當作處理很多事情的商品販售，包括解決廚房堵塞的水槽。這個油有種稀釋的力量，所以當你把它當作基底油使用時要小心。

月見草真正的魔法屬性是保護、防衛和維持。它是「你需要時的好朋友」，能上達更高層次的生命體。它在晚上時開花，因此可以安全地用在專為增強視力、超自然能力和靈視的藥水，同時也能保持安全。

月見草油的保存期是三個月到六個月。

葡萄籽油（Grape Seed Oil） 學名：*Vitis Vinifera*

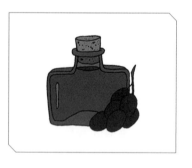

以前有人認為葡萄是天神的食物，因為葡萄酒是由葡萄製成的，現在還有很多人同意這點！葡萄的「靈性」在葡萄籽裡特別強，所有的植物生命未來的用途全都儲存在種子裡。

葡萄籽油很適合當作靈性塗抹油的基底油，可擦在自己身上、塗在神像或是靈性進化的儀式用品上，很適合用在加強或帶來靈性成長的藥水。

若把葡萄籽油當作愛情藥水的基底油，能帶給整個藥水一種靈性的層次。葡萄籽油是很中性的油，能放大並把訊息大幅度的傳播到某個靈性的範圍。除此之外，葡萄籽油的價格低廉，使它成為適合日常所有用途的油。

請在三到四個月內用完。

荷荷芭油（Jojoba Oil） 學名：*Simmondsia Chinensis*

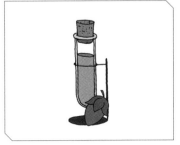

荷荷芭油有如蠟般的特質，是所有基底油中最不「油膩」的油。它能深入滲透到皮膚裡，把其他物質全部一起帶進去。它不油膩的濃度使它成為塗抹油的最佳選擇！

荷荷芭植物來自索諾拉沙漠，它能在艱難的環境中提供人們極為需要的食物。

荷荷芭油基底油是在你需要堅持不懈的力量，想要克服萬難，又不想放棄時使用，即使你不是處在美好的伊甸園環境中也能長得繁華茂盛。

它具有保護你不受懷疑、沮喪傷害的強大力量，讓你不容易放棄初衷，當你的塗抹油或藥水需要額外的「活力」時就適合使用這種基底油，能讓視野清晰和專注，讓你繼續努力直到事情做好為止。

由於它如蠟般的特質，荷荷芭油的保存期限是九個月到一年。

橄欖油（Olive Oil） 學名：*Olea Europaea*

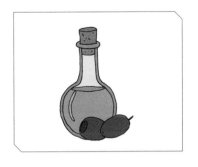

荷馬（Homer）稱它為「液體黃金」，橄欖油已為人類服務了六千年。

它跟健康、福樂和生命之喜有關，而且也跟成功和龐大的繁盛息息相關。橄欖樹生長的環境其他樹木可能難以生存，因此它們非常堅強，能讓擁有橄欖樹的人獲得實際的興旺和良好的健康。

橄欖油很適合用在錢財和成功的藥水。對想在人間做大改變的人來說，橄欖油是很強大的基底油。

如果想尋找有錢的丈夫或妻子，可將橄欖油用在愛情藥水中；若想要能在人間獲得興旺的合夥關係也可用橄欖油。

請在九個月到一年內用完。

桃仁油（Peach Kernel Oil） 學名：*Prunus Persica*

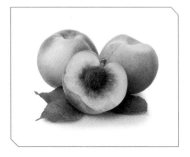

桃樹來自中國，是當地最古老的家庭栽種果樹之一。根據紀錄，桃樹已經生長了至少六千年。

桃樹的年齡不是很長，但據說它的果子能讓人長壽，桃樹放棄自己的長壽，將壽命傳給吃下桃子的人。桃樹也很美，開花時會開白色或粉紅色的花朵。桃樹不像人間其他的果樹，它很特別——是異國來的水果，人們對它卻很熟悉，總是把它當作美味水果，吃過的人都說很能提振精神。

桃仁油是精製提煉油，能保留它久遠以來的服務精神和滋養過人類和其他生物的記憶。

桃仁油適合於特殊用途的能量魔法，已經證實是非常可靠和強大活躍的基底油。它與長壽和永生的關係，使它對天使類塗抹油和精靈魔法很有效。

當你將桃仁油做為愛情魔藥或塗抹油的基底油時，桃仁油會帶來一種長壽和靈性關係的精華。

請在三個月內用完。

甜杏仁油（Sweet Almond Oil） 學名：*Prunus Amygdalus*

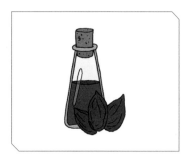

甜杏仁樹會開很多白花，這就是友好的地靈聚集的地方。能種一棵甜杏仁樹是難得的機緣，能帶來興旺和福氣。

甜杏仁基底油的能量是溫和的呵護和無條件的祝福。

它適合任何一種用途，因為它會毫無阻礙地接受加入的材料並散播它們的能量。它是很適合新手的油，因為它在身體和魔法上都很安全很正面。

基於這個原因，它經常被用在防護藥水、精油，以及保護孩童和保護他們純真的咒語。

以甜杏仁為基底油的愛情魔咒適合給處女、年輕人，或是想要順利和保護的親密關係，而不是非常激烈的愛情。甜杏仁油幾乎是芳療師的第一個選擇。這是一種含豐富維他命和各種元素的基底油，這些都是很滋養和呵護的成份。

請在九個月內用完。

葵花油（Sunflower Oil）　學名：*Helianthus Annuus*

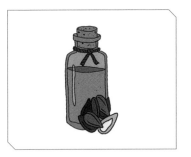

美妙的向日葵是生長最快速的植物之一，它長得特別繁茂眾多，在它的季節裡，是花界之王。

為了達到這麼快的生長速度，向日葵會汲取陽光，讓陽光成為它構造的一部份。因此從種子提煉出來的油充滿陽光、力量和生命力的特質。

大部份用葵花油煮菜的人都認為它太「平凡」了，不適合用來當塗抹油和用在儀式，但這樣想就大錯特錯了。

如果你想要你的藥水具有超級好的效果，具有快速的生長和太陽的能量，給它很多額外的力量，那麼葵花油就是最適合你的基底油。

我甚至不用多說——你想要製作興旺的精油怎麼能不用葵花油呢？這種陽光般金黃色的油最適合正面的興旺咒語，而且效果也很迅速。

如果你的愛情魔藥用葵花油當基底油，那最好做好防護，加裝遮光罩！不是每一個人都適合它的！對大部份的人來說，因為種種理由，他們可能會選擇比較溫和、護持性比較高的基底油。

如果處理得好，葵花油的保存期是一年。

小麥胚芽油（Wheat Germ Oil）　學名：*Triticum Vulgare*

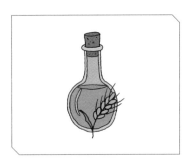

安全提示：對小麥和麩質過敏的人必須避免小麥胚芽油，即使你對麩質不會過敏，但也可能產生過敏反應。

小麥胚芽油原本是由一種大量瘋狂亂長的青草製成的，它是很強大的天然療品，能從很基本和原始的層次中恢復生命力和活力。

當然，小麥的歷史這麼悠久，尤其是在凱爾特人中，小麥是餵飽他們的營養品，帶給他們每天必須食用的麵包，讓家庭得以生存。

這個油很適合用在療癒藥水、保護人不受恐懼和壓力有關的傷害，還有心靈創傷、虐待和意外傷害。

因此，當愛情魔藥需要額外的協助時，也適合用這種基底油，例如，如果有人仍為過去的戀情傷心，或是因之前的愛情關係造成心靈受創。

如果你不確定的話，可先在皮膚上做小面積的測試。如果你對它有點敏感，仍然可以戴手套拿刷子塗抹到器物上。

請在三個月內用完。

🌷 一般的精油測量法：

1 滴=0.05 毫升

1 毫升=20 滴

1 茶匙=5 毫升

1 茶匙=100 滴

1 大匙=15 毫升

1 大匙=300 滴

1 盎司=30 毫升

1 盎司=600 滴

🌷 安息香酊劑處方：

將 1 大匙的安息香粉放進 1/4 杯上好的伏特加酒或蘋果醋內浸泡三個禮拜，過濾後裝在密封的深色玻璃瓶裡。加一點安息香酊劑有助於保存你的油。

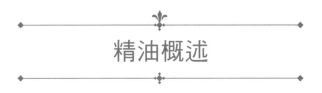

精油概述

使用精油

很多植物的花朵、葉子、根部、樹皮、種子和果皮都能被萃取成精油。每一種精油都是高濃縮的物品，有特定的醫療屬性。例如，它們可能具有安撫、止痙攣、抗菌防腐、鎮靜、溫暖或刺激的效果。精油的品質根據幾種原因而定：植物的種類、產地、土質和植物生長環境的氣候、採收的時間，萃取和儲藏的方式。據說有機栽種或是在野外採集的植物能萃取出品質最好的精油。

精油萃取的方式有很多種，但最好的是蒸餾法和冷壓法。可能的話，盡量避免人工合成和用化學溶劑萃取的精油。大部份的情況都需要非常大量的材料才能萃取出極少量的精油，這表示萃取的方式既費工又昂貴，因此，最好是找信譽可靠的商家購買精油。

高品質的精油

確保你的精油是高品質和純淨的，請詳讀標籤：確定精油來自產品標籤上的那種植物。知道植物的拉丁名稱或許有幫助。避免數種混和調製和重新構成的精油、化學合成或添加了化學物的精油。任何標示「香精油」（fragrance oil）的都不是純天然的精油。

治療效果：根據研究報告顯示，精油有一系列促進健康的芳香特性，也能降低焦慮和壓力，通常能改善整體健康。精油可以透過薰香燈、蒸氣吸入法、泡澡和按摩的方式使用。

稀釋後使用：精油是高濃縮產品，應該要用蘆薈膠、植物萃取液或基底油稀釋後才能擦

在皮膚上。

基底油：基底油的功能是「運送」強大的精油成份讓皮膚吸收。它們是油性的植物油——通常是蔬菜、果核或種子油，例如甜杏仁油、杏核油、橄欖油和小麥胚芽油等等。每一種都有它自己的醫療價值，再加上精油的價值。每盎司的基底油使用 15 滴以上的精油。根據需要調製少量來使用（使用在不同部位與年齡會有不同的稀釋濃度，請參考專業精油書籍）。

其他的基底稀釋物：有很多種萃取液能當作基底油來稀釋精油。例如，金縷梅萃取液能止血和抗發炎；蘆薈膠適用於燒傷、割傷和皮膚過敏的膏藥；玫瑰水既能散發香氣又能抗菌。

具爭議的看法：在歐洲，精油拿來內服是可以接受的，主要是因為在有醫生監督的情況下使用。但美國的草藥師比較保守：因為精油中活躍的元素是高度濃縮的，如果使用不當或使用過量可能會很危險。你應該只服用合格草藥師建議和推薦的精油（編注：不建議以口服方式服用，若有需要請與醫師討論）。

額外提示：儲藏的精油要標示清楚，用不透明的玻璃瓶裝，放在涼爽陰暗的地方。柑橘類的精油放冰箱，妥善儲藏的話，大部份精油都能保存超過一年。

關於精油泡澡：多數精油會刺激皮膚，若直接滴入泡澡水中可能會造成皮膚過敏。建議將精油滴入媒介中（基底油、鮮奶油、牛奶等）再加進泡澡水裡較為安全。

光毒性：有些精油具有光毒性，使用於皮膚後曝曬於日光下，可能會長出黑斑，使用時請留意每種精油的注意事項。

皮膚測試：有些精油會造成皮膚過敏不適，使用前應先在肌膚小範圍先做測試。

特殊使用者：高齡者、嬰幼兒、懷孕產婦，以及患有癲癇、心臟病、高血壓、腎臟病、糖尿病、免疫性疾病（過敏等）的人，請先徵求專家或醫療師、芳療師的建議。精油以預防、改善為目的，並非醫藥品，若身體不適或健康有疑慮、有特定症狀者，請先諮詢醫師。

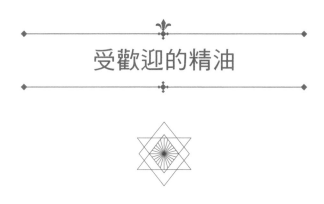

受歡迎的精油

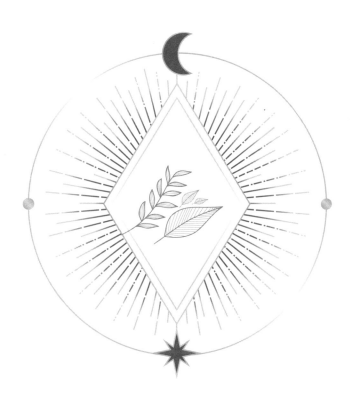

01 多香果葉精油 (Allspice-Leaf Oil)　*Pimenta dioica*

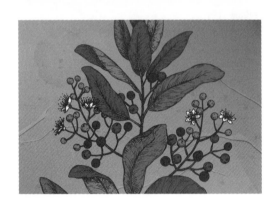

多香果樹或甘椒樹是墨西哥和西印度群島的產物，跟丁香樹有親屬關係，它能長到 40 英呎高，開很多細小的白花最後結成小果子，乾燥之後製成香料。多香果（allspice）這個名字是因為這個果子溫暖的香味會讓人想起丁香、肉豆蔻和肉桂。就像它的果子一樣，多香果樹葉萃取的精油聞起來微辣，對身心有強大刺激的效果。多香果葉精油加到按摩油和泡澡油裡能溫暖身體，提升血液循環，有助於紓解肌肉抽筋和拉傷的疼痛。吸入精油的香氣對呼吸道感染有良好的效果，因為它能減輕咳嗽和化痰。除此之外，用來當按摩油能緩解肌肉抽筋的疼痛。多香果葉精油溫暖、微辣的香氣能提振精神，協助克服疲勞和倦怠感。

✳ 適合輕微憂鬱症

多香果葉精油刺激和協調的效果有助於緩解輕微的憂鬱症，跟鎮定安神的薰衣草和佛手柑精油搭配效果特別好。嘗試將下列這個處方放在薰香燈裡使用：

3 滴 多香果葉精油
2 滴 佛手柑精油
2 滴 花梨木精油
1 滴 薰衣草精油

療效：多香果葉精油裡的石竹烯（caryophyllene）、丁香油酚甲基乙醚（eugenol-methyl ether）、丁香油酚（eugenol）和水芹烯（phellandrene）能刺激血液循環，對身心疲勞的情況具有暖身、放鬆的效果。這個精油也有助於緩解胃痛和腸絞痛。除此之外，多香果葉精油強化的效果能協助從傳染病中恢復健康。

適合一夜好眠：泡澡水裡含有多香果葉精油具有放鬆、平衡的效果，能幫助你睡一夜好覺。將 2 滴多香果葉、2 滴快樂鼠尾草和 3 滴薰衣草精油混入 2 盎司的荷荷芭油裡，混合均勻後加到你的泡澡水裡。

適合讓肌膚更緊緻：含有多香果葉油的乳液有助於滋養皮膚，保護皮膚不致太乾燥。它也有讓皮膚更緊緻的效果。將 3 滴多香果葉精油混到 2 盎司的乳液裡。**請注意：不要把這個乳液當面霜使用。**

適合止咳：用多香果葉精油做蒸氣吸入療法能抑制咳嗽並加速感冒痊癒。多香果葉、乳香和羅馬洋甘菊各加 2 滴。把這些精油放進冒蒸氣的大碗裡，用毛巾蓋住你的頭和碗，然後吸入蒸氣。

適合鬆弛緊繃的肌肉：將多香果葉和杜松精油各 2 滴、3 滴迷迭香精油和 1 滴肉桂精油混入 4 盎司的甜杏仁油裡。把混合油輕輕地揉搓到痠痛的肌肉上。

額外提示：用多香果葉精油冷敷可緩解頭痛。加 2 滴精油到半加侖的冷水中，將一塊布放

進水中浸濕，然後敷在額頭上。

多香果葉精油一定要經過稀釋，而且只能使用少量，因為過量使用會讓你的皮膚和黏膜過敏。避免在眼睛、嘴巴和鼻子周圍使用多香果精油。

✳ 使用方式

- 多香果葉精油能有效緩解輕微的牙痛。加 1 滴精油到 1 茶匙的蘋果醋裡，然後放進一杯溫水裡攪拌均勻。用它來漱口，但不要喝進任何液體。**請注意：遇到任何一種牙痛一定要立刻諮詢牙醫。**

- 當你患了嚴重風寒感冒時，用多香果葉精油泡澡有助於改善血液循環。在 2 大匙的牛奶中加入各 3 滴的多香果葉、百里香、檸檬和迷迭香精油，在浴缸裡放滿溫水，把這些精油的混合液放進泡澡水裡。泡 20 分鐘後用微溫的水沖洗乾淨。這樣的泡澡能讓你感覺更強壯、加速痊癒，同時又能預防再次染病。

- 有助於緩解絞痛和胃脹氣的疼痛，加 2 滴多香果葉精油和 3 滴薰衣草精油到 2 盎司的甜杏仁油裡，攪拌均勻後，用它來揉搓腹部。

- 多香果葉具有溫和的消毒屬性，可以用來清潔居家環境和衣物。將多香果葉、檸檬和松樹精油各 3 滴加到 1 加侖的水裡，攪拌均勻後，用它來擦地板或清洗廚房。你也可以把它加到洗碗機的水裡。

02 歐白芷精油（Angelica Oil）　*Angelica archangelica*

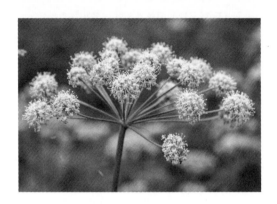

歐白芷這種優雅植物名字的由來是因為它習慣在大天使聖米迦勒的節日開花。高大、威嚴和寬闊的植物，歐白芷被認為全世界藥草界中最強大的藥草之一——這是適合所有疾病的萬能藥。同樣的，這個藥草的精油似乎也能讓使用的每一個人得到青春和活力。歐白芷從新鮮的根部或種子萃取，有兩種不同的方式取得精油：蒸餾法或溶液萃取法，這兩種都可以用，但醫療用的最好是用蒸餾萃取的精油。除此之外，根部精油比較容易買到，而且比種子精油更強烈。然而，不管你是用什麼方式萃取，歐白芷精油都能加強血液循環和緩解呼吸道疼痛，包括咳嗽、鼻塞和發冷；能緩解消化器官的困擾，像是胃痛、食慾不振、腸絞痛和消化不良等問題；能讓人發汗和退燒。在情緒方面，它含有類似香脂和麝香的味道能提振精神、紓解焦慮、放鬆身心。

✳ 適合恢復活力

歐白芷精油的香味有一種刺激的效果，能提升情緒上的精力和耐力，為日常生活激發新的力量。用下列的複方精油放在香氛機裡讓家中任何一個房間充滿香味。

3 滴 歐白芷
2 滴 羅勒
1 滴 薑

療效：歐白芷精油含有內酯（lactones）、草酸（acids）、龍腦（borneol）、香豆素（coumarins）和萜烯（terpens）等，例如蒎烯（pinene）。這些成份能對身心產生強化的效果。這個精油也能刺激免疫系統，保護身體不受感染。此外，它能紓解經痛和腸絞痛、消化不良、腹脹和脹氣。因為它能止咳化痰，也有助於減輕跟風寒、感冒和支氣管炎有關的常見症狀。

適合紓解頭痛：歐白芷放鬆、安撫的效果能溫和減輕因用腦過度引起的頭痛。將 1 滴歐白芷加到 20 滴甜杏仁油或橄欖油裡，用這個精油按摩額頭和太陽穴。

適合感冒：用歐白芷精油做蒸氣吸入療法能紓緩呼吸道的疼痛，像是支氣管炎、風寒、流感和鼻塞。這個精油也有助於化痰和祛痰，能減輕頑強的咳嗽症狀。

適合助眠：歐白芷精油的香氣對助眠有很好的效果。滴 1~2 滴在枕頭上，有助減輕失眠，促進良好的睡眠。

適合退燒：歐白芷精油加到泡澡水裡能讓人發汗，因此能降低高燒的熱度，而且能快速將毒素和廢物排出體外。

適合預防感冒：歐白芷能提升免疫力，有助於預防包括流感的病毒感染。放幾滴精油到一碗熱水裡，用毛巾蓋住頭，彎身靠近大碗吸入蒸氣。

適合治暈車或暈船：旅行時覺得焦慮和噁心時，用手帕沾 1 滴精油或是放在隨身的小瓶子裡呼吸它的香氣。

額外提示：加幾滴精油到增濕器或薰香燈裡，有助於病後恢復精神和活力。

✳ 使用方式

- 可治腸絞痛、腹脹和脹氣的毛病。將歐白芷精油加到水裡，下半身在水裡坐浴，能紓解和放鬆消化器官的絞痛。加 1 滴歐白芷、2 滴茴香及一湯匙的牛奶混合後，倒入半滿的浴缸裡，浸泡 20 分鐘後休息至少 30 分鐘，休息時在腹部放一個熱水瓶或熱水袋。
- 用歐白芷精油按摩，能紓解關節炎和風濕病引起的關節和肌肉疼痛。將 2 滴歐白芷、5 滴迷迭香和 2 滴杜松精油混入 1 盎司的甜杏仁油裡，用這個混合油以畫圓圈的方式輕柔的按摩患部。
- 歐白芷精油有助於緩解呼吸道疾病，包括支氣管炎引起的症狀，能止咳化痰。放 2 滴精油到一壺滾開的熱水中，用一條毛巾把頭蓋起來，然後吸它的蒸氣。
- 要減輕經痛時，可加 3 滴歐白芷精油到 1 盎司的橄欖油裡。用這個油以畫圓圈的方式輕柔地按摩下腹部。你也可以用這個油按摩胸口減輕咳嗽，或者按摩上腹部減輕腸絞痛。

請注意 ｜ 歐白芷精油的成份可能會讓皮膚照到陽光時導致過敏，因此要外出到太陽底下時請不要擦這個精油，因為可能會使皮膚產生斑點。歐白芷也可能會讓皮膚過敏，所以只有稀釋過後才能使用。此外，因為過量使用歐白芷精油可能會過度刺激神經系統，所以使用時只能用很少量。

03 大茴香精油（Anise Oil） *Pimpinella anisum*

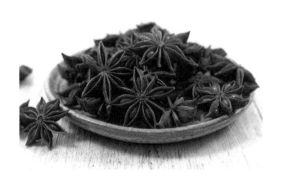

大茴香植物的原生地在近東地區（地中海東部），現在全世界溫暖的區域都有栽種。古希臘人非常推崇這種灰褐色的種子，把它當作幫助消化的天然聖品。它以能減輕腹脹和胃脹氣的能力聞名，這些種子能有效的對治因緊張引起的胃部疼痛和伴隨的噁心或嘔吐。值得注意的是，這個植物的能力還包括讓口氣香甜。從種子萃取的大茴香精油也能讓胃安定。此外，這個精油具有調節整個消化器官的效果，尤其是腹絞痛和腹瀉的問題。人們也很喜歡這個精油能減輕頭痛和經痛的能力，但除非先稀釋過，否則容易引起皮膚過敏。以大茴香做的蒸氣吸入療法能緩解感冒和支氣管炎產生的問題。因為大茴香精油有類似歐亞甘草的濃烈氣味，在減輕疲勞和改善專注力上也有效果。

☀ 適合提升愉快心情

大茴香精油的氣味有種提振精神的效果，能讓任何房間充滿愉快的氣氛。可在你的薰香燈裡嘗試這個處方：

3 滴 大茴香
2 滴 橘子
2 滴 苦橙葉

療效：大茴香酸（Anisic acid）、大茴香酮（anisic ketone）、茴香腦（anethole）和乙醛（acetaldehyde），這些是大茴香精油最重要的成份，具有止痙攣、祛痰和幫助消化的特性。這個精油具有對治經痛和偏頭痛的效果，它對腹絞痛、胃部緊張的疼痛和口臭也有效。此外，大茴香精油對治療咳嗽和呼吸道疾病都有幫助。

適合經痛：用大茴香泡澡能紓解月經期間引起的背痛和下腹部疼痛。加 2 滴大茴香、3 滴快樂鼠尾草精油及一湯匙牛奶混合後，加到泡澡水裡，浸泡大約 20 分鐘。

適合偏頭痛：大茴香精油止痙攣和緩解疼痛的屬性有助減輕偏頭痛。將 2 滴大茴香油和 1 茶匙的基底油混合。用這個油揉搓額頭和頸背，然後休息一下。如果你喜歡的話，可以將 2 滴未經稀釋的大茴香精油抹到頭髮上，小心使用後要把手洗乾淨。

適合讓口氣更清新：大茴香精油會讓細菌無法生長，因此能預防口臭和牙齦發炎。要讓口氣清新時，加 1 滴大茴香精油到半杯溫水裡，加半匙鹽混合均勻後用它來漱口，漱完吐掉，然後用清水洗乾淨。**請注意：大茴香精油可能會讓口腔過敏，如果發生這種情況，請停止使用。**

適合排毒：大茴香精油也能讓你的身體溫和排毒。將大茴香、杜松和絲柏各 2 滴混入一杯細海鹽裡，用這個混合物揉搓你濕潤的身體，然後再去泡澡或沖澡。

額外提示：用大茴香精油做蒸氣吸入療法能紓解感冒症狀，讓你的呼吸更順暢。將大茴

香、尤加利樹和辣薄荷精油各 2 滴加到一碗熱水中，用毛巾蓋住彎身靠近大碗吸入蒸氣。

✳ 使用方式

- 大茴香精油清新微辣的香氣有助於止噁和止吐。做熱敷法，加 2 滴大茴香精油到一碗熱水中，把小毛巾或洗臉巾浸到水中，稍微擰乾後敷在肚子上。如果你喜歡的話，也可以加 1 滴薑或辣薄荷精油到水中。

- 對治急性腹絞痛的問題，這種按摩精油處方能緩解疼痛。把 2 大匙甜杏仁油、2 滴大茴香精油和茴香精油混在一起，把混合油抹在肚子上，用畫圓圈的方式輕輕揉搓，這樣做有助於緩解腹絞痛。揉搓完之後，放一個熱水瓶或熱水袋在腹部能增強效果。經常用大茴香精油做蒸氣吸入療法能減輕慢性支氣管炎和其他呼吸道的毛病。加 2 滴大茴香精油和 1 滴羅馬洋甘菊精油到 1 夸脫的熱水裡，用毛巾蓋住頭部，彎身靠近熱水碗，花 5~10 分鐘深深吸入蒸氣。每天這樣做直到所有的症狀都消除為止。

> ⓘ 請注意
>
> 不建議直接將未稀釋過的大茴香精油擦在皮膚上，因為可能會引起皮膚過敏或其他過敏反應。使用前請確定將這個精油和其他材料混合均勻，使用後要把雙手徹底洗乾淨。另外，因有高含量的茴香腦，不應該長時間使用大茴香精油，有酗酒、肝臟疾病、懷孕、哺乳、子宮內膜異位的人也不應使用。

04 羅勒精油（Basil Oil）　*Ocimum basilicum*

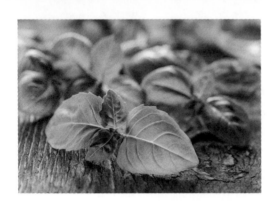

羅勒（*Ocimum basilicum*）的原產地是非洲和亞洲，後來南北美洲、歐洲和地中海國家也開始栽種。這個名字來自希臘文的 basilokos，意思是指「皇家」，而且羅勒葉過去的確是國王的塗香油中一種很重要的材料。羅勒葉對印度的訖哩什那神（Krishna）和毗濕奴神（Vishnu）也是一種神聖的藥草，在傳統的阿育吠陀醫學中被廣泛運用。透過蒸餾法萃取植物的精油，然後用在很多種醫療用途上。吸入精油香氣時，能緩解咳嗽、肺氣腫、氣喘症發作、支氣管炎、鼻塞和感冒等症狀。這個精油對治療噁心、消化不良、便祕和脹氣都很有效。羅勒精油能減輕壓力、緊張和精神疲勞的價值使它被當作補品使用。而且，這個精油刺激的效果和香氣有助於讓頭腦清晰，甚至讓暈倒的人醒過來。因為羅勒精油也能幫助血液循環，所以能刺激經血流通，減輕月經不適的症狀。

✳ 能減輕昏沉

羅勒精油同時擁有鎮定和刺激的醫療效果，很適合跟佛手柑和檸檬搭配。這個複方精油在薰香燈裡加熱後的香氣，是改善心情、抵抗疲勞、消除緊張情緒和建立自信的絕佳方式。經過壓力重重的一天之後，可試試下列這個處方來提神。

　　4 滴 羅勒
　　2 滴 佛手柑
　　2 滴 檸檬

療效：羅勒精油主要的化學成份是甲基蒟酚型（phenol methylchavicol）、草蒿腦（estragole）芳樟醇（Linalool）、桉葉油醇（cineol）、石竹烯（caryphyllene）、羅勒烯（ocimene）、蒎烯、丁香油酚（eugenol）和樟腦（camphor）。羅勒精油能當作難癒的傷口和炎症的抗菌劑。它的止痙攣功效有助於緩解消化不良、緊張和肌肉痠痛。吸入精油的香氣，它清新微辣的味道能緩解呼吸道症狀。

適合紓壓：這個安撫鎮靜的處方是將羅勒和檸檬香蜂草精油各 4 滴放進薰香機裡使用，能鎮靜和放鬆全身，甚至還可能降低血壓。它對神經緊張也有幫助，能確保你睡一個安穩的好覺，醒來徹底恢復疲勞。

適合經痛：月經剛開始時，用羅勒和杜松精油各 2 滴泡一個溫暖的熱水澡，能刺激經血流通，緩解經痛。

適合雙腳冰冷：羅勒的屬性能刺激血液循環系統。下面是對治四肢冰冷的有效療法，將羅勒和薑精油各 3 滴、鹽或瀉利鹽一湯匙，加入 2 加侖的溫水中混合均勻。經常用這個混合油來泡腳能預防腳部出汗和腳臭。

適合感冒：藉著降低細菌在體內的生長能保護你的免疫系統，可將羅勒和辣薄荷精油各 3

滴，以及 5 滴尤加利樹精油混合後放到薰香燈裡。

當防蚊液使用：把羅勒葉精油放在薰香燈裡使用，能有效驅逐蚊蟲。羅勒、肉桂和丁香精油各加 3 滴混合均勻。

額外提示：羅勒葉和迷迭香精油各 3 滴混入 2 盎司的金縷梅萃取液裡當生髮水，經常使用有助於頭皮的血液循環，讓頭髮更濃密，降低掉髮的情況。

✴ 使用方式

- 用羅勒精油熱敷有助改善痊癒緩慢的傷口。將一杯溫水、1 大匙蘋果醋、1 滴羅勒精油和 2 滴薰衣草精油混合。將紗布放進這個混合物中浸泡一下，敷在傷口上。用繃帶把敷布固定在傷口上一夜，若有必要的話，每天換藥。

- 治頭痛，羅勒精油微辣的香氣，既有提神效果又能減輕緊張的壓力。放 2 滴羅勒精油到手帕上，深深吸入這個香氣。請注意不要碰到嘴巴和鼻子。

- 嚴重的感冒引起嗅覺不靈，羅勒精油提神和增強體力的屬性有助於重建發炎的黏膜。放 2~3 滴精油到薰香燈裡蒸發成氣。每天不要使用超過 2 小時，因為過度刺激會讓嗅覺神經遲鈍。

- 針對消化不良引起的腸胃絞痛：加 1 滴羅勒精油到一湯匙甜杏仁油裡，然後用這個混合物按摩上腹部，以順時鐘方向畫圓圈的方式輕輕按摩。

- 將 3 滴羅勒、3 滴薰衣草和 2 盎司的月見草油或甜杏仁油混合，同上方式按摩，能減輕經期不適和絞痛。

ⓘ **請注意**　在懷孕期間最好不要使用羅勒精油，因為它會誘發經血。有癲癇症的人也應該避免使用。因為羅勒會造成皮膚過敏，請小心不要使用未稀釋過的精油。加 1 滴稀釋油到你的前臂內側測試是否會造成皮膚過敏。雖然芳療師使用精油幾千年了，羅勒的成份草蒿腦（estragole）已被研究調查有致癌的作用，所以在使用前請先諮詢你的醫護人員。

05 月桂葉精油（Bay Laurel Oil） *Laurus nobilis*

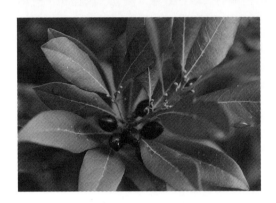

月桂葉樹原產地在地中海區，它能長到 30 英呎高。芳香、滑潤、皮革般的深綠色葉子被許多國家視為寶貝，既能做烹飪調味又能當醫療用藥草。在古希臘羅馬，這種葉子也象徵榮耀和智慧。如今，這種葉子被放在滷汁、醬料、燉肉和魚肉中調味。月桂葉能減輕各種健康問題的能力深受大眾喜愛。這種葉子的醫療特性是因為精油是經過蒸餾法萃取的。精油做為外用時，止痛的效果使它成為治療肌肉抽筋、風濕病、關節炎和扭傷的上好藥草。它也能促進發汗和排尿，因此能協助排除體內廢物。然而，使用這個精油時要適量，因為它具有輕微的麻醉致幻效果，即使極少量也很強烈，一定要先稀釋後才能使用。

✳ 適合安詳的感覺

月桂葉溫暖的香氣跟肉桂相似，有助於放鬆身心。它的香氣能提神醒腦，消除壓力和焦慮。為了產生安詳、溫暖和安全感，將下列的複方精油加到薰香燈裡：

　　3 滴 月桂葉
　　2 滴 雪松
　　2 滴 甜橙

療效： 月桂葉的成份水芹烯、蒎烯、松油醇和桉葉油醇的屬性使月桂葉精油具有鎮定和放鬆的功效。這個精油對減輕疼痛很有效，適合治療瘀傷、扭傷、關節炎和風濕痛，可加到按摩油、泡澡水和敷布中。月桂葉精油對腹絞痛產生的腹瀉也有止痙攣的效果。

適合溫暖、安寧的泡浴： 月桂葉溫暖、微甜的味道有助於使身心產生寧靜和安定感。加 2 滴混合一湯匙的牛奶後，倒入裝滿溫水的浴缸裡。

適合支氣管炎： 月桂葉精油的香味能讓支氣管的黏液變薄，同時也能減輕咳嗽。用蒸氣吸入療法是最好的方式。裝滿一碗熱水後，加幾滴月桂葉精油到水裡，吸入它的蒸氣。

緩解頭痛： 因為月桂葉精油具有溫和的麻醉和止痛功效，所以能緩解頭痛和偏頭痛。加 3 滴月桂葉精油到一碗冷水裡，加一湯匙鹽後混合均勻，把小毛巾放進水裡浸濕，擰乾多餘的水份，把毛巾敷在額頭上。若有必要的話，5 分鐘後再重複這個動作。

促進頭髮生長： 洗髮精裡加幾滴月桂葉精油能刺激頭皮的血液循環。經常使用有益健康、強壯的頭髮生長，而且能增加頭髮光澤。加 2 滴月桂葉精油到 8 盎司溫和、無香味的洗髮精裡，搖動使它均勻混合，請注意不要讓它靠近眼睛。

額外提示： 若想自製月桂葉精油處方，請嘗試跟玫瑰、薰衣草、檸檬、柳橙、迷迭香和尤加利樹精油搭配，這些精油跟月桂葉精油都能輕易有效的混合。

☀ 使用方式

- 添加一點月桂葉精油的按摩油有助於緩解因瘀傷、肌肉抽筋和扭傷引起的疼痛。加 6 滴月桂葉精油，杜松和迷迭香精油各 4 滴到 3 大匙的甜杏仁油或酪梨油裡。混合均勻後，用這個複方精油每天按摩患部數次。

- 用月桂葉精油做敷藥包紮傷口能協助治療瘀傷和浮腫。將 4 杯冷水、1 茶匙蘋果醋和 4 滴月桂葉精油混在一起，將一塊乾淨的毛巾放進這個液體裡沾濕，擰乾過多的水，將毛巾敷在患部。如果你想用繃帶綁住它固定位置也可以。

- 月桂葉精油加到泡澡水裡有助於減輕風濕痛和經痛。將 3 大匙牛奶、4 滴月桂葉、3 滴快樂鼠尾草、2 滴羅馬洋甘菊精油混合。將這個混合物放進裝滿溫水的浴缸裡。

- 減輕腹絞痛，將月桂葉和辣薄荷精油各 2 滴混入一湯匙甜杏仁油裡，用它來按摩腹部。

① 請注意	月桂葉精油是芳療法中最強烈的精油之一，懷孕的婦女絕對不要使用，因為它可能會造成出血。這個精油也應該避免口服。此外，月桂葉精油會讓皮膚和黏膜過敏，請一定要稀釋後再使用，而且只能使用少量。

06 黑胡椒精油（Black Pepper Oil） *Piper nigrum*

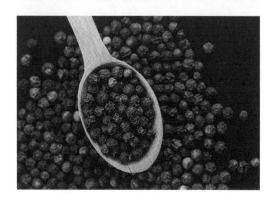

黑胡椒的原產地是亞洲，在陰涼的樹林地區長得最好。它的乾果俗稱整顆乾胡椒粒，有多重用途，過去它是價值極高的貿易產品。黑胡椒精油是從胡椒果中萃取，具有溫和的香辛味。用蒸餾法需要半噸的胡椒果才能萃取出 1 夸脫的黑胡椒精油。

這個精油對暖化身體和提升血液循環很有用，也能減輕肌肉痠痛和肌肉緊繃。加在泡澡水裡或當按摩油用能紓解慢性的風濕病疼痛。黑胡椒精油也能強化整個消化系統，能調節大腸蠕動以減輕胃脹氣和胃絞痛，同時能產生輕微的通便效果。這個精油強烈的香氣能讓全身活力充沛，對感覺倦怠的人很有效。

✳ 適合恢復精力

黑胡椒精油的香味對身心疲勞的人具有刺激的效果，把下列的複方精油加到薰香燈裡使用，能提振身心活力、提升專注力，加強工作表現。

3 滴 黑胡椒精油
2 滴 絲柏
2 滴 杜松
2 滴 檸檬

療效：黑胡椒精油的成份包括胡椒鹼（piperine）、水芹烯、蒎烯、檸檬醛（citral）和石竹烯，具有強烈的刺激性。用這個精油泡澡和按摩能暖化肌肉和減輕肌肉緊繃。這個精油對腸絞痛和胃痛也有幫助，能幫助消化和增加腸道肌肉蠕動。

適合幫助消化：吃完飯後幫助消化，將 2 滴黑胡椒精油混入 4 大匙的甜杏仁油裡，用精油輕輕按摩腹部。

適合排毒：加黑胡椒精油到溫熱水裡泡澡能刺激排汗，因此能增加排毒效果。這樣泡澡也能增加腎臟活動，促進額外的排毒效果。黑胡椒精油和杜松精油各加 3 滴到泡澡水裡（需混合鹽或牛奶）。

適合治瘀傷：降低因瘀傷引起的青腫，將 2 大匙酪梨油跟各 2 滴黑胡椒和永久花精油混合。用一條乾淨的毛巾放進混合物裡，每天敷在瘀傷的患部兩次。

適合止噁：黑胡椒精油強烈的辛味有助於快速減輕噁心和想吐的感覺而不會有副作用。需要時加幾滴到手帕裡，然後深深吸入它的香氣。

適合退燒：黑胡椒精油混在冷水裡能降低高燒溫度，也能用來纏在小腿上。將 2 滴黑胡椒精油溶入半茶匙的伏特加酒中，把調好的混合物放進一碗冷水裡，放兩條緞帶到水裡浸泡，然後寬鬆的綁在兩條小腿處，綁大約 20 分鐘。

額外提示：白胡椒精油的味道跟黑胡椒精油很類似，不過比較沒那麼辛辣。兩者的效果也

差不多，只是後者比較容易買到。

> **⚠ 請注意**　使用黑胡椒精油時一定要小心，因為過量使用可能會傷腎。這個精油口服會有毒性，外敷時一定要先稀釋過，因為可能會造成皮膚過敏。一般來說，黑胡椒精油最好用少量就好。

☀ 使用方式

- 適合肌肉痠痛：用高度稀釋過的黑胡椒精油按摩能改善血液循環和暖化肌肉組織，因此能減輕肌肉痠痛和肌肉緊繃。製作按摩油時，將 3 大匙甜杏仁油、5 滴薰衣草精油和 3 滴黑胡椒精油混合後塗到患部，輕輕按摩讓它滲透到皮膚裡。
- 適合風濕痛：加黑胡椒精油到溫水裡泡澡有益於減輕跟風濕病有關的疼痛和關節僵硬。將 2 大匙無香味的乳霜、2 滴黑胡椒精油、各 3 滴迷迭香和牛膝草精油混合。（你可以用乳香代替牛膝草精油）把這個混合物放進泡澡水裡，浸泡 20 分鐘。擦乾後，蓋好被子保暖，休息至少 2 個小時。**注意：如果你有嚴重的關節炎，有類似發紅、痠痛和劇烈疼痛的症狀，那就不應該使用這個療法，因為它會加重你的症狀。**
- 防止運動傷害：黑胡椒精油刺激的效果有助於預防肌肉痠痛和抽筋。將黑胡椒和迷迭香精油各 5 滴和柳橙精油 4 滴混入 3 大匙葵花油裡，在運動前用這個混合油來按摩全身。

07 白千層精油（Cajuput Oil）　*Melaleuca cajuputi*

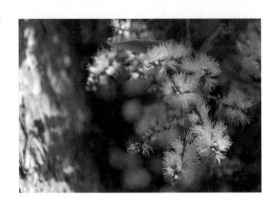

白千層是桃金孃科（Myrtaceae）的一種，原產地是澳洲、馬來西亞、印度和香料群島。這種香樹能長到 130 英呎高，有淺綠色橢圓形的葉子，長而尖的末梢生有很多叢小白花。栽種白千層是為了使用其木材和精油。白千層精油是以蒸餾法從樹葉和樹枝萃取的，長久以來，因為具有抗發炎和止痛的功效而受到重視。它能協助治療上呼吸道的疼痛，像是支氣管炎、氣喘、喉嚨發炎、風寒和流感。這個精油也能減輕關節炎、風濕痛和神經緊張型胃病引起的絞痛和脹氣。此外，白千層精油也能減輕神經痛、神經炎、牙痛、牙齦流血和尿道感染引起的各種症狀。再者，這個精油具有很多抵抗特質，可緩解皮膚斑點、青春痘粉刺、牛皮癬和皮膚炎。在情緒方面，新鮮的白千層葉宛如尤加利樹的香氣，能活化感官，有助於提神醒腦、消除疲勞和注意力不集中的問題。

✳ 能淨化空氣

白千層精油的微辣辛味、木質味、藥草味能迅速地淨化沉悶汙濁的空氣，讓空氣更清新。試著將下列的處方放進你的薰香燈裡，能讓房間消除霉味：

　　4 滴 白千層
　　2 滴 萊姆
　　2 滴 佛手柑

療效：桉葉油醇、蒎烯、戊酸（valeric acid）、檸檬油精（limonene）和萜烯的成份能使白千層精油抗菌、止痛、殺菌和止痙攣的效果。身心疲憊時，白千層精油能讓身心強壯起來。它也能減輕腸胃毛病，協助祛痰，減輕關節和神經疼痛。

適合皮膚問題：有牛皮癬和神經性皮膚炎的問題，白千層精油能淨化和清潔皮膚，能止癢和加速傷疤復原。將白千層和乳香精油各 2 滴混入 2 大匙甜杏仁油裡，攪拌後放進泡澡水裡。

適合止噁心：要減輕噁心感，加 1 滴白千層精油到手帕裡。不要讓手帕太靠近鼻子，以避免接觸皮膚，深深吸入它的香氣，需要的話可重複數次。

適合喉嚨發炎：若要緩解喉嚨痛和減輕喉嚨發炎，白千層和茶樹精油各 1 滴和 1 茶匙的伏特加混入 4 盎司的水裡。每天用這個液體漱口 3~4 次，直到症狀完全消失為止。

適合膀胱發炎：用白千層精油坐浴能緩解膀胱發炎和尿道感染。將白千層、香桃木和百里香精油各 2 滴和 1 滴檸檬精油混入半杯重鮮奶油（heavy cream，高過 40% 脂肪的鮮奶油）中。攪拌均勻後加到半滿的浴缸裡。浸泡大約 20 分鐘後，躺在床上休息一小時。

適合牙齦出血：針對牙痛和牙齦出血問題，將 2 滴白千層精油、一匙鹽巴加到一碗溫水中混合均勻。每天用這個溶液漱口數次，跟所有漱口水一樣要把溶液全部吐掉。

額外提示：振奮精神的提神法，加 3 滴白千層精油到一杯熱水裡，用毛巾披在頭上蓋住頭和碗，吸入蒸氣。

> (!) 請注意　白千層精油跟所有精油一樣都不應該口服，它也不適合孕婦使用。當你把白千層精油拿來外用時，最好先在一小塊皮膚上測試是否會引起過敏。在使用前稀釋精油也很重要。

※ 使用方式

- 用白千層精油搓揉胸部有助減輕呼吸道病痛，像是支氣管炎和氣喘。將 5 滴白千層精油，百里香、乳香精油各 3 滴和 2 滴檸檬精油混入 3 大匙甜杏仁油、凡士林油或乳液裡，每天抹在胸口和上背部數次。
- 白千層精油有助減輕因關節炎引起的疼痛。將 4 滴精油混入 2 大匙葵花油裡。用這個油按摩疼痛的關節。然而，如果那個部位發炎了，你可能得改用冷敷。（請看下方）
- 白千層精油有種鎮定和止痙攣的效果，有助於減輕神經緊張引起的胃部困擾，包括腹瀉、脹氣和腹絞痛。將 2 滴白千層精油和 1 滴辣薄荷混在 1 盎司的甜杏仁油裡。用這個油以順時針方向按摩腹部。
- 針對關節發炎，改用白千層精油冷敷，而不是按摩。加 3 滴精油到一大碗的冷水裡，將一塊布放進水中，依需要敷在患部。

08 菖蒲精油（Calamus Oil） *Acorus calamus*

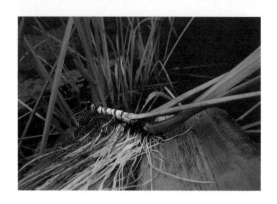

菖蒲屬於天南星科，原產地在東南亞地區。它也叫甜旗（sweet flag），數百年前引進歐洲和北美洲。現在窪地的死水旁邊常會長很多野生的菖蒲。菖蒲精油是透過蒸餾法從根部萃取，能刺激食慾，有助減輕腸胃脹氣疼痛。因為它具有抗菌的特性，這個精油也被用在漱口水裡。（同樣的，印度人會嚼幾條菖蒲根來治療牙痛和清潔嘴裡的黏膜。）這個精油也能透過肌肉組織促進血液流通和血液循環，因此能讓身體長久保持溫暖，預防肌肉緊繃和抽筋、減輕風濕痛和關節痛。最後，這個精油清新微辣的香味有助於消除疲勞。**請注意：菖蒲精油會使皮膚過敏，所以使用時要小心。**

✳ 增強體力的芳香

菖蒲清新的香氣有讓身心恢復活力的效果。試著將下列的處方放進薰香燈裡，在壓力大和精神疲勞時能幫你再次振作起來。

2 滴 菖蒲
2 滴 羅勒
2 滴 快樂鼠尾草

療效：菖蒲精油裡的活躍成份是細辛醚（asarone），有刺激的效果。這個精油含有細辛醛（asaryl aldehyde）、莰烯（camphene）和檸檬烯。它能強化身體，刺激食慾，對腸絞痛和胃痛還有止痙攣的效果。這個精油也能消脹氣和輕微通便，促進發汗和利尿，有助於排除體內的廢物。

適合疲勞：將菖蒲、檸檬和迷迭香精油各 2 滴，放進一碗冒蒸氣的熱水中，用來蒸臉。這個複方精油有助於消除疲勞和注意力不集中的問題。

適合自我護理：用菖蒲精油泡澡能讓全身溫暖健康，在濕冷的天氣時，避免低溫症，也能提升預防傳染病的免疫力。將菖蒲、尤加利樹和薰衣草精油各 2 滴、一大湯匙牛奶加到泡澡水裡。

靜脈曲張按摩：每天用稀釋過後的菖蒲精油按摩，能減輕腿部壓力，有助於預防靜脈曲張和蜘蛛網狀血管。將菖蒲、玫瑰和絲柏精油各 2 滴，混入 2 盎司的甜杏仁油裡。

適合低血壓：加了菖蒲精油的沐浴乳能刺激皮膚的血液流通。交替沖溫水和冷水澡能刺激血壓。將菖蒲、杜松和迷迭香精油各 2 滴，加到 4 盎司的無香味沐浴乳裡，然後攪拌均勻。

適合保護牙齒：牙膏裡含有菖蒲精油能活化牙齦，保護牙齦不流血和預防牙周病。在天然化妝品店可以買到這種牙膏。

額外提示：請從信譽良好的店面取得菖蒲精油才能保證它是真品。

✳ 使用方式

- 用菖蒲精油按摩能減輕下腹部的絞痛和疼痛。將 1 滴菖蒲加到 2 大匙的甜杏仁油裡，用這個油以畫圓圈的方式按摩腹部。用毛巾將熱水袋綁在腹部，躺在床上休息 30 分鐘。

- 將 2 大匙小麥胚芽油、1 滴菖蒲和 2 滴薑精油混在一起，能提升血液循環、緩解慢性關節炎引起的疼痛。泡完澡後，最好休息一個小時以上。

- 菖蒲精油能促進發汗，有利尿劑的效果，有助於淨化身體。可協助斷食療法，沖熱水澡，趁著身體仍濕潤的時候，將混合 3 大匙橄欖油和 2 滴菖蒲精油的混合油抹在身上。用一塊亞麻大毛巾把自己包起來，躺在床上休息 2 個小時，蓋好被子保持溫暖。然後再沖一次澡，這一次用微溫的水洗掉跟著汗水排出來的廢物雜質。

- 若要讓蛀蟲和昆蟲遠離你的衣物，將菖蒲、廣藿香各 2 滴、10 滴薰衣草精油和 1 盎司乾燥薰衣草花混在一起。把這個混合物放進一隻襪子裡，綁好尾端，然後掛在衣櫥裡。

ⓘ 請注意	如果長時間大量使用可能會致癌，因此，有些國家會禁止菖蒲精油。傳統上常拿菖蒲當芳香劑，所以這個方式也被禁止使用。菖蒲具有毒性，不應用於口服，未經稀釋也不能塗在皮膚上，也不適合在懷孕期間使用。

09 葛縷子精油（Caraway Oil） *Carum carvi*

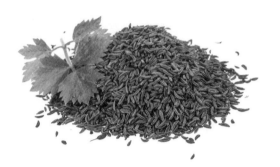

過去數千年來葛縷子被用來當作藥物和香料。它是繖形科的一種，跟大茴香和茴香很接近（又稱藏茴香），因此含有類似的醫療功效。葛縷子種子被當成天然消化劑使用，古羅馬人把它放進蛋糕和派裡烤，能在豪奢的盛宴之後幫助消化。事實上，種子的醫療價值是因精油開始的。藉由蒸餾法從種子萃取的精油能緩解消化困擾。葛縷子精油有袪風的特性，有助於調節消化功能、消脹氣、減輕腹絞痛、脹痛和提升食慾。用在蒸氣吸入療法中，這個精油能幫助祛痰和緩解因感冒和鼻竇炎感染的鼻塞問題。它也能用在局部來緩解因風濕病和關節炎引起的關節疼痛。這個精油用在化妝保養品上，能調節皮脂腺分泌，減少青春痘、皮膚出油和難看的斑點。

✳ 消除疲勞和倦怠

葛縷子精油有如胡椒般濃烈的香辛味，能刺激身體感官，喚醒新的精力。有助於消除身體上的疲勞、精神疲勞和倦怠感，可將下列的處方放進薰香燈裡燃燒：

3 滴 葛縷子
3 滴 萊姆
1 滴 苦橙葉

療效：葛縷子精油含有香芹酮（carvone）、二氫香葦醇（dihydropinol）、葛縷酮（carvol）和檸檬烯，這些都有提升全身精力的效果。這種精油能加強和調節消化、增加食慾和減輕腸絞痛、腹瀉、脹氣和脹痛的問題。吸入這種精油的蒸氣能化痰和減輕鼻塞症狀。局部使用時，這個精油有助於治療青春痘和油性皮膚。

適合油性肌：經常使用加幾滴葛縷子精油的洗面乳，能減少青春痘和調節皮脂腺的分泌。

適合風濕痛：葛縷子精油能暖化身體和刺激血液流通的功能，有助於減輕因風濕病、關節炎和痛風引起的關節疼痛。可將幾滴精油跟甜杏仁油混合後，用來按摩關節。

適合腹絞痛：葛縷子精油對各種腸胃困擾都有很多益處。加大約 3~4 滴精油到甜杏仁油之類的基底油裡，以畫圓圈的方式輕輕按摩腹部。

適合增加奶水：葛縷子精油能促進奶水流通，一直被當成天然的哺乳輔助品。可加 3 滴到你的薰香燈裡，在餵奶前先吸幾口香氣。

適合呼吸道阻塞：針對黏膜發炎、傷風感冒、呼吸道阻塞和流感，葛縷子精油能化痰、對抗造成感染的細菌。加 3 滴精油到一碗冒蒸氣的熱水裡，蓋一條毛巾從頭上垂下來，彎身靠近大碗，閉上眼睛吸入蒸氣。

請注意 因為葛縷子精油會使皮膚過敏，使用前一定要先稀釋，而且只能外用和使用極少的劑量。小孩和孕婦或許可以考慮改用少量茴香精油，它們也能提供類似的醫療效果。

✳ 使用方式

- 適合喉嚨痛，將 3 滴葛縷子、一小匙鹽放進半杯水裡稀釋，每天用它來漱口數次，然後吐掉液體。這個精油抗菌的效果有助於對抗細菌，它收斂的特性有助於治療發炎的黏膜。

- 葛縷子精油有止下腹部痙攣的功效，能減輕經痛。加 4 滴葛縷子精油到 2 大匙的乳液裡，把這個混合物放到半滿的浴缸裡。浸泡 20 分鐘後休息一小時。

- 處理咳嗽和鼻塞問題，葛縷子、薰衣草和乳香精油各 1 滴，混入 2 盎司的甜杏仁油裡。用這個混合油按摩胸口和背部，能協助排痰。

- 可嘗試用葛縷子精油來減少口臭。加 1 滴精油到 2 大匙的蘇打粉裡，攪拌均勻後把牙刷放進混合物裡，跟平常一樣刷牙，刷完把混合液吐掉後，把嘴巴洗乾淨。

- 止噁和止嘔，將幾滴葛縷子精油滴到一塊乾淨的布上，吸氣時，請把布折起來避免讓精油接觸皮膚。

- 用 2~3 滴葛縷子精油，混入 1 加侖的水和肥皂水中，當作家庭清潔液使用。這個處方具有消毒抗菌的功能，有助於消除廁所和廚房內的細菌。

10 雪松精油（Cedarwood Oil）　*Cedrus atlantica*

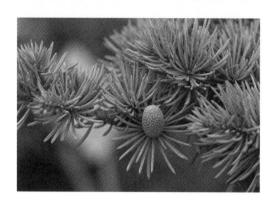

大西洋雪松，或稱北非雪松（*Cedrus atlantica*）原本是生長在非洲的常青樹，現在在亞洲栽種時能長到 130 英呎高。它有針狀的樹葉，如果讓它自由生長的話，甚至可以活到兩千年。雪松是埃及人最早開始使用的香料樹之一，他們把這些原料用在化妝品、香水和處理木乃伊的材料上。

此外，美國原住民會燒雪松來淨化環境。時至今日，雪松精油廣泛用在化妝品、香精和家庭用品中。這個精油是從雪松樹的鋸木屑中萃取的，它有一種深沉、甜美和類似樟腦的香味。雪松精油據說有鎮定效果和無數的治療功效。它的抗菌防腐和止血收斂的特性能緩解諸如濕疹、皮膚炎、油性肌和青春痘等皮膚問題，對呼吸道感染也有效果。它的香氣能提升靈性、平衡和安祥感。

✳ 適合提高性愛情趣

據說雪松精油能強化感官和放鬆身體，人們長久以來仰賴這個精油製造浪漫和性愛情趣的氣氛，增加性慾；事實上，這個精油是知名的春藥。使用時，加 5~10 滴到臥室的薰香燈裡，或加到溫暖的燭光浴泡澡水中或是噴在衣物上。也可以再加下列一、兩種催情精油：茉莉、檀香、快樂鼠尾草、廣藿香、玫瑰、橙花和依蘭。

療效：雪松精油含有亞蘭酮（alantone）、石竹烯、雪松醇（cedrol）和杜松烯（cadinene）。它具有止血、抗真菌和抗細菌的功能，對治療感染和皮膚病很有用。用來當利尿劑能緩解尿道感染。當作鎮定劑也能緩解焦慮和緊張的情緒。

適合平衡情緒：雪松有助於減輕焦慮、壓力和緊張。它也能讓頭腦清明和提升專注力，對冥想打坐很有幫助。加 6 滴雪松，以及天竺葵和檸檬精油各 2 滴，到 1 盎司的甜杏仁油裡。用這個油來按摩肩頸部位。

適合身體護理：雪松具有止血和抗菌的效果，是一般許多身體護理乳液和乳霜常見的原料。加 2~4 滴雪松精油到 1 大匙你最喜歡的乳液中，按摩讓它滲透進皮膚裡，有助於收縮毛細孔，讓膚色更光滑柔嫩。

適合肌肉痠痛：雪松精油有清涼的效果，有助於紓解痠痛、放鬆緊繃的肌肉和減輕疼痛。用溫水裝滿浴缸，加 4~6 滴雪松精油及數大湯匙的浴鹽，浸泡 20~30 分鐘。

適合鼻塞：對咳嗽、上呼吸道阻塞、支氣管炎、風寒和鼻竇炎，雪松精油的祛痰效果能打開靜脈竇、化痰、緩解鼻塞、抵抗病毒感染和減輕呼吸困難的症狀。將 7 滴雪松、3 滴薰衣草和 2 滴杜松精油，加到 1 盎司的甜杏仁或橄欖油裡，攪拌均勻。用這個混合物輕輕按摩胸部和上半身。

額外提示：雪松精油能防止蛀蟲，可加幾滴精油到一塊布上，存放在你的衣櫃裡。

請注意　高劑量的雪松精油加到身體護理油、沐浴油或臉部護理用品中可能會導致皮膚過敏。如果你的皮膚出現過敏的症狀，請立刻停止使用。注意：因為這個精油會刺激黏膜，如果你懷孕了就不要使用。

☀ 使用方式

- 雪松精油鎮定的效果能紓解可能造成失眠的緊張和焦慮，有助於提升深沉的恢復性睡眠（restorative sleep）的益處。可於就寢前，在浴缸裡裝滿溫水，加雪松、依蘭和迷迭香精油各 3 滴、數湯匙浴鹽，泡澡 15 到 20 分鐘。

- 雪松精油能緩解很多皮膚問題。將 3 滴雪松、2 滴薰衣草精油、一匙鹽巴，加到 1/4 杯的溫水裡，把柔軟的洗臉巾放到水裡浸濕，稍微擰乾後敷在患部。小心不要碰到眼睛，待毛巾變涼後，再泡進溫水裡，重新敷上去。

- 要減少頭皮屑、控制油性頭髮、改善髮質、刺激頭皮和髮囊，可將 2 滴雪松、1 滴絲柏、2 滴迷迭香，加到 1 大匙的橄欖油裡。用這個混合油在頭皮上按摩 3 分鐘，讓它停留在頭髮上 20 分鐘，然後用洗髮精洗乾淨。每個禮拜重複使用。

- 能預防蚊蟲進入屋內，用 3~5 滴雪松精油放進薰香燈裡或是噴霧瓶中使用。

- 可製作傳統的芳香劑，來加強冥想打坐的效果。將絲柏、杜松、乳香、檀香和雪松精油各 2~3 滴一起放進薰香燈裡使用。

11 肉桂精油（Cinnamon Oil） *Cinnamomum, C.zeylanicum*

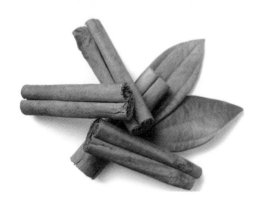

取的是易揮發的精油，因此具有抗病毒的效果，這個精油散發香甜的味道，芳療師們相信它能提供溫暖和安全感。樹皮萃取的精油很濃烈，會使皮膚過敏，從樹葉萃取的精油比較清淡，但也可能使皮膚過敏。每一種都有它的用途，從樹皮萃取的精油適合香氛機，據說它的香味能激起各種感官。可當作美容輔助品局部使用，肉桂葉精油具有收斂、抗菌和令人安適的溫暖。這種溫熱也能減輕因風寒症狀而引起的肌肉疼痛。為了避免皮膚過敏，使用這兩種精油之前都要先稀釋過。

肉桂是現今全世界最常使用的香料之一，千百年來在印度和阿拉伯的烹調中一直是最重要的食材。肉桂令人熟悉的香味，長久以來持續溫暖著全世界的廚房。這個香料最早是在古埃及作為醫療用途，我們現在已經知道從肉桂樹的樹皮和樹液所萃

✳ 虛弱時能溫和的補充精力

肉桂精油的香氣能鎮靜焦慮感、加強自信心。將幾滴精油放進薰香燈裡，有安神、強心的效果，在悲痛傷心的時候或許能帶來慰藉。

療效：肉桂精油主要的成份是丁香酸（eugenic acid）和肉桂醛（cinnamic aldehyde）。這兩種成份都具有高度抗菌、對身心具有溫暖和刺激的效果，也能減輕肌肉、骨頭和關節問題的疼痛，包括關節炎。

適合治頭蝨：要驅逐頭蝨，可加幾滴肉桂精油到 1 大匙荷荷芭油裡。每天把這種油抹在頭皮上並按摩使它滲透進去，直到寄生蟲消失為止。使用時請特別小心，避免接觸眼睛。

適合強化神經：當你覺得緊繃或因為生活壓力過度激動時，肉桂精油香甜微辣的香氣能帶來安詳跟寧靜。用小火在鍋子裡煮，或從香氛機裡散發出的肉桂香味能當作零副作用溫和的提神補品。

適合自製香水：可製作一種抗菌的香水，1 滴肉桂葉精油加到 2 盎司的伏特加裡作為溫暖、芳香的香水基底。可以加其他像是薰衣草、佛手柑或依蘭這些精油，總共加 10 滴就能創造出個人獨特的香味，可噴在頭髮上（請小心避免碰到眼睛）或是衣服上。如果你加佛手柑精油的話就不要噴在皮膚上，因為它經過光合作用會產生毒性。加茉莉精油能賦予香濃的味道，香草精油則會產生一種異國風情的香氣。

適合抗寒：用肉桂葉精油、薑和杜松精油泡澡，能消除低溫帶來的寒氣。泡澡能刺激血液循環並讓全身感到溫暖。將每一種精油各加 1 滴、一湯匙牛奶或數匙浴鹽到泡澡水裡，請確定一定要攪拌均勻。

額外提示：如果你決定用肉桂精油在局部塗抹，請選擇肉桂葉精油，先用橄欖油之類的基

底油稀釋後再使用。如果你的皮膚出現過敏現象，就立刻停止使用。

✳ 使用方式

- 3 大匙甜杏仁油混入 8 滴肉桂葉、5 滴柳橙和 4 滴杜松精油，每天用這個混合油按摩能刺激血液流通，有助於皮膚緊緻和膚色均勻。這個複方精油也能幫助你對抗脂肪團：朝心臟的方向沉穩地向上按摩，讓精油滲透進皮膚裡。此外，這個油也很適合按摩腳部。

- 肉桂精油能強化和穩固牙齦，有助於預防牙周病。加 1 滴肉桂葉精油到 1 茶匙的伏特加、2 大匙的水中，搖動使其均勻，將牙刷放進溶液裡沾一下，跟平常一樣刷牙。

- 肉桂精油可當作室內噴劑，能讓潮濕、發霉地方的臭味消除。加 2 盎司伏特加、3 滴肉桂精油（樹皮或樹葉）、5 滴佛手柑精油和 2 盎司的水到噴霧瓶裡。搖晃瓶子混合均勻，然後噴在房間裡。將這個混合物放進鍋子裡用小火燉煮或香氛機裡也能得到同樣的效果。

- 做溫暖的足浴，在深水桶裡放 2 加侖的溫水，加 1 滴肉桂葉精油、2 滴迷迭香精油、1 茶匙伏特加和 2 滴杜松精油。混合均勻後，把腳放入享受放鬆的足浴。

請注意　局部使用時，肉桂精油只能用少量。即使稀釋過後，如果劑量太多仍會讓皮膚過敏。跟大部份易揮發的精油一樣，肉桂精油也一定要用基底油稀釋過。從肉桂樹皮萃取的精油，只適合用在水煮或香氛機裡。因為它威力強大，使用超過 3 滴可能會造成頭痛。每次使用後請記得都要把雙手洗乾淨。

12 快樂鼠尾草精油（Clary Sage Oil） *Salvia sclarea*

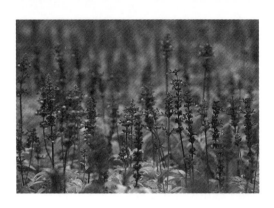

　　快樂鼠尾草是身為唇形科評價極高的一員——唇形科也包括薰衣草、檸檬香蜂草和百里香——是深受大眾喜愛的多年生植物，原產地是法國、義大利和敘利亞，現在全世界都有栽種做為醫療用途。它心型、毛茸茸的葉子和淺紫色的花朵能產出大量具有止痙攣和抗發炎的精油。因此，在天然療法中，這個藥草是經常開給濕疹和牛皮癬，以

及小割傷和擦傷的處方。快樂鼠尾草也能刺激雌激素：這個精油的功能是平衡起伏不定的賀爾蒙，很適合治療經前症候群、強烈的經痛和更年期有關的熱潮紅。這個精油甚至在生小孩時也被用來減輕陣痛。據說快樂鼠尾草香甜的核果味能讓受到沮喪、緊張、壓力和恐懼影響的人恢復活力。草藥師也推薦使用這個精油來激發創意和喚醒直覺。

喚醒想像力

　　要激發創意的念頭或創造一個刺激和啟發的氛圍時，可將快樂鼠尾草、檀香和佛手柑精油混合，最後把這個複方精油和檸檬精油一起放進香氛機或薰香燈裡做為提神醒腦的香味。

3 滴 快樂鼠尾草
3 滴 佛手柑
3 滴 檀香
3 滴 檸檬

療效：快樂鼠尾草有這些充滿療癒的成份，例如：芳樟醇、香紫蘇醇（sclareol）、單萜烯（monoterpenes）和單寧（tannins），因此有止痙攣、抗菌和鎮定的效果。用來當按摩油、泡澡或放香氛機裡，能協助紓解經痛、治療痤瘡、減輕頭痛和肌肉緊繃，促進平靜和提振低落的精神。

適合安詳和寧靜：用快樂鼠尾草精油做溫暖芳香的泡澡能減輕壓力，提升寧靜祥和感，為一夜好眠鋪路。要進入浴缸之前加 3~5 滴鼠尾草精油、一大湯匙牛奶或數匙浴鹽到泡澡水裡。記住，使用精油時，加少量比較好，因為它是濃縮物，應少量使用。

蒸臉治青春痘：快樂鼠尾草精油的抗菌和抗感染的效果，據說對治療粉刺青春痘很有效。將快樂鼠尾草、天竺葵和羅馬洋甘菊各加 2 滴到一碗冒著蒸氣的熱水裡，然後用毛巾蓋住頭，深深吸氣 2~5 分鐘。如果臉上有毛細血管破裂就不要使用。

適合乾燥頭髮和頭皮屑：快樂鼠尾草精油不只能預防頭皮屑，而且也能滋潤乾燥的頭髮，帶給頭髮絲滑亮澤感。用來按摩頭皮，據說能刺激頭髮生長。可將 4~5 滴鼠尾草和 5 滴薰衣草精油加到 2 大匙洗髮精裡攪拌均勻。

適合減輕分娩陣痛：將 3 滴快樂鼠尾草，茉莉和奧圖玫瑰精油各 2~3 滴，混入 2 大匙的基底油裡，這個處方能減輕分娩的陣痛，請溫和的揉搓、按摩下腹部和腰部。這個處方也能

協助減輕生產時的恐懼和壓力。

一點小知識：快樂鼠尾草的 clarus 來自拉丁文，意思是「清明」，在中世紀時，快樂鼠尾草是治療視線模糊和眼睛疲勞的藥物。

> ⚠️ **請注意**
>
> 在某些情況下，據說快樂鼠尾草能製造狂喜的感覺。盡量不要將快樂鼠尾草精油跟藥物或酒精一起使用，這樣會讓它的效果變得更劇烈，同時也會增強毒性和宿醉。這個精油也會造成昏沉，嚴重影響開車的能力。此外，懷孕或嘗試受孕時，也不應該使用快樂鼠尾草精油。

✳ 使用方式

- 快樂鼠尾草精油溫暖和鬆弛的效果，使它成為治療肌肉僵硬和肌肉痠痛的絕佳按摩油。可將 15 滴精油加到 3 大匙甜杏仁油裡，然後按摩痠痛的部位。

- 適合治感冒和咳嗽，可嘗試下列的複方精油：將 6 滴快樂鼠尾草、3 滴百里香和 1 滴尤加利樹精油，放進香氛機或薰香燈裡使用。**請注意：避免使用紅色或白色百里香精油，請改用沉香醇百里香精油（Thyme Linalool）。**

- 快樂鼠尾草能降低血壓，據說在壓力大的時候有鎮定的效果。將 2 滴快樂鼠尾草和 1 滴依蘭精油滴在一張面紙上，吸它的香氣能讓心冷靜下來，恢復情緒平衡。

- 要治療經痛時，裝一碗冒蒸氣的熱水，將天竺葵、羅馬洋甘菊和快樂鼠尾草精油各 2 滴、一湯匙鹽巴加入水中。把半條毛巾泡到水裡，然後折起來，把溫暖的毛巾壓在腹部，浸泡到精油的那一面朝上避開皮膚。

- 快樂鼠尾草有助於治療小擦傷、割傷和燙傷。將 3 滴快樂鼠尾草、3 滴薰衣草和 2 滴茶樹精油混合，用上述的方法敷在皮膚傷口上。

13 丁香精油（Clove Oil） *Syzygium aromaticum, Eugenia caryophyllus*

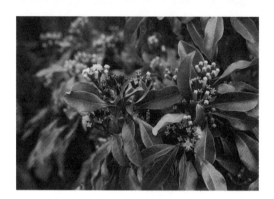

丁香是丁香樹的乾燥花苞，原產地是印尼的摩鹿加群島，這種樹可以長到 50 英呎高，樹上長滿芳香的葉子和花苞。然而，花苞很少開花，因為花苞一變成粉紅色很快就會被採收。當花苞完全乾燥後，丁香花苞像是深褐色的小指甲；丁香（Clove）這個字是來自拉丁文的「clavus」，或說指甲。過去兩千多年來丁香在亞洲深受重視，它

既是香料也是藥物。在中國漢朝時代，朝臣們會嚼食丁香以便跟皇帝説話時有芬芳的口氣。在中世紀的歐洲，丁香在醫療和烹調方面受到珍視。現在它們主要是用在烹飪上。由丁香製成的精油保留它們香辣、溫暖和香甜的味道，具有止痙攣、抗病毒和抗菌的效果。用來減輕胃脹氣、腹瀉、胃痛和牙痛。此外，丁香精油對殺菌和殺病毒很有效，對製作漱口水、牙膏和傷口消毒劑是很有用的原料。

✳ 天然的防蚊劑

芳香的丁香精油能驅逐蚊子，將這種複方精油放進薰香燈裡，放在戶外有助於避免蚊蟲叮咬，讓你有個寧靜不受干擾的夜晚。

4 滴 丁香
3 滴 薰衣草
3 滴 檸檬
3 滴 柳橙

療效：丁香油酚（eugenol）、乙醯基丁香油酚（acetyleugenol）和齊墩果酸（oleanolic acid）是讓丁香精油具有輕微麻醉效果的成份，能減輕牙痛和牙齦發炎之類的疼痛。它對潰瘍和傷口消毒也很有效，而且對治療因腹瀉、胃脹氣和胃痛引起的腸胃病痛也有幫助。

適合放鬆的香味：丁香精油能給天然香水一種溫暖愉快的味道，它跟香茅、柳橙、葡萄柚、肉豆蔻和肉桂精油都能和諧搭配。

生產過後：丁香精油強化的效果有助於生產後調整子宮。將丁香、肉桂各 1 滴和 3 滴柳橙精油、數匙浴鹽加到泡澡水裡，浸泡大約 15 分鐘，每週泡一次。

適合肌肉抽筋：包含丁香精油的按摩油能減輕肌肉疼痛和抽筋，因為它能刺激血液循環。將丁香、杜松和迷迭香精油各 3 滴混入 2 盎司的甜杏仁油裡。需要的時候，用它來按摩痠痛的肌肉。

適合牙痛：丁香精油對減輕牙痛很有效。將丁香和沒藥精油各 1 滴、1 茶匙伏特加混合。把這個混合液滴在棉球裡，用它來塗抹疼痛牙齒周圍的牙齦。

適合消毒傷口：丁香精油具有抗發炎和抗菌的效果。要製作消毒傷口的藥酒，可將 2 滴丁香油、2 盎司的伏特加放進玻璃瓶裡，搖動均勻後，依需要塗在傷口上。**請注意：絕對不要將未稀釋的丁香精油塗在皮膚上，因為可能會造成皮膚過敏。**

額外提示：當你在戶外想驅逐蚊蟲時，將 3 滴丁香精油放進防曬乳液裡徹底調均勻，在暴露在外的皮膚上一天擦數次。

✸ 使用方式

- 加了丁香精油的漱口水能幫助牙齦和口腔消毒。將 2 滴丁香精油加到伏特加裡。如果想要的話，也可以加一撮肉桂粉。將 1 茶匙的混合物放進半杯溫水裡稀釋，用它來漱口。

- 丁香精油強化身體的效果和減輕咳嗽的功能，有助於減輕因支氣管炎引起的發炎和不適，對有氣喘的人也有益，建議可以用丁香精油做蒸氣吸入療法：將丁香和尤加利樹精油各 2 滴、1 滴辣薄荷精油放進一碗熱水裡。靠向大碗，將毛巾垂下來蓋住頭和碗，深吸蒸氣幾分鐘。

- 丁香精油輕微的麻醉效果能減輕緊張型頭痛。加 2 滴丁香精油到一碗溫水裡，把一塊乾淨的布浸泡在水中，擰乾多餘的水份，將敷布放在脖子上 5 分鐘，能減輕頭痛。

- 丁香精油有助於減輕因腹絞痛和腹瀉引起的腹部不適。將丁香、絲柏和辣薄荷精油各 1 滴，加到 2 盎司的荷荷芭油裡。當你感到疼痛時，可以用這個混合物按摩腹部。

ⓘ
請注意　市面上有三種不同類型的丁香精油：丁香花苞精油、丁香莖精油和丁香葉精油。但只要使用丁香花苞精油就好，因為它的丁香油酚最低，也最安全。丁香莖和丁香葉精油太強烈了。請少量使用丁香精油，而且只用稀釋過的，因為它可能會引起皮膚過敏。而且，如果懷孕的話，也要避免丁香精油，因為它會引起子宮收縮。

14 絲柏精油（Cypress Oil）　*Cuppressus sempervirens*

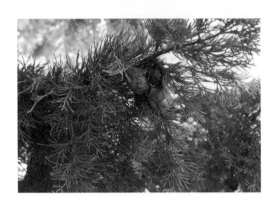

地中海地區傑出的風景特色就是這種瘦長、能活到兩千年的常綠絲柏樹（*Cupressus sempervirens*）。絲柏做為醫療用植物是因為它具有收斂血管的功能，因此特別重要。添加絲柏精油的藥膏，從古代到現在一直都被當作收斂傷口、促進傷口結痂的藥物。這個精油收斂止血的功能，在身體組織淤積過多淋巴液而產生腫脹的情況下，能

促進淋巴腺暢通，尤其是腿部水腫。這個功能有助於預防結締組織淤積過多的廢物雜質，能保護身體避免脂肪團堆積和靜脈血管曲張。用絲柏精油做芳香蒸氣療法時，具有讓支氣管擴大的效果，對減輕呼吸道症狀很有用，包括氣喘、支氣管炎，間歇性咳嗽和花粉症等有關的症狀都很有效。它的香氣能提神醒腦、強化神經，在壓力大的時候也有安撫效果。絲柏精油稀釋後可以各式各樣的方式用在身體上，包括按摩油、沐浴精和坐浴泡澡。

✷ 提升專注力

絲柏精油清新的香氣能鎮定和強化神經，因此能在壓力大的情況下讓你保持頭腦冷靜。將下列這個處方加到薰香燈裡會有一種平衡的效果，能改善你的專注力。

3 滴 絲柏
2 滴 佛手柑
2 滴 迷迭香

療效：絲柏精油的主要成份包括香檜醇（sabinol）、傘花烴（cymene）、樅油烯（sylvestrene）、莰烯和蒎烯。由於這個精油的收斂功能很適合揉搓和泡澡，有助於清除廢物、去除身體組織中的阻塞、強化血管和清潔皮膚上油膩的大毛孔。

適合提神和補充體力：加了絲柏精油的沐浴精不但能除臭還能提神。這個精油能刺激組織裡的血液流通，穩定血液循環。將 5 滴絲柏、3 滴迷迭香和 2 滴杜松精油混入 4 盎司無香味的沐浴精或卡斯提亞液體香皂裡。

適合治癒傷口：因為它的抗菌功能，用絲柏精油做的塗抹油能協助治癒傷口。將 5 滴絲柏、2 滴茶樹和 2 滴薰衣草精油加到 1 盎司的基底藥膏或蘆薈凝膠裡。

適合驅蟲：絲柏精油可當作防蟲液使用，能保護衣服不受蛀蟲傷害。很多商店都有賣未經化學處理的木球，讓人滴上精油儲存香氣，或是加幾滴絲柏精油到棉球裡，放進一隻襪子裡，然後存放在儲藏用的大木箱或抽屜裡。

減輕腿部「沉重」感：如果你的腿累了，小心地塗抹高度稀釋過的絲柏精油（將 5 滴精油跟 2 盎司的酪梨油混在一起）。用這個油按摩腿部能緩解淋巴液回流進入組織中。它也能幫助靜脈裡的血從過勞的血管中流出去。

額外的提示：絲柏精油對治療情緒起伏過大和思慮過多的人也有幫助。這個精油有助於讓

他們的情緒恢復平衡。

❋ 使用方式

- 用絲柏精油浸泡下半身能減輕痔瘡引起的包括搔癢的症狀。將 4 滴絲柏、1 滴茶樹精油混入 1 大匙牛奶中；把這個混合物加到半滿的浴缸裡，坐在浴缸裡浸泡 20 分鐘左右，然後蓋好被子保暖，躺在床上休息。

- 因為絲柏精油能排除體內廢物，協助強化結締組織，也可能預防脂肪的形成。洗完熱水澡之後，用下列這個複方精油按摩身體，尤其是容易形成脂肪的部位，將甜杏仁油和蘆薈凝膠各 3 大匙、10 滴絲柏、5 滴葡萄柚和 3 滴杜松精油混合，調和均勻之後使用。

- 要制止牙齦出血和牙齦發炎，將 2 滴絲柏、1 茶匙蘋果醋加到溫水裡。用這個液體漱口，漱完吐掉，每天重複數次。

- 絲柏精油能讓支氣管擴張，讓痰更容易咳出來，並緩解咳嗽。將 2 滴絲柏、2 滴乳香精油，加到一碗冒蒸氣的熱水裡，用一條毛巾蓋住頭並披垂下來，然後將臉靠近大碗，深深吸入蒸氣。

⚠ **請注意** | 懷孕期間不應該使用絲柏精油，因為它會刺激子宮收縮。購買絲柏精油的時候，請確定標籤上寫的是 Cupressus sempervirens，別種絲柏精油的醫療效果比較差。

15 蒔蘿精油（Dill Oil）　*Anethum graveolens*

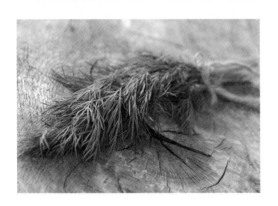

蒔蘿屬於胡蘿蔔科，跟茴香很接近。這種香草的原產地是地中海區、南俄羅斯、中亞和南亞，現今在英國、德國和北美中都被廣泛栽種。它的名字來自挪威文「dilla」，是「安撫鎮定」的意思。數千年來蒔蘿不僅像現在這樣普遍用在烹調上，也用在醫療上。它曾是埃及止痛和促進痊癒的常見療法中一項很重要的原料。古希臘人也使用蒔蘿，他們相信蒔蘿會使人想睡覺，所以上床前會用蒔蘿葉蓋住眼睛，經蒸餾法從種子和植物中萃取的蒔蘿精油也具有這種療效。這個精油能健胃整腸，減輕腸絞痛。它也有輕微的抗菌和止痙攣的效果。此外，蒔蘿精油也許能協助止咳、讓哺乳的母親增加奶水、減輕胃脹氣和打嗝、緩解焦慮。

✴ 適合減輕壓力和恐慌

蒔蘿精油平衡和放鬆的效果，有助於安撫恐慌、壓力和神經衰竭的感覺。而且這個精油香甜、微辣和類似薄荷的味道，能助眠和緩解絞痛。可嘗試將下列的處方放進薰香燈裡使用：

3 滴 蒔蘿

2 滴 薰衣草

2 滴 檸檬香蜂草

療效：蒔蘿主要的成份是香芹酮，但也有萜品烯（terpinine）、水芹烯、檸檬烯。這些成份的組合使這個精油具有抗痙攣、止痛和鎮定的效果。它也能減輕因腹瀉和月經帶來的腹絞痛。用蒔蘿精油治療腹絞痛時，能調節腸道蠕動，對胃脹氣和神經緊張也很有效。

適合過動兒：小孩太過好動，無法專心，用蒔蘿精油也有幫助。將 3 滴蒔蘿、3 滴羅馬洋甘菊、5 滴薰衣草精油放進薰香燈裡使用，這個處方有助於提升專注力和安寧感。

適合活化感官：生病過後，洗澡時用蒔蘿精油能得到溫和的提神和放鬆的感覺。這個精油能加強血液循環和刺激全身。可將 3 滴精油加到你最喜歡的沐浴精裡使用（攪拌均勻）。

適合治經痛：用加了蒔蘿精油的按摩油能同時緩解經痛，並刺激按摩部位的血液循環。它也可能促進經血暢通。將蒔蘿、快樂鼠尾草、薰衣草精油各 2 滴，混入 2 大匙的荷荷芭油裡，徹底攪拌均勻後，用它來按摩腹部。

刺激奶水暢通：很多哺乳的母親碰到奶水不通暢的問題時，發現稀釋後的蒔蘿精油有助於增加奶水。將 1 滴蒔蘿加到 1 茶匙的荷荷芭油裡，用它來按摩乳房，洗乾淨後再餵奶，因為寶寶不喜歡這種味道。

小常識：古羅馬的鬥劍士相信蒔蘿精油能讓他們變得強大無敵和速度飛快，他們每次上場戰鬥之前都會用這個精油塗抹全身。

✳ 使用方式

- 蒔蘿精油的鬆弛效果能減輕腹絞痛。將 6 滴蒔蘿，以及薰衣草、羅馬洋甘菊精油各 2 滴，加到 3 大匙的橄欖油裡。你可以每天用這個處方按摩腹部數次。

- 要治療打嗝，加 3 滴蒔蘿精油到一碗滾燙的水裡。用毛巾蓋住頭，彎身靠近大碗吸入蒸氣 2 分鐘。

- 針對百日咳和咽喉支氣管炎，將蒔蘿和乳香各 5 滴，加入 1 茶匙的甜杏仁油裡。輕輕按摩上胸部，這個精油能減輕嚴重的咳嗽發作。

- 蒔蘿精油能幫助深度安穩的睡眠。

- 經過漫長和充滿壓力的一天，使用蒔蘿精油也很有效。睡覺前將 2~3 滴蒔蘿精油滴到枕頭上能放鬆你的感官。或是加幾滴到你的袖子或手帕上，白天偶爾吸這個香氣能讓你感覺平靜和放鬆。

- 要治療緊繃、痠痛的肌肉，將 1 滴蒔蘿、2 滴羅馬洋甘菊和 3 滴薰衣草油，混入 1 大匙的甜杏仁油裡，用它來按摩患部。

! 請注意	孕婦不該使用蒔蘿精油，因為它刺激的效果可能會造成早產。使用大劑量時，精油裡面的香芹酮可能會有毒性，對神經系統的某個部份會造成危險。因為這個原因，蒔蘿精油只能使用指示的劑量。如果你有過敏反應，請立刻停止使用。

16 尤加利樹精油（Eucalyptus Oil） *Eucalyptus globulus*

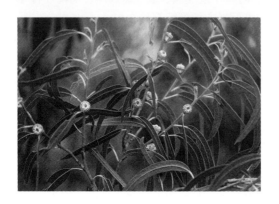

尤加利樹精油是從藍桉（*Eucalyptus globulus*）這種尤加利樹的樹葉和樹枝萃取。以蒸餾法萃取精油，110 磅的植物原料能生產出大約 2 磅的精油。尤加利樹精油的醫療功能最早很可能是由澳洲的原住民發現的（也是這種樹木的原產地）。他們把這個精油當作治療皮膚和發燒症狀的療法，因此，尤加利樹長久以來被稱為「退燒樹」並不令人驚訝。現代的草藥師除了仰賴尤加利樹精油治療這些問題之外，也用它來治療風寒和惱人的呼吸道疾病。這個精油是很好的去鼻塞劑，有強大的殺菌和抗菌效果。

☀ 適合消除精神疲勞

尤加利樹會刺激神經系統，提升專注力。跟檸檬精油一起放進香氛機裡，當通靈能力受到精神疲勞和倦怠影響時，使用這個精油非常理想。

4 滴 尤加利樹
2 滴 檸檬

療效：尤加利樹精油裡主要的活躍成份是桉油醇，它具有強大的殺菌和抗菌功能。它也能當作利尿劑使用，能降低血糖、有助於減輕咳嗽和退燒。尤加利樹精油是很有效的止痛劑，經常被用在治療肌肉疼痛、減輕神經和關節疼痛。在心理層面，它能對抗疲勞，消除精神遲鈍。

幫助身心健康喜樂：加了幾滴尤加利樹的按摩油對身心都有清爽和刺激的效果。可擦在脈搏處。

淨化病房：尤加利樹精油很適合用在有病床的環境中。加 5 滴精油到香氛機裡就能殺死空氣中的細菌、減少病毒的數量，能防止病毒散播。

治療傷口和膿瘡：尤加利樹精油強烈的殺菌效果，有助於治療傷口、燙傷、胃潰瘍和蚊蟲咬傷。將幾滴精油滴到一塊紗布或繃帶上，然後敷在患部。

抑制咳嗽：用尤加利樹精油敷胸口和按摩胸部，能化痰和改善肺部功能（需加基底油稀釋）。

適合猩紅熱：將幾滴尤加利樹精油加到香氛機裡，有助於舒緩猩紅熱造成的類流感症狀。

改善三溫暖：要使三溫暖得到最好的排毒效果，將 3 滴尤加利樹精油加到一勺水中，倒在熱石頭上。

ⓘ **請注意** 加太多尤加利樹精油可能會引起皮膚過敏，所以請確認使用上述指定的正確劑量。尤加利樹精油混入按摩油中能減少過敏的機會。請不要讓六歲以下兒童接觸到尤加利樹精油。

額外提示：昆蟲不喜歡尤加利樹精油的味道。要製作防蟲液，加幾滴精油到按摩油裡，或是放幾滴到香氛機裡能避免蚊蟲進入房間。

✴ 使用方式：外用

- 用尤加利樹精油包小腿能協助退燒。將 5 滴尤加利樹精油、一湯匙鹽巴加到 1 夸脫的溫水裡。將麻布或棉布浸到水中，然後把布纏到小腿上，用乾布綁好。只有雙腳溫熱時才需要包小腿。
- 去除頭皮屑，將 10 滴尤加利樹精油加到洗髮精裡攪拌，仔細按摩使它滲進頭皮，等幾分鐘後再沖掉。
- 要減輕感冒症狀，滴幾滴尤加利樹精油到手帕裡，深深吸入它的香氣。
- 要減輕鼻竇炎和胸悶，將 5 滴尤加利樹精油和 1 滴辣薄荷精油混在一起。加入壓碎的尤加利樹葉、辣薄荷、款冬（Coltsfoot）和聚合草（Comfrey herbs）。將半盎司的混合物放進乾淨的襪子裡，尾端打結，放在枕頭套裡面過夜。
- 減輕肌肉痠痛，將 10 到 15 滴尤加利樹精油、2 盎司的甜杏仁油或葡萄籽油混合，用它按摩肌肉。

17 乳香精油（Frankincense Oil） *Boswellia carterii*

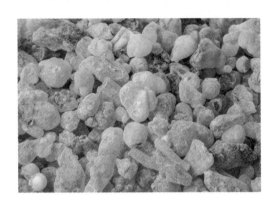

乳香——這個字會讓人聯想到古代香煙瀰漫的寺廟和拜神的供香。這個傳奇的東西其實來自不怎麼奇特的矮樹，原產地是非洲、印度和沙烏地阿拉伯。剝開樹皮之後，裡面的樹汁會流出來，形成「淚珠」。這些淚珠刮下來之後，透過蒸餾法變成芳香和醫療用的精油。用它當作按摩油、泡澡或是放在香氛機裡使用時，很適合治療風寒、支氣管炎、氣喘和皮膚的各種傷口。乳香過去曾是古埃及的化妝品原料之一，現在乳香仍被用在恢復青春和消除皮膚皺紋、促進傷疤癒合的處方。據說這個精油也會影響情緒和心情，數千年來乳香被當成燃香，創造出祥和的心靈和冥想。乳香有獨特的溫暖和濃郁的香氣，現代的芳療師推薦在壓力大和焦慮時使用這個精油。乳香精油據說也能讓焦慮不安的精神專注和鎮定下來，減輕精神疲勞，修補破碎的心。

✳ 適合深度放鬆

據説乳香精油對中央神經系統具有鎮定的效果。這種令人安心的香味也能減緩和深化呼吸。要促進這種安寧祥和感，可將下列這些精油加到薰香燈裡：

2 滴 乳香

2 滴 薰衣草

1 滴 檀香

療效：乳香精油主要的醫療成份是蒎烯、檸烯（**dipentene**）和水芹烯；這些精油的成份使它具有抗發炎、抗菌和抗憂鬱的功能。此外，乳香精油具有細胞防禦效果，換句話說，它能刺激新的細胞生長、協助預防皺紋。這可能就是它長期被用來治療傷口和疤痕，以及對抗老化皮膚的原因。

治療感冒：乳香精油通常有助於抵抗細菌感染。將 3~4 滴乳香、3 滴尤加利樹、2~3 滴檸檬精油加到蒸氣浴裡。這個抗發炎的處方具有鎮定效果，能提升免疫力。

適合老化肌膚和皺紋：雖然老化是不可避免的，但有時候會因抽菸、飲食不當、曬過多太陽和壓力大加速老化，乳香精油能強化結締組織，有助於對治會洩漏年齡的徵兆。將 3 滴乳香和 1 茶匙小麥胚芽油混合，塗在臉上，尤其是眼睛四周（不要碰觸到眼睛），讓它停留在臉上過夜。或者用以下處方來蒸臉：乳香、薰衣草各 4 滴、3 滴奧圖玫瑰精油、5 茶匙基底油。把這些加到一碗冒著蒸氣的熱水中，用一條毛巾從頭上披垂下來，彎身靠近碗和蒸氣，蒸大約 10~15 分鐘。

縮小疤痕：乳香精油能促進皮膚癒合，降低感染和留疤的可能性。在傷口癒合緩慢的情況下，將 2 滴乳香、1 滴橙花或薰衣草、1 茶匙小麥胚芽油混合。每天用這個油按摩傷口和疤痕，直到皮膚恢復健康為止。

額外提示：這個芳香又提神的精油泡澡處方是將乳香、快樂鼠尾草、佛手柑、花梨木和檀香精油各 2 滴、數湯匙浴鹽，放進裝滿溫水的浴缸裡調均勻。

☀ 使用方式：外用

- 要減輕傷風感冒引起的鼻塞或其他症狀，將 3 滴乳香精油加到 1 夸脫冒蒸氣的水中。用一條毛巾蓋住頭和碗，撐出帳篷狀。用鼻子深深吸這個蒸氣，用嘴巴吐氣。如果症狀很嚴重，每天可使用蒸氣療法兩次，直到有顯著的改善為止。然後逐漸減少到每天一次，直到所有的症狀完全消失為止。

- 乳香具有抗菌效果，對尿道發炎也很有效。將乳香、薰衣草和羅馬洋甘菊精油各 3 滴、數湯匙浴鹽，加到半滿的浴缸裡坐浴，下半身泡 15 分鐘，白天也可依需要浸泡幾次。

- 乳香精油能抗發炎，也有助於緩解氣喘病發作。將乳香、茶樹精油各 3 滴，加到薰香燈裡，能促進深沉呼吸並減輕氣管發炎。

- 使用乳香精油有助於減輕焦慮，能為你的觀點帶來令人愉快的改變。乳香精油經常用來鎮定緊張的神經，在壓力大的時候很有用。在一張面紙或手帕上滴幾滴精油，白天需要時吸它的香氣。

> ① 請注意
> 就跟所有精油一樣，乳香精油也只能外用。如果內服的話，可能會造成中毒，也可能傷害到脆弱的消化道黏膜。此外，使用前一定要先加基底油或乳液稀釋。

18 天竺葵精油（Geranium Oil） *Pelargonium graveolens*

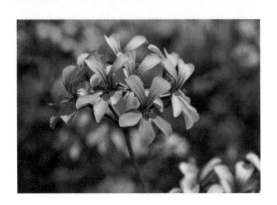

天竺葵精油是從香葉天竺葵（*Pelargonium graveolens*）的綠葉萃取而出，這種植物大多生長在馬達加斯加、埃及和摩洛哥。即使有七百多種天竺葵品種，但只有大約十種能提供有用的精油，通常是透過蒸餾法從綠葉和嫩芽萃取。這種精油具有

清新，類似玫瑰和柑橘的香味，能刺激感官。當你感覺疲累時，它能讓你恢復體力；當你感覺憤怒或惱怒時，它能讓你感覺平靜。天竺葵精油有助於平衡賀爾蒙，對有更年期症狀困擾的女性是絕佳的選擇。因為它具有淨化和抗菌功效，對治療傷口和抗發炎很有用。許多美容的乳液都有加天竺葵精油，因為它能舒緩過敏肌膚，協助控制粉刺青春痘。天竺葵精油也很適合跟其他精油搭配，包括檸檬、葡萄柚、薰衣草、迷迭香、茉莉、佛手柑和薑。

✳ 絕佳的驅蟲劑

天竺葵精油特別適合用來驅蟲，尤其是蚊子。將下列的處方放進香氛機裡能讓你有個無昆蟲干擾的夜晚。

5 滴 天竺葵
3 滴 丁香

療效： 天竺葵精油主要的成份香葉醇（geraniol）、芳樟醇和香茅醇，具有強大的淨化和抗菌效果。它們也有助於保持健康肌膚。可用它來泡澡、做臉部保養、洗髮和冷熱敷。在天竺葵裡發現的單寧具有強大的收斂效果，能抗發炎和止痙攣，它也能當作去鼻塞藥劑使用。

適合治蚊蟲叮咬： 天竺葵精油能對蚊蟲叮咬引起的腫脹和搔癢有幫助。只要將 2 滴天竺葵精油加到 1 盎司的金縷梅萃取液裡稀釋，用棉花球沾油擦在患部，能消除浮腫。

讓人心情好： 如果植物會說話，天竺葵的信息會是：「什麼事都不要做，好好寵愛你自己。」天竺葵精油令人愉快的芳香，跟玫瑰精油搭配做成身體護理精油最理想，這兩種精油的搭配很適合寵愛自己，用在泡澡、做臉或洗頭都很好。這個精油能讓身體放鬆，讓皮膚變柔嫩。

對治專注力問題： 吸入天竺葵的香氣能讓你在忙碌的一天更能掌控自己，減少心不在焉的情形。它純淨和清淡的香味能協助你組織思緒，改善記憶力。你也可以將 2 滴天竺葵精油、2 滴迷迭香精油混合，能用來活化你的感官。出門時，加一點精油到面紙上，把面紙放在皮包裡。

適合美容： 天竺葵精油對大部份類型的膚質都有幫助，因為它的刺激作用有助於提高皮膚細胞再生，協助治療青春痘和斑點。稀釋後也能控制皮膚上過多的油質，滋潤乾燥和敏感性肌膚。天竺葵精油能為你的肌膚帶來健康的光澤，讓皮膚看起來更年輕、更容光煥發。

額外提示：天竺葵精油能減輕經前症候群的症狀，它利尿的功能有助於對抗水腫問題，也能減輕乳房脹痛。

☀ 使用方式

- 要減輕腿部水腫可用這個處方塗抹雙腿：將 3 大匙甜杏仁油、8 滴天竺葵、5 滴檸檬精油混合，塗上這個油後，把雙腿稍微抬高，休息 30 分鐘。這個精油能消除淋巴結和預防水腫。

- 協助疤痕變淡，可混合天竺葵和橙花精油：將 5 滴天竺葵、3 滴橙花精油，加入 3 大匙無香味的營養護膚霜裡。每天塗薄薄一層護膚霜按摩，使它滲透進疤痕組織裡，讓它保持柔軟。

- 用天竺葵精油泡澡能減輕經痛和絞痛。將 6 滴天竺葵、3 滴茉莉和 2 滴快樂鼠尾草精油，加到一杯半的全脂牛奶裡，倒進你的泡澡水裡，在浴缸裡浸泡 30 分鐘以上。

- 當你感覺精疲力竭，對任何事情都不感興趣時，天竺葵精油能讓你變得更樂觀。將天竺葵和佛手柑各 3 滴加入香氛機裡使用。

19 德國洋甘菊精油（German Chamomile Oil） *Matricaria chamomilia*

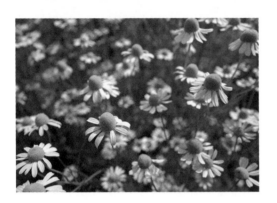

　　為了製作精油而栽種的洋甘菊有三種不同的種類：德國、羅馬和野生。這三種都屬於菊科植物，都有類似的功能，不過根據研究報告顯示，德國品種 *Matricaria chamomilia*（也叫藍色或真正的洋甘菊）效果更強烈。它不但是藍色，還有更強大的抗發炎作用的母菊奧（**chamazulene**）。這種德國洋甘菊的功效對治療感染、傷口、頭痛、皮膚過敏和經痛是最佳的選擇。然而，所有洋甘菊精油在草藥裡都佔有重要的地位，長久以來被用來退燒、減輕疼痛、紓解肌肉痠痛和抽筋。這個無數世紀以來的古老療法，現今仍讓我們受益，尤其是德國甘菊這種鎮定神經緊張的功能。的確，有人相信這種精油幾乎能治療任何病痛。

✳ 適合安定感

　　當你神經緊張和精神疲憊時，德國洋甘菊精油是很棒的鬆弛劑。把這個處方放進薰香燈裡有助於創造祥和感。

　　3 滴 德國洋甘菊
　　2 滴 檸檬香蜂草
　　2 滴 柳橙

療效：德國洋甘菊精油具有母菊奧，它強大的止痙攣功效，能放鬆痠痛緊繃的肌肉。這個易揮發的精油也能抗發炎，對治療燙傷和預防感染特別有效。

適合經痛：德國洋甘菊精油是對治經痛的推薦療法。將德國洋甘菊和薰衣草精油各 2 滴、一湯匙浴鹽，放入 1 加侖的溫水中，坐浴 5 分鐘。

協助治療燙傷：對小燙傷和擦傷，將德國洋甘菊和薰衣草精油各 2 滴、一匙鹽巴，混入兩杯溫水中，用它來熱敷，這樣能防止傷口留疤和發炎。

適合念珠菌感染：溫暖的坐浴能減輕陰部因酵母菌感染造成的搔癢和發炎。加 1 滴德國洋甘菊和 2 滴茶樹精油、一匙浴鹽，到 1 加侖的溫水中，攪拌均勻後使用。

適合關節和肌肉疼痛：對治關節疼痛和肌肉緊繃、僵硬或抽筋等問題，將 2 大匙的甜杏仁油，德國洋甘菊和迷迭香精油各 2 滴混合。用這個油按摩患部，能放鬆肌肉，減輕發炎和增加血液循環。

額外提示：不要浪費時間生悶氣。把這個精油加到薰香燈裡會讓心情好起來。

> ⓘ
> 請注意
>
> 在德國、羅馬和野生洋甘菊這些種類中，最容易買到的是德國和羅馬洋甘菊。雖然它們都有類似的功效，但德國洋甘菊精油的成份揮發性較高，使它更適合治療各種病痛。如果你懷孕了，只能在懷孕後期使用，將它跟玫瑰精油混合能減輕因生產帶來的焦慮和恐懼。

☀ 使用方式

- 曬了一天的太陽後，用這個處方當作日曬後舒緩噴劑，來滋潤你的肌膚：將 2 滴德國洋甘菊、2 滴薰衣草、1 滴奧圖玫瑰精油、一匙鹽巴、4 盎司過濾的淨水放在噴霧瓶裡使用。

- 將德國洋甘菊精油做的敷布貼在傷口上有助於形成健康的疤痕組織。將一塊布沾幾滴純精油，將它敷在傷口上，有精油的那一面向外，不要碰到皮膚。這個精油的屬性會穿透敷布，但又能避免皮膚過敏。每天更換一次敷布，直到傷口癒合為止。

- 用精油做一次護髮能讓你的頭髮更柔軟、容易梳理，同時能護理頭皮。將德國洋甘菊、迷迭香和薰衣草精油各 2 滴，混入 4 大匙的甜杏仁油裡，每星期用這個處方按摩頭部和頭髮一次。洗頭時加一點到洗髮精裡，或者要得到最佳效果，可讓它留在頭上過夜。**請注意：使用時避免碰到眼睛。**

- 出現偏頭痛時，用德國洋甘菊精油能緩解疼痛和減輕緊繃感。碰到比較嚴重的情況，用冷水弄濕毛巾，加幾滴德國洋甘菊精油，把毛巾敷在額頭上，閉上眼睛，正常呼吸。

20 永久花精油（Helichrysum Oil） *Helichrysum italicum*

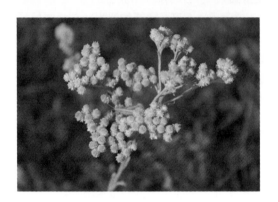

永久花也稱為麥桿菊和不死花，永久花最出名的，是它的花朵乾燥後，能保持花朵的形狀和色澤。因此插花和做花圈時經常被加入其中。它來自地中海地區，這種堅強的常綠植物有細長的花莖和絲絨般的針葉、球形的金黃色花朵。古羅馬人用它來防止蛀蟲。永久花因為它蜂蜜般的香味獲得許多擁護者。事實上，歐洲人經常把它鋪在地面上，用腳踩使它釋放出甜美的香味。精油可從好幾種不同種類的花朵蒸餾萃取，例如義大利永久花和安格斯提永久花有種舒適宜人的香味。永久花精油有助於減輕皮膚過敏、肌肉疼痛、關節痛和上呼吸道阻塞。在情緒上，這個精油能協助創造力和直覺。它跟很多其他種精油搭配都很適合，包括絲柏、快樂鼠尾草、杜松、薰衣草、松樹、佛手柑、檸檬、迷迭香、茶樹和天竺葵。

✴ 適合內在寧靜

永久花精油獨特的香味能幫助頭腦清明，喚醒感官和提升內在的寧靜和安定感。將下列的處方放進薰香燈裡散發香氣。

3 滴 永久花
2 滴 快樂鼠尾草
1 滴 薰衣草

療效：永久花主要的成份是蒎烯、橙花醇（nerol）、烏發醇（uvaol）和香樹脂醇（amyrin），讓精油具有抗發炎和抗菌的效果，很適合敷在發炎、長斑、長青春痘和燙傷的患部。這個精油強大的祛痰效果使它很適合用在蒸氣吸入療法，能紓解上呼吸道的阻塞、支氣管炎和咳嗽等症狀。

適合讓肌膚更柔嫩：用 2 盎司的甜杏仁油、10 滴永久花、5 滴玫瑰天竺葵精油做成的身體護理油，能讓肌膚變得柔嫩光滑。這個精油能保護肌膚不會太乾燥，協助減輕牛皮癬。洗完澡後立刻用這個精油按摩到皮膚裡，能加強吸收。

適合治鼻塞：將 5~7 滴永久花精油放進一碗沸騰的熱水中。用毛巾蓋住頭，吸入這個蒸氣以減輕鼻塞、頻繁的咳嗽、支氣管炎和鼻竇炎。

適合經痛：用永久花和快樂鼠尾草精油泡熱水澡，有助於減輕月經期間的絞痛。永久花精油放鬆和止痛的效果也能減輕經期的緊張。

適合牙齦發炎：永久花精油具有強大的抗發炎作用，能減輕牙齦發炎。將 1 滴永久花精油和半茶匙金縷梅萃取液混合。用牙刷沾這個混合物，輕輕地刷發炎的部位。

適合肌肉痠痛：用這個處方做按摩油，能治療肌肉抽筋、拉傷、痠痛和關節炎的疼痛。將永久花、薰衣草、快樂鼠尾草各 2 滴，加到 2 大匙甜杏仁油裡，用它按摩患部。

額外提示：因為永久花精油會刺激淋巴和收斂皮膚，所以它能減輕靜脈曲張和水腫的症狀。可用這個精油按摩患部。

> ⚠️ **請注意**　永久花精油不該給十二歲以下的兒童和孕婦使用，此外，永久花精油對某些人會引起強烈的情緒反應，因此要適量使用。

✳ 使用方式

- 適合牛皮癬，用它製作護膚油能減輕發炎和疼痛的發癢。將 5 滴永久花和 2 滴薰衣草精油，加到 2 大匙的甜杏仁油裡調和均勻，需要時用它來按摩患部。
- 緩解靜脈曲張，每天用這個處方按摩：將 10 滴永久花，以及檸檬和絲柏各 5 滴，混入 3 大匙葡萄籽油裡。這個混合油有助於減輕水腫和血管阻塞。它對減輕靜脈曲張引起的腿部沉重感也有效。
- 可減輕咳嗽，永久花精油的止痙攣和祛痰功能有助於減輕胸悶、化痰和減輕咳嗽。將永久花、尤加利樹和乳香精油各 3 滴，混入 2 大匙甜杏仁油裡。用它按摩整個胸部。
- 可減少風濕病困擾，將 3 滴永久花精油、5 滴薰衣草和 2 滴羅馬洋甘菊精油，混入 2 大匙的甜杏仁油裡。用這個混合物按摩風濕病關節，能減輕疼痛和發炎。
- 將 2～3 滴永久花精油加到你最愛的乳液裡，每天用它滋潤肌膚。

21 牛膝草精油（Hyssop Oil） *Hyssopus officinalis*

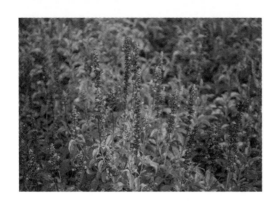

這種濃密地多年生藥草原產地是地中海地區，作為醫療用途已經超過兩千年的歷史了。沒錯，古代的希伯來人和希臘人辨識出這種植物具有去除血液中毒素的功能，他們也把它當成淨化儀式的一部份。以蒸餾法從植物中萃取的牛膝草精油能保留它的醫療功能。芳香、清新和辛辣的味道，使牛膝草經常被用來減輕呼吸道的病痛，像是咳嗽、感冒、支氣管炎和氣喘。它也能提升血液循環，讓身心消除疲勞，對補充體力、恢復疲勞和消除倦怠很有用。此外，牛膝草也具有消毒和抗菌的特性，塗抹於患部能協助治療青春痘和濕疹。牙齦發炎用這個精油來漱口的反應也很好。在情緒上，它能讓精神更集中，刺激創意思考。然而，牛膝草精油並不普遍，因此不容易找到。網購的商家或許能幫你找到它。

✳ 適合提神醒腦

牛膝草精油刺激的香味能增加頭腦清明，提升專注力和加強創造力。當你需要專注時，試著將下列的處方放到薰香燈裡使用。

3 滴 牛膝草
2 滴 茴香
2 滴 迷迭香
1 滴 檸檬

療效：牛膝草精油含有松樟酮（pinocamphone）、側柏酮（thujone）、蒎烯和倍半萜（sesquiterpene），這些成份都有祛痰、抗菌和提神的效果。這個精油能協助減輕像咳嗽、氣喘和支氣管炎等呼吸道病痛。塗在患部能加速瘀青和傷疤復原。牛膝草精油也有助於恢復精力和淨化血管，這些都能加強整體健康。

適合護膚：要調理乾燥肌膚和減輕濕疹發癢，將 2 滴牛膝草、3 滴薰衣草和 2 滴玫瑰天竺葵精油，混入 2 大匙的甜杏仁油裡，然後加到溫暖的泡澡水裡浸泡 20 分鐘。

適合退燒：牛膝草精油能促進發汗，因此能退燒。將 2 滴精油放進一碗冷水裡，用一塊布沾溼，擰乾後綁在兩條小腿上。

適合口腔衛生：用高度稀釋後的牛膝草精油製成的漱口水，能促進牙齦的血液循環，對預防牙齦疾病可能會有幫助。將 2 滴牛膝草精油和 2 大匙伏特加，混入 4 盎司的礦泉水裡，用這個混合物來漱口，漱完把水吐掉。

適合陰道感染：對治陰道發炎和分泌物，將牛膝草和薰衣草精油各 2 滴、一匙浴鹽，加到半滿的浴缸裡。每天浸泡直到症狀消失為止。

適合恢復期：生病過後，可嘗試將這個處方放進薰香燈裡：牛膝草、佛手柑、肉桂各 3 滴和 2 滴羅勒精油。這個處方能讓你恢復體力並下床走動。

額外提示：要加速瘀傷療癒，將 2 滴牛膝草和 1 滴永久花精油、一匙鹽巴，加到一碗冰涼的水中攪拌混合均勻。把一塊布放進水裡浸濕，敷在患部 20 分鐘。

✳ 使用方式

- 牛膝草精油能刺激排汗，因此能淨化身體，排出體內毒素和廢物。製作淨化身體的處方是將 9 滴牛膝草精油加到一杯純橄欖油裡。將這個混合物塗抹全身，然後用一塊亞麻布把全身包起來，蓋好被子保暖，休息一小時後再沖掉。

- 要對抗風寒和流感，協助排痰時，可將 4 滴牛膝草加到 1 夸脫的熱水裡，用一條毛巾蓋住頭和碗，彎下身，深深吸入蒸氣。

- 對治浮腫疼痛的青春痘，將 1 滴牛膝草精油混入 2 大匙的金縷梅萃取液裡，用一支棉花棒沾油，塗抹在患部能加速痊癒。

- 要消除疲勞的狀態，讓懶得動的身體充滿活力，將 2 滴牛膝草加到 1 夸脫的水裡，不加蓋，以小水慢煮。經常查看鍋子，確保水沒有乾掉，依需要再添加精油和水。

- 牛膝草強大的抗細菌功能使它成為絕佳的居家殺菌清潔劑。將 6~7 滴精油加到 2 加侖的溫水中，用這個水來擦拭家中容易感染細菌的表面或物品。

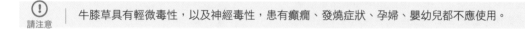

⚠ 請注意　　牛膝草具有輕微毒性，以及神經毒性，患有癲癇、發燒症狀、孕婦、嬰幼兒都不應使用。

22 鳶尾根精油（Iris-Root Oil） *Iris pallida, I. florentina*

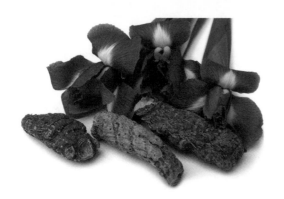

鳶尾花是鳶尾科的一種，原產地是北美洲、亞洲和歐洲，很可能因它美麗和引人注目的花朵而聞名。它的顏色從白色、藍色到紫色都有，它的花朵千百年來深受大眾喜愛。然而，它的根才是生產精油的來源，並非花朵。但這種精油很昂貴很稀有，透過蒸餾法萃取，1500 磅的鳶尾根才能生產出 1 夸脫的精油。鳶尾根精油有一種像紫羅蘭般甜

美、柔軟、溫暖和極為舒服的香味。這種精油不只具有討人喜歡的香味，而且還有健康和美容的益處。它能止咳化痰，因此很適合用來治療支氣管炎和百日咳。鳶尾根精油對神經失調也有調節的效果。在美容用品中，這個精油有助於保持健康肌膚和滋養敏感肌膚，經常被用在獨家護膚產品中。鳶尾根也能溫和的深度清潔油膩、有問題的皮膚，甚至還可能調節過度分泌油脂的皮脂腺。

☀ 創造一種歡樂和放鬆的心情

鳶尾根精油通常因為太昂貴無法經常使用，而且也很難買到。不過，如果你運氣夠好的話，手中剛好有一點多餘的精油，你可以為特殊場合或派對營造一種歡樂愉快的氣氛。將下列的複方精油放進薰香燈裡，有助於營造歡樂的心情。

1 滴 鳶尾根
2 滴 玫瑰
1 滴 依蘭

療效：鳶尾根對身體產生的放鬆和鎮靜的效果是源自萘（naphthalene）和鳶尾苷（iridin）這兩種主要成份產生的作用。因為它有化痰的功能，鳶尾根精油經常被用來舒緩因流感、風寒和支氣管炎引起的咳嗽。它有助於清理有斑點的肌膚，也具有通便和利尿的效果，因此有助於淨化血液。

適合護膚：添加了鳶尾根精油的護膚油有助於軟化和調理乾燥、敏感的肌膚。將鳶尾根和乳香精油各 1 滴，加到 1 茶匙小麥胚芽油、2 茶匙的甜杏仁油裡混合均勻。需要時使用。

適合消除疲勞：將幾滴鳶尾根精油放進室內的香氛機裡，有助於消除疲勞和降低注意力不集中的問題。

香水中精緻的味道：鳶尾根精油細膩精緻的花香，使它經常被當成定香劑用在紫羅蘭味的香水中。溶入基底油裡，它就像優雅的花束香味，可將鳶尾根和你喜歡的精油各加 2 滴，混入 2 茶匙荷荷芭油裡。

安撫靈魂：要消除緊張和創造寧靜、祥和的心情時，將鳶尾根、檸檬香蜂草和玫瑰精油各 1 滴，加到 2 茶匙的荷荷芭油裡。將這個混合油滴在手帕上，放進你的口袋中。

適合長斑和油膩肌膚：添加鳶尾根精油的爽膚水（skin toner）對清潔有斑點的皮膚很有效。它能調節皮膚油脂分泌和溫和清潔深層肌膚。將鳶尾根和薰衣草精油各 1 滴，混入 5

茶匙的金縷梅萃取液裡。

額外提示：純鳶尾根精油是極度濃縮品；只有在大量稀釋過後才會顯現出它真正的香味來。因為這個原因，還有價格非常昂貴的關係，使用未經稀釋的純精油時，盡量少量使用。

✳ 使用方式

- 用鳶尾根精油泡澡，能減輕肌肉痠痛和風濕痛。將鳶尾根、薰衣草和杜松精油各 2 滴、3 大匙蜂蜜加到溫暖的泡澡水裡，浸泡 20 分鐘後，蓋住被子保暖，休息一小時。
- 因牛皮癬造成的肌膚搔癢可用這個處方治療：將 3 滴鳶尾根和 2 大匙的橄欖油混合。每天抹在皮膚上 3 到 4 次。這個處方也有助於讓患部更迅速的痊癒。
- 用鳶尾根精油做蒸氣吸入療法對鼻竇炎也很有益，因為它對黏膜具有化痰和舒緩的效果。將 1~2 滴鳶尾根精油，加到碗裝的 1 夸脫沸水裡，蓋住頭，吸入蒸氣。
- 處理有斑點的肌膚。徹底調勻 1 滴鳶尾根、1 茶匙高嶺土（kaolin clay）和 2 大匙清水。將這個混合物敷在臉上，讓它自然乾掉後再洗乾淨。
- 淨化病房的空氣，將鳶尾根、乳香和羅文莎葉精油（Ravensara）混合，可將這個複方精油加到薰香燈裡使用。

(!) 請注意　因為鳶尾根精油既稀有又昂貴，經常會被摻雜別的東西。如果你決定要買這個精油，務必要檢查是否是保證百分之百純天然的鳶尾根精油。它的顏色應該是琥珀金色，它的香味跟紫羅蘭很像，有一點濃烈、馨香、水果和花香的味道，**請注意：絕對不要將鳶尾根精油或任何精油拿來口服。**

23 茉莉精油（Jasmine Oil） *Jasminum gradiflorum, J. officinale*

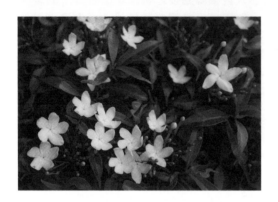

在印度，茉莉被稱為「夜后」，因為它土質的香味被當成一種催情劑。原產地是阿拉伯、印度和中國，品種眾多，大花茉莉花（*J. gradiflorum*）是在清晨採收，這樣細緻的香味才不會被太陽蒸發掉。或許這就是長久以來茉莉具有神秘、性感和浪漫氛圍的原因。茉莉原精是以特殊的溶液提煉，這個溶液後來會自動蒸發掉。這種方法能產生豐潤、

強烈和濃郁花香味的精油——這是用在香水中最受歡迎的古代精油。這個精油的療癒功能有很多：助產士很熟悉這種「女性的精油」，分娩時可用來催生，減輕陣痛、刺激奶水分泌和消除恐懼。此外，據說茉莉能激發自信、樂觀和直覺。這個精油止痙攣、止痛和鎮定的功能有助於紓解疼痛、肌肉抽筋和肌肉緊繃，而且它的抗菌和調節功能，使它成為治療青春痘或乾燥肌膚的最佳藥物。

✳ 適合輕微的沮喪

茉莉精油濃烈的香味能消除陰鬱的思緒和憂慮，同時慢慢產生自信和希望。它有助於平衡多變的情緒、減輕焦慮和緩解緊張。可將下列的精油放進薰香燈裡散發香氣。

1 滴 茉莉—原精
1 滴 玫瑰—原精
2 滴 佛手柑

療效：茉莉精油含有乙酸苄酯（benzyl acetate）、香葉醇、芳樟醇、苯甲醇（benzyl alcohol）和茉莉酮，這些都具有鎮靜和放鬆身心的效果。這個精油是溫和的止痛和止痙攣劑，對減輕經痛特別有效。茉莉精油具有柔化肌膚的功效，適合治療乾燥肌膚和皮膚炎，它的收斂和抗菌的作用也能治療皮膚各種症狀。

適合咳嗽：對咳嗽問題，茉莉精油能放鬆支氣管和止咳。可以放進薰香燈裡或混在甜杏仁油裡，當作按摩胸部的軟膏使用。

適合皮膚裂傷和拉傷：在懷孕和分娩時，用這個處方按摩腹部和陰部的皮膚：將乳香、荷荷芭、茉莉和檀香精油混合後使用，有助於保護結締組織免於過度拉扯產生裂傷。

適合調理皮膚：將茉莉、甜杏仁、薰衣草和檀香精油混合，用來泡澡能滋潤乾燥肌膚、治療皮膚炎和濕疹。茉莉精油的殺菌和調節皮脂分泌功能，也有助於治療油性肌膚和青春痘。當作收斂水使用時，有助於收緊皮膚上的皺紋。

適合失眠：茉莉精油放鬆和溫暖的香味能安撫和紓解因焦慮、壓力和憂鬱引起的身體緊繃。跟快樂鼠尾草和依蘭精油一起放進薰香燈裡時，茉莉精油能確保你睡個好覺。

額外提示：生產茉莉原精很耗時費工，因此也很昂貴。若想要在薰香燈裡少放一點，可將 3 滴茉莉原精混入 1 大匙的荷荷芭油。

> **⊙ 請注意**
>
> 茉莉精油有很濃烈的味道，因此不該使用太多或太長時間。如果茉莉精油的濃度太高又使用過長時間，它甜美濃烈的香味可能會引起眩暈、頭痛，甚至噁心。因此，不要讓茉莉原精在薰香燈裡蒸發超過兩小時。

☀ 使用方式

- 茉莉精油的止痛效果能緩解經痛：將茉莉、羅馬洋甘菊和快樂鼠尾草精油各 2 滴，混入 2 大匙的甜杏仁油裡。用這個處方以溫和畫圓圈的方式按摩整個下腹部，然後蓋上熱敷墊。

- 茉莉精油的調理和軟化皮膚的功能，使它能有效對抗傷疤和發紅的皮膚。每天用這個處方輕輕按摩患部數次：茉莉、薰衣草和橙花精油各 2 滴，混入 2 大匙的酪梨油裡。

- 懷孕後期每個禮拜用茉莉精油浸泡下半身，能協助子宮為生產做準備，並預防生產時的裂傷。將茉莉、玫瑰和薰衣草精油各 2 滴，混入 2 大匙鮮奶油中，將混合物放入半滿的浴缸裡，浸泡 30 分鐘。

- 為乾燥頭髮製作護髮油：將 4 大匙的荷荷芭油，混入 4 滴茉莉、5 滴檀香、3 滴迷迭香和 2 滴快樂鼠尾草，抹到頭髮上，讓它停留在頭髮上至少一個小時或讓它在上面過夜，將未加水的洗髮精抹上混入其中，然後再沖洗。

- 添加茉莉精油的澡鹽具有鎮定和放鬆的效果。將茉莉和玫瑰精油各 2 滴，混入兩杯細海鹽中攪拌，加入泡澡水裡。

24 杜松精油（Juniper Oil） *Juniperus communis*

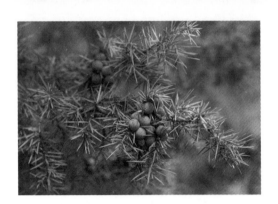

　　常綠的杜松可能像矮樹叢生長在地面上，或是長到 12 英呎高的直立樹叢。它有針葉，會開黃花，結藍色果子，成熟後果子會變黑。這些成熟後的果子就是杜松芳香精油的來源。它辛辣類似松樹的香味有種土質的底韻，最出名的特色是以添加杜松子為主的琴酒，因此杜松子經常被當作調味用。

然而，這種精油做為醫療用途已經有很多年了。杜松精油抗發炎、性溫，能緩解關節炎疼痛，降低肌肉抽筋引起的疼痛，它也能加速治療割傷和瘀傷。因為它有助於為身體排毒和淨化肌膚，這個精油甚至能緩解蜂窩性組織炎。此外，在壓力大和過勞時，也能減輕焦慮和鎮定煩躁的神經。而且，杜松精油不僅能淨化精神，它抗菌的作用也很適合添加到水中做為居家清潔用。

✴ 改善情緒

　　杜松精油清新的味道能消除因緊張引起的易怒和暴躁情緒。將下列的處方放進薰香燈裡有助於安撫壓力和焦慮。

　　4 滴 杜松
　　2 滴 薰衣草
　　2 滴 快樂鼠尾草

療效：杜松精油最重要的成份是蒎烯、萜品烯和松油醇。這些成份使杜松精油對增加血液循環、對抗像青春痘這類的皮膚炎都很有幫助，也能減輕關節疼痛。杜松精油還能提振精神，平衡情緒。

適合泡熱水澡：將杜松和迷迭香精油各 3 滴混合、數匙浴鹽，加到泡澡水裡攪拌均勻。這個提振精神的處方能刺激血液流通，促進發汗，去除毒素，讓頭腦清明。

泡澡治療痔瘡：將杜松和羅馬洋甘菊各 1 滴、一湯匙鹽巴，混入溫暖的水裡坐浴，坐在水裡浸泡 5 分鐘，讓精油的功能協助減輕痔瘡的疼痛。

調理油性肌膚：要對抗油性肌膚時，將 1 滴杜松精油、半杯金縷梅萃取液、半杯冷水混合，搖動拌勻。浸濕棉片後清潔肌膚，這個清潔調理有助於保護皮膚不再感染或發炎。

適合關節痛：將 4 滴杜松、4 滴薰衣草、2 滴迷迭香，混入 1/4 杯甜杏仁油或你選擇的另一種基底油裡。用這個混合油輕輕按摩皮膚，可能緩解和減輕因關節炎引起的肌肉和關節疼痛。

額外提示：杜松精油能淨化房間內的空氣，協助靜坐冥想。將杜松和乳香各加幾滴到自燃的炭塊裡，自製燃香。

整體健康：杜松精油的香味一直都跟改善整體健康有關。它能止血抗菌，還能平衡起伏不

定的情緒。

請注意　杜松精油跟其他所有精油一樣，絕對不能用來口服。如果你有腎臟問題或懷孕了，應該避免使用杜松精油，因為它可能刺激性太強了。記得一定要加像甜杏仁油之類的基底油稀釋後才能擦到皮膚上。

✳ 使用方式：外用

- 杜松精油刺激血液的效果，有利治療蜂窩性組織炎、緊實結締組織。將 2 滴杜松、2 滴絲柏、2 滴柳橙精油，混入約 3 大匙甜杏仁油裡。沖澡前用沐浴刷按摩患部。沖完澡後，將這個複方精油塗到發紅的地方，以畫圓圈的方式按摩患部。

- 可放鬆肌肉，將 4 滴杜松、3 滴迷迭香、4 滴薰衣草混入一杯海鹽中。將這個混合物加到泡澡水裡，浸泡大約 20 分鐘，然後休息一小時，避免過度刺激。

- 塗芳香髮油愛護頭髮。將 6 滴杜松精油混入半杯荷荷芭油裡。將油倒在手上，均勻抹到頭髮，讓它停留在頭髮上一小時後再洗掉。

- 洗澡時改善寵物的皮膚，可將 4 滴杜松精油加到洗澡水裡。另一種有效的寵物處方是將 5 滴杜松、10 滴薰衣草精油、一匙鹽巴，混入 8 盎司的水，放進噴霧瓶裡。用它來噴寵物睡覺的地方或是牠們在家中經常活動的區域。再加 2 滴尤加利樹精油到噴水瓶裡，有助於淨化寵物睡覺的地方，防止跳蚤和壁蝨。

25 岩玫瑰精油（Labdanum Oil） *Cistus ladaniferus*

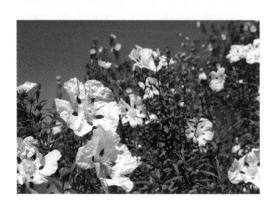

希臘羅馬人用它來淨化空氣。現在，岩玫瑰精油經常被當成香水的定香劑使用，它有如麝香、樹脂的香味能平衡濃烈的花香。在醫療上，這個精油能促進血液循環，可緩解肌肉痠痛和經痛。岩玫瑰精油對皮膚也有很多好處。它抗菌和收斂止血的功效，能治療傷口、強化結締組織、加速皮膚再生、讓青春痘和油性肌膚變乾、治療濕疹和紅疹搔癢。在情緒上，岩玫瑰精油能加強自信、安撫煩躁不安的焦慮感。

✳ 柔和的香味

當需要一種放鬆身心的香味，來消除焦躁和自我懷疑時，可嘗試將下列的處方加入薰香燈裡。

2 滴 岩玫瑰精油

2 滴 奧圖玫瑰

1 滴 依蘭

岩玫瑰是一種會分泌樹脂的矮小灌木叢，生長在地中海區乾燥、多岩的地方，尤其是希臘群島。這種灌木叢有芬芳的白色花朵，魚叉狀的葉子，流出來的黏液樹脂稱為岩玫瑰精油。這種樹脂深受推崇，聖經中提到它是一種聖潔塗香的原料。這種植物的精油是以蒸餾法從樹脂和枝條萃取，古

療效：岩玫瑰精油含有萜烯、石炭酸（phenol）、丁香油酚、醋酸（acetic）和甲酸，這些成份都具有抗菌、止血、祛痰、鎮靜和抗發炎的功效。此外，這個精油能刺激血液流通，對減輕浮腫也有幫助。

適合油性肌膚和青春痘：如果你有油性或長青春痘的皮膚，可試試這種爽膚水。將 2 滴岩玫瑰、1 滴奧圖玫瑰精油，混入 2 盎司的金縷梅萃取液裡。每天把這個爽膚水擦在臉上，能穩定油脂分泌，滋潤肌膚。

適合經痛：將這個處方加到溫水裡泡澡，能減輕經痛，協助放鬆腹部。將快樂鼠尾草和岩玫瑰精油各 3 滴、數匙浴鹽，加到泡澡水裡，浸泡 20 分鐘後，躺在床上休息。

溫暖雙腳：岩玫瑰精油有助於促進血液循環，因此能溫暖雙腳，消除寒氣。將岩玫瑰和迷迭香各 2 滴、一湯匙鹽巴，加到 2 加侖的水裡。攪拌均勻後，把雙腳放進去浸泡。

調理肌膚：要強化和調理肌膚的結締組織，可將岩玫瑰和玫瑰天竺葵各 2 滴、3 滴薰衣草，混入 2 盎司的甜杏仁油裡。經常用這個混合油按摩肌膚，能預防難看的靜脈曲張血管出現。

當定香劑使用：這是絕佳的香水定香劑。岩玫瑰精油能讓香味更圓潤，不會太濃烈，花香味不會太突兀。這個精油很適合跟橘科類、玫瑰和含羞草精油搭配，能呈現細緻的土質香氣。

額外提示：岩玫瑰純精油有種不尋常和黏著的香氣。然而，把它放進乳液、酒精或其他基底油裡稀釋後，它會散發出微妙細膩的花香味。

✳ 使用方式

- 對治痊癒緩慢和細菌感染的傷口，岩玫瑰精油有助於阻止細菌的生長，加速身體組織的再生。將 2 滴岩玫瑰精油，混入 1 盎司的金縷梅萃取液裡，用一塊紗布浸到溶液裡，敷在患部並固定在原位，每天更換敷藥兩次，直到傷口徹底痊癒為止。

- 用岩玫瑰精油浸泡下半身能緩解膀胱炎，協助身體自然抵抗感染。將 3 滴精油，加到 1 大匙的蘋果醋裡，把這個混合物加到半滿的浴缸裡，坐浴大約 10 分鐘後，用被子蓋住身體，躺在床上休息一小時。

- 岩玫瑰淨化的作用，有助於刺激淋巴液和血液流通，這個處方對預防脂肪的形成特別有效。乾刷皮膚，然後將 4 滴絲柏、3 滴岩玫瑰精油，混入 4 大匙的海鹽裡。將這個處方放進泡澡水裡，浸泡時，輕輕的在水裡按摩皮膚。

> ⓘ **請注意**　因為岩玫瑰精油能刺激經血暢通，懷孕期間絕對不能使用。而且，它跟所有精油一樣，也絕對不要用來口服。不小心吃進去可能產生暈眩和噁心，甚至是用量過多的中毒反應。每次一定要檢查標籤，確認你買到的是純精油。

26 薰衣草精油（Lavender Oil） *Lavandula officinallis*

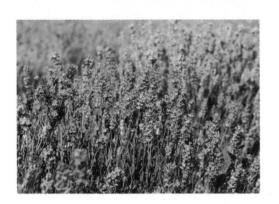

雖然現在薰衣草主要是在南法的普羅旺斯栽種，但它的原產地是地中海區。它一般生長在寬闊的田野和山坡上，開花時會散發出濃烈、辛辣的香氣。薰衣草最強大的醫藥形態是精油，它含有高濃度的有效成份。最好的精油是從狹葉薰衣草（*Lavandula officinalis*, 又名真正薰衣草）蒸餾萃取的，這種薰衣草只生長在海拔三千英呎高的地方，特別耐寒耐熱。需要在中午時以人工採收花苞，因為這時的油性成份含量最高，然後經過蒸餾法萃取出精油。薰衣草精油有很多種用途，它是最強的抗菌劑，含有高達兩百多種複合物，能有效對抗真菌、細菌和其他微生物。這種精油也因它能平衡情緒的功能而受到重視。它能為緊張疲勞的人恢復體力，對難以入眠的人也有鎮定助眠的效果。

✳ 薰衣草精油功效

- ·能抗菌
- ·緩解頭痛
- ·協助治癒傷口
- ·驅蟲

✳ 能淨化室內空氣

　　將這個複方精油放進一個鍋子裡，用小火燉煮能淨化空氣。這個精油具有強大的淨化作用，它清新的香味對身心靈能發揮振奮的效果。薰衣草跟橘科類精油搭配特別好。

4 滴 薰衣草
2 滴 佛手柑
2 滴 檸檬

療效：薰衣草最知名的有效成份是香葉醇、桉葉油醇和薰草素（coumarin），這些成份具有強大的淨化和殺菌效果，據說對治療發炎的症狀和疼痛非常有用。薰衣草也能迅速緩解消化困擾和各種皮膚不適。

適合乳房護理：將薰衣草精油抹在乳房，有助於調理和緊緻肌膚。將 2 滴薰衣草，混入 3 大匙像甜杏仁油之類的基底油裡，每天抹在乳房上。

適合皮膚不適：薰衣草水能促進皮膚的血液循環，並預防皮脂腺感染。可當作臉部乳液使用，將 3 滴薰衣草精油，加到 1 夸脫的蒸餾水裡，每天塗抹。

適合助眠：薰衣草精油具有鎮定效果，當你覺得壓力大或焦慮時，能用它來助眠。放幾滴薰衣草精油到香療石上（大部份藥草店都有賣），把它放在臥室，它鎮定的效果能讓你一夜好眠。

適合神經痛：薰衣草精油有助於減輕因神經衰弱症引起的疼痛和發炎。將 10 滴薰衣草精油，混入 2 大匙的聖約翰草油，抹油後輕柔的揉搓患部以減輕疼痛。

適合緩解曬傷的皮膚：加 10 滴薰衣草精油到 4 盎司的水裡，把這個溶液存放在塑膠噴霧瓶

裡，可以一起帶去海邊，需要時噴在曬傷的皮膚上。

額外提示：用薰衣草做芳香浴，用天然乳化劑能協助精油均勻混合在泡澡水裡。將 5 滴薰衣草、一杯鮮奶油或 1 茶匙蜂蜜加到浴缸裡。

> **(!) 請注意**　薰衣草精油是少數能安全的將「純精油」或未稀釋的精油擦在皮膚上的其中一種。可以放一小瓶在廚房的櫥櫃裡，不小心燙傷時使用，將 1 或 2 滴精油直接塗抹在燙傷的皮膚上能緩解疼痛，減低起水泡的風險。

☀ 使用方式

蒸氣吸入療法：吸入芳香的蒸氣能治療感冒和鼻竇炎的問題，或是咳嗽。將 5 滴精油加到一碗冒蒸氣的水裡。用一條毛巾蓋住頭，把臉靠近碗。閉上眼睛，深深吸氣。

乾吸療法：將 1~3 滴精油滴在手帕上，把手帕靠近鼻子，深深吸氣。

冷熱敷療癒：濕潤的熱敷布能緩解腹絞痛，冷敷能退燒、消除頭痛或曬傷。將 5 滴精油加到半杯冷水或熱水裡，把一塊布浸到水裡，擰乾多餘水份後敷在患部。

增濕器：要對抗感冒、支氣管炎和氣喘的症狀，可以加幾滴薰衣草精油到加濕器或香氛機裡。

藥草蒸氣浴：用薰衣草做蒸氣浴能健肺和增強免疫系統。加 5 滴薰衣草精油，也可以加茶樹精油，混入一杯水裡，倒到加熱的蒸氣浴石頭上。

☀ 使用方式：外用

- 治療中耳感染，用一塊棉球浸濕橄欖油，加 5 滴薰衣草油後放到受感染那隻耳朵的外面。薰衣草精油會緩解疼痛，防止耳朵感染後經常伴隨而來的炎症。
- 塗抹薰衣草精油也能緩解胃痛、絞痛或急性腹痛。將 30 滴薰衣草精油、10 滴洋甘菊精油和 3 又 1/2 盎司的冷壓橄欖油裝進一個瓶子裡，用力搖均勻。用這個複方精油以畫大圓圈的方式輕柔按摩腹部 10 分鐘。休息一下，然後用熱水瓶熱敷患部 30 分鐘。

☀ 使用方式：用於住家內

- 洗衣機最後一次洗淨時，直接加幾滴薰衣草精油，或是將精油滴到一塊布上，丟進烘乾機裡烘乾，能讓一整堆剛洗好的衣物都有清爽的香味。
- 放一把薰衣草花苞到舊襪子裡，放進裝衣物的抽屜裡。

27 檸檬草精油（Lemongrass Oil） *Cymbopogon citrates, C. flexuosus*

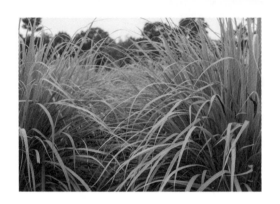

檸檬草是一種原生於尼泊爾、斯里蘭卡和印度的熱帶草本植物，常用在印度和亞洲的料理中。檸檬草長久以來一直是阿育吠陀，或是說印度傳統醫學的重要藥草。這個精油是以蒸餾法從採收的草葉中萃取而來，草葉會放在地面上晾乾幾天來增加它的油脂成份。雖然有很多種檸檬草，但只有源於西印度的檸檬香茅（*Cymbopogon citratus*），和

來自東印度的曲序香茅（*Cymbopogon flexuosus*）才能用來製作精油。這種精油對身心具有清涼、刺激和提神的效果。它強大的止血、抗菌和止痛功效，使它成為主治肌肉痠痛、瘀血、皮膚病和呼吸道感染的有效療法。此外，檸檬草精油也是能驅逐蚊蟲的殺蟲劑。它也許還能減輕憂鬱和疲勞、改善專注力。

✳ 當作室內空氣清淨劑

檸檬草清新、類似檸檬的香味能消除污濁的空氣、煙味、寵物臭味和令人不舒服的廚房氣味。將下列的處方放入薰香燈裡，有助於淨化和改善空氣品質，對家中任何需要除臭的房間都有用。訪客來之前或是聚會之前也可用它來淨化屋子。

4 滴 檸檬草
2 滴 萊姆
2 滴 檸檬

療效：檸檬草最重要的成份是檸檬醛、香葉醇、芳樟醇和檸檬烯，這些都能使精油具有清爽和提神的效果。這些成份具有止痛、抗細菌、消毒、殺蟲和止血的功能，對神經系統也有鎮定的效果。

適合消除脂肪：將 2 滴檸檬草精油，混入 2 盎司的甜杏仁油裡。用這個油按摩脂肪堆積的地方，像是大腿、腰部和臀部，這個精油能刺激那個部位的血液循環，同時還能清除多餘的毒素和淋巴液。

適合消除疲勞和憂鬱：辛苦了一天或晚上沒睡好時，用檸檬草精油泡個熱水澡，能讓全身神清氣爽，有助於消除疲勞和憂鬱。它也能緩解因長途旅行之後引起的時差問題。

適合皮膚斑點和青春痘：用 1 滴檸檬精油，混入 2 盎司金縷梅萃取液做成爽膚水。這個精油的抗發炎和抗菌功能，有助於減輕斑點和青春痘。每次使用前請徹底搖均勻。

當作驅蟲劑：將檸檬草和雪松各 2 滴、薰衣草和天竺葵各 3 滴，混合均勻當作驅蟲劑。滴幾滴這個油到棉球上，拿到戶外使用。或是放在臥室的薰香燈裡燃燒，能驅逐惱人的蚊子。可以將這個處方加到 1 盎司的伏特加裡，噴在室內各處。

適合改善專注力：要加強專注力，可將檸檬草、迷迭香精油各 1 滴，加到手帕裡深深吸入香氣，同時避免接觸皮膚。

額外提示：將 3 大匙杏桃仁油和 10 滴檸檬草精油混合，很適合用來擦亮傢俱。它不但有效，而且對人和寵物都沒有任何毒性。

> ⚠ 請注意　因為檸檬草含有高度的橘科類物質，可能會使皮膚對陽光更加敏感。用了檸檬草精油之後，請避免在陽光下待超過六個小時。而且，如果你有皮膚過敏，可能會產生皮膚不適和過敏反應。擦到皮膚上之前，務必要先稀釋過。如果有青光眼，請不要使用這個精油。

☀ 使用方式

- 吸入檸檬草、茶樹、乳香精油，能緩解上呼吸道堵塞和鼻黏膜腫脹，讓你的呼吸更順暢。將上述的三種精油各加 2 滴到一碗沸水中。用一條毛巾蓋住頭，彎身靠近碗，閉上眼睛，吸入冒出的蒸氣。

- 抗菌的檸檬草精油有助於減輕膀胱炎的症狀。將 5 滴檸檬草、3 滴茶樹精油，混入 3 大匙的牛奶中。將這個混合物加到溫熱半滿的浴缸裡，浸泡 30 分鐘後，休息一小時。

- 檸檬草精油用在寵物身上很安全。若要消除虱子、疥瘡、跳蚤和壁蝨，可將檸檬草、薰衣草、天竺葵、雪松精油各 2 滴，加到 1 盎司像伏特加之類的酒精裡，放進噴霧瓶裡，噴在寵物身上，請小心不要噴到牠們的眼睛。

- 對治輕微的肌肉痠痛和疼痛，將檸檬草和迷迭香各 3 滴，混入甜杏仁油裡，用這個混合油按摩痠痛的肌肉和疼痛的關節。

- 檸檬草精油因具有鎮定神經系統的效果而聞名，它對因壓力引起的消化不良和腹絞痛也有幫助。可在薰香燈裡燃燒，或是放 2 到 3 滴在一塊布裡吸它的香氣。

28 長葉松精油（Longleaf Pine Oil） *Pinus palustris*

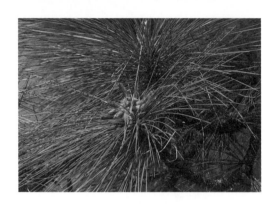

得到，而且它們在那裡可以長到 100 英呎高。長葉松的名字是因它們芳香清新的針葉命名的，針葉大約 10 到 15 英吋長。長葉松精油有類似的香味，它的濃烈樹脂香氣，對清潔支氣管通道和治療呼吸道疾病通常都很有效。它能減輕關節炎疼痛、肌肉痠痛和風濕痛，也能刺激血液循環，甚至預防水腫。此外，長葉松精油還具有提神的作用，能減輕疲勞感。

✷ 緩解氣喘病

任何有呼吸問題的人，像是氣喘病之類的，都能因長葉松這種清新、潔淨的香味而受益。將下列的處方放進薰香燈裡使用，有助於讓呼吸更順暢：

2 滴 長葉松
1 滴 尤加利樹
1 滴 牛膝草

在殖民時期，美國東南部長滿了濃密壯觀的長葉松森林。英國國王撥出數萬棵的樹木，專門保留給皇家海軍使用。長葉松樹製作的木材中據説品質最好的是南方黃松；地板和建築物對這種木材的需求量很大。雖然現在這種雄偉的樹木已經不如以前的量那麼多了，但在氣候溫和的沿海地區仍能看

療效：長葉松精油具有強烈的抗菌、抗病毒、祛痰和刺激的功效。用這個精油按摩、熱敷和泡澡能加強血液循環、減輕神經痛，以及與肌肉和關節問題有關的不適。用長葉松精油做蒸氣吸入療法，有助於清潔堵塞的支氣管通道。這種精油也有消除疲勞和壓力的功效。

清爽的男人味：長葉松精油能讓男性古龍水有一種清新的男人味。加 2 滴精油到 1/4 杯的金縷梅萃取液或是刮鬍乳霜裡，能獲得清新的香氣。

適合保護衣物：要預防蛀蟲毀掉你的毛衣，可加 10 滴精油到未經化學處理過的幾塊木頭上，然後把木塊放進衣櫥或抽屜裡。

適合空氣清新劑：長葉松精油有助於消除香菸的煙味和汙濁的空氣。將 4 滴精油加到一杯水中，裝到噴霧瓶裡，搖動均勻後噴到空氣中，避免噴到傢俱上。

適合消除疲勞：長葉松清新的樹脂香味能刺激血液循環，當你感覺疲勞和虛弱的時候使用，能讓你恢復精神。將幾滴精油滴到手帕上，深吸它的香氣。

適合運動前後：在運動前或運動後使用加了長葉松的按摩油，有助於預防肌肉拉傷或扭傷。將長葉松、杜松子和迷迭香精油各 3 滴，混入 2 盎司的荷荷芭油裡。

額外提示：隨身攜帶一小瓶長葉松精油，當感覺壓力大、沮喪或幽閉恐懼症發作時，吸一口它清新潔淨的香氣會有幫助。

請注意　長葉松精油可能會引起皮膚不適或過敏，使用前應該要先稀釋過。做蒸氣吸入療法和蒸氣三溫暖時使用這個精油請小心，使用時一定要閉上眼睛，因為它的蒸氣會讓眼睛和黏膜周圍不舒服。請避免讓小孩和寵物碰到這個精油，也不要用來口服。

☀ 使用方式

- 用長葉松精油冷敷能減輕因風濕病、關節炎和肌肉拉傷引起的疼痛。將 3 滴長葉松精油、1 茶匙蘋果醋、各 2 滴的羅馬洋甘菊、薰衣草精油，混入 1 夸脫的冷水中。將一塊乾淨的布摺疊起來後放進溶液裡，擰乾多餘的液體後敷在患部，蓋上毛巾，15 分鐘後再重複一次。

- 皮膚發炎或發燒的人可能覺得用長葉松精油清洗皮膚會有幫助。將長葉松、辣薄荷精油各 1 滴、1 茶匙蘋果醋，混入兩杯冷水中。每天用這個清潔溶液清洗皮膚三次。

- 這個提神的處方能刺激感官，消除疲勞：在鍋子裡加入 6 滴長葉松精油、各 3 滴的肉桂、迷迭香、冷杉精油，混入 1 夸脫的水中。在爐子上用小火煮，或將這些精油放進薰香燈裡使用。

- 添加長葉松精油的蒸氣吸入療法，能化痰和清潔呼吸道。將 1 夸脫的熱水倒入碗中，加 2 滴長葉松精油，然後用毛巾蓋住頭，彎身靠近碗，讓毛巾垂下來蓋住碗，做幾次緩慢且深沉的呼吸。

29 橘子精油（Mandarin Oil） *Citrus nobilis*

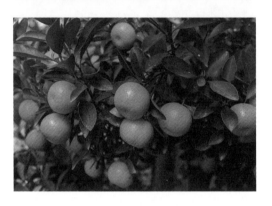

Citrus nobilis 這種橘子樹是橘科的一種，原產地在中國。它的名字 **Mandarins**，是源自中國前皇帝的一位高官。現在，這種橘子樹在南歐、南美和日本都很普遍。有些人以為這種水果是柑橘（tangerine orange）。橘子精油是從橘子皮榨汁萃取，它會散發出一種花朵般甜美的香氣，小孩子特別喜歡。要生產沒有汙染的精油，應該使用合格有機橘園的水果。據說這種精油能改善情緒和減輕焦慮。它溫和的作用對孕婦、小孩和老人都很安全。加到泡澡水、按摩油或居家清潔劑裡都可以。

✳ 適合精神疲勞時使用

將這個處方放進薰香燈裡，擺在電腦桌旁，將有助於減輕工作場所的疲勞和壓力。

5 滴 橘子
3 滴 佛手柑

療效：橘子清新微酸的香氣，使精油具有抗憂鬱和除悲傷的效果。據說也有抗菌和止痙攣的功效，對減輕脹氣也有幫助。它的功效能減輕壓力，甚至能當作溫和的鎮定劑使用。

適合調理和保健：用它做芳香浴不只能放鬆身心，也能減輕肌肉抽筋的疼痛。將 10 滴純橘子精油、5 滴天竺葵精油，混入約一杯牛奶中，將這個混合物加到溫暖的泡澡水裡。

懷孕期間：預防懷孕時產生的妊娠紋，可每天用這個油按摩乳房和腹部：半杯甜杏仁油和 50 滴橘子精油混合。

適合醫院：用幾滴橘子精油能減輕醫院裡嚴肅、沉悶的氣氛。橘子精油的香氣能改善病人的心情、消除病房常見的消毒水味。可滴幾滴精油到手帕、面紙或是棉片上，放在病人的枕頭下。

橘子按摩油：作為放鬆身心的按摩油，將 1 大匙像甜杏仁油之類的任何一種基底油、2 滴橘子、2 滴佛手柑和 1 滴奧圖玫瑰精油混合。這個明亮、刺激的處方具有清新迷人的香氣，能讓感官舒適愉快。用它按摩緊繃的肌肉，按摩的人和被按的人都能享受到橘子精油提神的效果。按摩後讓肌肉休息 30 分鐘。

家用提示：可以將橘子精油當作家中天然清潔劑使用。只要將幾滴橘子精油加到水中，把一塊布放進水裡浸濕，用來擦兒童的房間和書包。

提振心情：橘子精油有助於提振焦慮和沮喪的煩悶感。

> (!) 請注意
>
> 橘子精油是淡黃色的，會在薰香燈裡殘留這種顏色。如果你在皮膚上擦橘子精油後，六小時內一定要避免曬到太陽，甚至照到紫外線也不行。擦了橘子精油的皮膚若曬到太陽光的話，會產生難以消除的褐色斑點。

☀ 使用方式：外用

- 有些有經前症候群的女性發現橘子精油能減輕月經前和月經期間的不適。將幾滴精油滴到手帕或面紙上，放進口袋或皮包裡。當你感覺緊張或憂鬱時，拿出來聞一下。也可以考慮把橘子精油當成家用清潔劑，在壓力大的時期能改善心情。

- 要對治腿部和臀部的粗糙皮膚，每天用這個處方按摩：橘子、天竺葵、杜松和絲柏精油各 10 滴，混入大約半杯的甜杏仁油裡。按摩前，用沐浴刷以畫圓圈的方式刷腿部和臀部，能刺激血液流通。

- 要淨化皮膚時，將 15 滴橘子精油，加入大約半杯的臉部護膚乳液裡，每天早晚洗完臉後，將這個乳液擦到臉上。

- 製作房間噴霧劑，將半杯礦泉水倒進噴霧瓶裡，再加入 10 滴橘子、5 滴薰衣草、2 滴快樂鼠尾草精油。噴在房間或是窗簾上，能散發舒適宜人的香味。噴霧前請搖動瓶子，並小心不要噴到木質物品上。

30 馬鬱蘭精油（Marjoram Oil） *Origanum majorana*

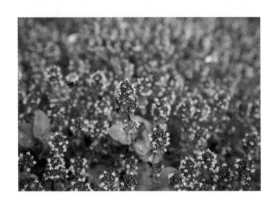

馬鬱蘭是一種濃密的多年生藥草，生長在乾燥和陽光充足的地中海東部地區。這種植物長久以來被用在烹調和藥用上。馬鬱蘭精油是用蒸餾法從葉子和花朵萃取而來，具有療效的益處。馬鬱蘭精油是濃稠的淺黃色液體，有溫暖、草本的微辣香氣，很多人都覺得聞起來很舒服。這個精油經常被

用來治療因過勞、風濕和關節炎引起肌肉和關節疼痛。吸入這個精油的香氣，也有助於減輕呼吸道疾病，像是鼻塞、胸悶、咳嗽和鼻竇炎之類的症狀。將馬鬱蘭精油擦在腹部時，能減輕消化不良、緩解經痛。馬鬱蘭精油對頭髮和頭皮也有良好的效果，有助於調理髮質、促進頭皮血液循環，協助頭髮健康生長。在情緒上，這個精油在哀痛時期特別有用，因為它能安撫和放鬆身心。

✵ 適合消除疲勞和神經緊張

馬鬱蘭精油甜美、辛辣的香氣能強化全身，將下列的處方放入薰香燈裡，有助於減輕身心疲憊、神經緊張和注意力不集中的問題。

3 滴 馬鬱蘭
2 滴 萊姆
2 滴 辣薄荷
1 滴 羅勒

療效：馬鬱蘭精油主要的成份是香葉醇、芳樟醇和萜品烯，這些成份對身心具有放鬆和平衡的效果。這個精油能緩解肌肉痠痛和關節疼痛、促進血液循環。吸入馬鬱蘭精油的香氣，能減輕呼吸道疾病和氣喘病。

適合頭痛：用馬鬱蘭精油冷敷能減輕頭痛。將 2 滴精油、一匙鹽巴加到冷水中攪拌均勻，把一塊布放進水裡浸濕，擰乾多餘的水份，敷在額頭上。放另一塊冷敷布在頸背上能加強效果。

適合想安穩好眠：想要睡個好覺時，可將馬鬱蘭、薰衣草和雪松精油各 5 滴，放進薰香燈裡，讓它燃燒一小時。

適合鼻竇炎：在手帕上加 2 滴馬鬱蘭精油深吸它的香氣，能打通靜脈竇，讓呼吸更順暢。

適合經痛：想要減輕經痛，可將 3 滴馬鬱蘭、2 滴快樂鼠尾草、一大匙牛奶或浴鹽加到半滿的浴缸裡。這個處方能促進血液循環，紓解下腹部的絞痛，協助經血暢通。浸泡大約 20 分鐘後，腹部放一個熱水瓶，躺在床上休息。

適合肌肉抽筋：想要製作按摩油預防運動後肌肉痠痛和抽筋，可將馬鬱蘭、白千層和迷迭香各 2 滴，混入 1 盎司的甜杏仁油裡。需要時可經常用這個處方按摩肌肉，它也能減輕因拉傷和扭傷所造成的疼痛。

✳ 使用方式

- 要減輕風濕痛和關節腫脹，將 6 滴馬鬱蘭和 3 滴薑精油，混入 2 大匙全脂牛奶中，加入泡澡水裡，浸泡大約 20 分鐘後，休息一小時。蓋被子保暖，免得對循環系統產生負荷。

- 馬鬱蘭精油有助於祛痰，能制止頑強的咳嗽。將 5 滴馬鬱蘭、各 2 滴白千層和羅馬洋甘菊，混入 3 大匙的甜杏仁油裡。每天用這個混合油按摩胸部和背部數次，直到症狀消失為止。

- 馬鬱蘭精油具有安撫和放鬆的功效，對悲痛的人特別有幫助。將馬鬱蘭、檸檬香蜂草和奧圖玫瑰精油各 1 滴混入澡鹽裡。加入溫水中，浸泡 20 分鐘，或者將精油滴在手帕裡，需要時吸嗅它的香氣。

- 用馬鬱蘭精油做護髮，能調理髮質和促進頭髮生長。將 6 滴迷迭香、各 3 滴的馬鬱蘭和檀香，混入 3 大匙荷荷芭油裡。抹在乾髮上，讓油留在上面過夜，隔天跟平常一樣洗髮和吹整造型。

> ⓘ 請注意　因為馬鬱蘭精油可能會刺激子宮收縮和增加血液流通，所以懷孕期間絕對不要使用。而且，這個精油有時候會讓感官變遲鈍，所以只能短時間使用。擦在皮膚上之前，一定要先稀釋過，因為可能會讓某些人皮膚過敏。跟其他精油一樣，馬鬱蘭精油也不要口服。

31 沒藥精油（Myrrh Oil） *Commiphora myrrha*

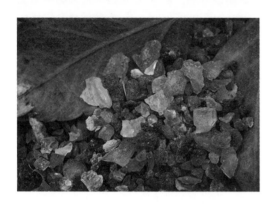

矮樹叢裡的樹脂萃取出來的精油，具有止血、抗菌和抗發炎的功效。沒藥精油對治療風濕症、牙齦發炎、傷口、痔瘡和細菌感染都很有幫助。它的祛痰作用能擴張黏膜，減輕因支氣管炎、感冒和咳嗽引起的胸悶鼻塞。在化妝品方面，沒藥精油能治療粗糙乾裂的肌膚，收緊組織減少表面的皺紋。它對減輕濕疹和真菌感染，包括香港腳都特別有效。在情緒上，沒藥精油能提高幹勁，促進頭腦清明。

☀ 適合內在的安定和祥和

沒藥精油甜美煙味般的香氣，能安撫神經，產生一種深度的安定感。沒藥精油也能提神醒腦，對身體有刺激又放鬆的效果。經過漫長辛苦的一天後，將下列的處方放進薰香燈裡燃燒，能消除過勞的神經。

3 滴 沒藥
2 滴 安息香
1 滴 檀香

沒藥有一段悠久又有趣的歷史。這個原料從古代就被用在香水、燃香、化妝品和防腐香油的處方中。在古代的貿易中是非常稀有和重要的商品，它是全世界最昂貴的藥草之一。也因此，據說耶穌剛出生時就收到沒藥、乳香和黃金。這種植物的芳香精油長久以來一直都被視為具有高度價值的產品。以蒸餾法從 *Commiphora myrrha* 這種多刺的

療效：沒藥精油含有萜烯、檸檬烯、蒎烯、倍半萜、肉桂醛和香豆醛（coumarin aldehyde），這些成份都具有抗發炎和止血的效果。這個精油也有抗真菌和抗菌的特性。因此，沒藥精油有助於減輕疼痛和腫脹，能調理體內組織、治療傷口、預防感染和促進祛痰。

適合恢復活力：經過一個壓力大的事件或生病一段時間後，辛辣的沒藥精油能讓身心恢復生機。將乳香、檀香和沒藥精油各 3 滴，放進薰香燈裡燃燒。

適合熟齡肌膚：用沒藥精油蒸臉能刺激和緊緻皮膚。將沒藥和乳香各 2 滴、1 滴薰衣草加入一碗熱水中。用一條毛巾蓋住頭，彎身靠近碗，蒸 5 分鐘後，再用冷水潑洗臉部。

適合當消毒劑：沒藥精油裡的消毒成份，能對抗病房中的細菌。將沒藥、羅文莎葉和迷迭香各 3 滴，放進薰香燈裡使用，能降低病菌散播的風險。

適合經期不適：用沒藥精油泡澡能減輕經痛和緊繃。將 3 滴沒藥、2 滴茉莉原精混合數湯匙牛奶，加入泡澡水裡，浸泡 20 分鐘。

適合治療傷疤：將 2 滴沒藥，混入 1 盎司的甜杏仁油裡，用它按摩傷疤能軟化傷疤皮膚，促進痊癒。

適合乾燥肌膚：將 3 滴沒藥混入 2 盎司的面霜裡，每天晚上用來擦臉，能滋潤和保護敏感、乾燥的皮膚。

> (!) 請注意｜因為沒藥精油能促進經血暢通，懷孕時絕對不要使用，因為可能會造成出血和早產。雖然這個精油不該用來口服，外面仍可以買到安全的口服用沒藥酊劑。

※ 使用方式

- 用在傷口上，加幾滴沒藥精油到消毒棉片上，敷在傷口上，用繃帶固定在上面，能預防感染並加速痊癒。
- 用沒藥精油治香港腳。將 3 大匙蒸餾水、1 茶匙醋、8 滴沒藥精油混合。將這個混合物放進噴霧瓶裡使用，使用前請記得搖均勻。洗完澡後，用它來噴腳和腳趾的夾縫處。
- 將幾滴沒藥精油、一匙鹽巴加進一杯溫水裡漱口，能讓口氣清新、保持牙齒和牙齦的健康。每天早上刷完牙後，用來漱口，漱完吐掉，或是滴 1 滴精油到牙刷上。
- 要減輕因感冒和支氣管炎引起的鼻塞胸悶，加幾滴精油到一碗熱水裡。用一條毛巾蓋住頭披垂下來，彎身靠近碗，閉上眼睛，吸入蒸氣。
- 沒藥精油有助於治療牙齦發炎和口腔潰瘍。加 2 滴沒藥精油、半匙鹽巴到半杯水裡，用它來漱口，漱完吐掉。也可以用棉片沾沒藥精油，抹到潰爛的傷口上。
- 治療百日咳，將 2 滴沒藥精油，混入 2 大匙甜杏仁油裡。用這個油來按摩胸部能化痰，有助於把痰咳出來，並且減輕咳嗽的症狀。

32 香桃木精油（Myrtle Oil） *Myrtus communis*

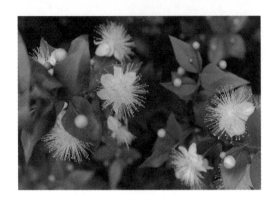

在晚春時，香桃木細長嬌柔的雄蕊會從中央開始綻放美麗的花朵，噴出一串串芬芳的白色花朵。這個原生於地中海區的迷人植物，千百年來一直是代表純潔的象徵。事實上，希臘愛與美的女神愛芙蘿黛蒂，以美麗全裸的女性身體剛被創造出來後，顯然在香桃木樹叢中找到了庇護。當人聞到香

桃木這種純淨提神的花香和從花朵萃取的精油香味時，會聯想到純淨和貞潔之美也就顯而易見了。香桃木的味道對感官具有淨化和強化的效果，有助於平息恐懼。這個精油也有治療嚴重和慢性胸腔和肺部疾病的價值，像是支氣管炎，靜脈竇感染、感冒和咳嗽等。此外，香桃木精油具有抗菌、止血和除臭的功能，有助於減輕、消除尿道和皮膚感染的問題。

✳ 使呼吸順暢

香桃木清新的草香味能幫助呼吸順暢，還能放鬆和強化身心。當你感到緊張或恐懼的時候，試著將這個處方放進薰香燈裡，能創造溫和、安適的心情。

3 滴 香桃木
2 滴 西伯利亞冷杉
1 滴 檸檬草

療效：香桃木的桃金孃烯醇（myrtenol）、香葉醇和蒎烯等成份，讓香桃木精油具有抗菌、祛痰和抗發炎的功能。用在蒸氣吸入療法和塗抹油裡，有助於治療很多呼吸道問題。用一點香桃木精油泡澡，可能減輕膀胱炎和痔瘡引起的疼痛。此外，這個清新的香味也能消除疲勞。

適合肌肉抽筋：含有香桃木精油的按摩油，能促進血液在組織內流通，產生溫暖的效果，有助於預防運動後可能引起的肌肉抽筋。將 5 滴香桃木精油、3 滴迷迭香精油，混入 2 盎司的甜杏仁油裡，用它來按摩肌肉。

適合讓肌膚緊實：香桃木精油有助於刺激結締組織、緊實和調理肌膚。可加 5 滴精油到泡澡水裡。

適合傷風感冒：吸入香桃木精油的香氣，可減輕因鼻塞引起的不適，甚至能預防感冒更加嚴重。每天數次滴幾滴精油到袖子或手帕上，深深吸入這個香氣。

淨化空氣：香桃木精油的抗菌效果能淨化空氣，尤其是病房裡的濁氣。將香桃木、檸檬和迷迭香精油各 3 滴，加入薰香燈裡使用。

治療青春痘：用香桃木精油做的爽膚水，可治療面皰和青春痘。將 2 滴香桃木、1 滴薰衣草精油，混入 1 盎司的金縷梅萃取液裡，需要時使用。

額外提示：下一次你去做蒸氣浴時，可將 4~6 滴香桃木精油滴到濕毛巾裡帶去。這個清新的香氣能加強放鬆的效果，讓呼吸更順暢。

☀ 使用方式

- 用香桃木精油做蒸氣吸入療法，能抗發炎並減輕感染引起的各種症狀。治療因長膿包引起的額竇或鼻旁竇發炎，將 4 滴香桃木精油，混入 4 杯熱水中，吸入蒸氣幾分鐘，每天重複數次。

- 治療疼痛的中耳炎。將 3 滴香桃木精油，混入 2 大匙橄欖油裡。將 3~4 滴混合油滴到棉球上塞入外耳道中，然後戴一頂帽子或綁一條頭帶將棉球固定住。讓棉球停留在耳朵裡一整夜。

- 要減輕痔瘡的發癢和腫脹，將 3 滴香桃木、2 滴絲柏精油，混入 1 盎司的金縷梅乳霜裡，很多藥房都有賣金縷梅乳霜。需要時可將這個處方塗抹於患部。

- 香桃木精油對膀胱和尿道感染可能會有幫助。加 4 滴香桃木精油、數匙牛奶到泡澡水中，泡澡之前先攪拌均勻。

- 添加香桃木精油的胸部按摩油，有助於減輕跟氣喘、流感、風寒、咳嗽有關的不適症狀。將香桃木和乳香精油各 3 滴，混入 1 盎司的甜杏仁油裡，需要時塗抹於胸部。

> ⊘ 請注意
>
> 不要將未經稀釋的香桃木精油或任何精油直接擦在皮膚上，這樣可能會造成過敏反應，引起皮膚不適和發紅，甚至正常的皮膚也不能使用。孕婦和有癲癇症的人使用香桃木精油之前，要先詢問過芳療師。

33 綠花白千層精油（Niaouli Oil） *Melaleuca viridiflora*

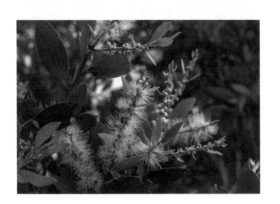

綠花白千層精油是透過蒸餾法從*Me aleuca viridiflora*這種常青樹新鮮的葉子中萃取而來，它是桃金孃科的一種，是白千層樹的近親。綠花白千層原本來自澳洲，現在馬來西亞和菲律賓也有栽種。這種樹木從無色到淡黃色的油脂具有清新、有如樟樹般的香氣，能提升專注力。它很適合跟尤加利樹、海洋松樹、柳橙、牛膝草、檸檬和香桃木等精油搭配。這種精油治療傷口和抗菌的屬性原本是澳洲原住民先發現的，它跟茶樹精油很類似。綠花白千層精油現在被用來治療多種生殖器官和呼吸道感染的問題，像是陰道炎、念珠菌感染、風寒、流感和支氣管炎等。綠花白千層也能化痰、祛痰，有助於減輕咳嗽。因為這個精油具有強烈的抗發炎功效，所以能減輕許多疾病伴隨而來的黏膜腫脹。它也能治療香港腳、燙傷和耳朵感染。

❋ 適合增強專注力和提神醒腦

綠花白千層略微刺鼻的味道，有助於提神醒腦和加強組織性的邏輯思考。將下列這個處方放進薰香燈裡，能幫助你在壓力大的情況下保持冷靜。

4 滴 綠花白千層

2 滴 萊姆

1 滴 尤加利樹

療效：綠花白千層精油的主要成份是桉葉油醇、蒎烯、松油醇和檸檬烯，這些成份具有抗發炎、抗菌和祛痰的功效，能減輕腫脹，有助於治療細菌感染和緩解咳嗽。綠花白千層精油也能刺激免疫系統，加速從疾病中痊癒。塗抹於患部時，綠花白千層能協助組織再生，讓燙傷和傷口復原。

適合抗病毒：這個精油抗病毒的功效，能減輕病毒感染的風險並保護身體，它也能治療流感和風寒。將綠花白千層、迷迭香和檸檬精油各 5 滴，加入薰香燈裡當作消毒處方使用。

適合讓口氣清新：製作讓口氣清新的漱口水，能保護你不受皰疹等病菌感染，將 1 滴綠花白千層精油、半匙鹽巴，混入 4 盎司的水中，攪拌均勻後漱口。

適合咳嗽和支氣管炎：綠花白千層精油的祛痰效果，對治療咳嗽和支氣管炎很有用。將綠花白千層、乳香和尤加利樹精油各 2 滴，加到泡澡水裡或薰香燈裡。或是加到 2 大匙甜杏仁油裡，可用來按摩胸部。

適合蚊蟲叮咬：綠花白千層精油能減輕蚊蟲叮咬後的發癢，有助於減輕腫脹。這個精油讓皮膚軟化的功效，能讓蚊蟲叮咬更快痊癒，同時避免留疤。將 2 滴綠花白千層精油，混入 2 大匙的金縷梅萃取液裡，塗抹於患部。

適合滋潤肌膚：可製作身體潤膚油，將 5 滴綠花白千層、10 滴薰衣草精油，混入 2 大匙甜杏仁油裡。這個處方能加強對細菌、病毒和真菌的抵抗力，讓皮膚不會變得乾燥。

> **⚠ 請注意**　綠花白千層精油強烈辛辣的香味，會刺激脆弱的眼結膜，當你將這個精油塗抹在皮膚上時，尤其是吸入蒸氣時，一定要閉上眼睛，保護眼睛不受蒸氣傷害。

額外提示：綠花白千層精油能刺激血液循環，因此能減輕暈眩感，讓身心都神清氣爽。在手帕上加幾滴精油，靠近鼻子，深深吸入它的香氣。

✴ 使用方式

- 用綠花白千層和檸檬精油做蒸氣吸入療法，有助於減少黏液，清通鼻塞。將 3 滴綠花白千層、2 滴檸檬精油，加到 2 夸脫的沸騰熱水中，深深吸入蒸氣 10 分鐘（眼睛要閉上），需要的話可再重複使用。
- 用綠花白千層精油製作的陰道灌洗液，有助於減輕陰道炎和念珠菌感染。將綠花白千層和茶樹精油各 1 滴，混入 1 茶匙蘋果醋裡，放進裝滿溫水的陰道灌洗器內。混合均勻後用它清洗陰道內部。就寢前使用效果最好。
- 製作割傷和燙傷的局部用藥膏，將 2 滴綠花白千層、2 滴茶樹、5 滴薰衣草精油，混入 2 盎司的金縷梅萃取液和 2 盎司純淨水中，混合均勻後使用。或是將這些精油加到無香氣的礦物質油性乳液中，塗抹到割傷和燙傷的患部。

34 柳橙精油（Orange Oil） *Citrus aurantium*

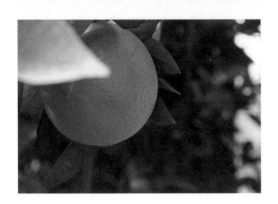

　　柳橙精油清新、甜美的橘香味跟柳橙本身一樣很容易辨認。苦橙（*Citrus aurantium*）這種柳橙樹的樹葉能提煉出苦橙葉精油，花朵可以提煉出橙花精油，水果可提煉出柳橙精油。這種精油能改善情緒、鎮定焦慮和提振精神。它也能刺激血液循環和幫助消化。用作化妝品方面，柳橙精油能協助保健、讓肌膚保持年輕、加強膠原蛋白生成、減少肌膚水腫和斑點瑕疵。柳橙精油也適合跟其他精油

搭配使用——例如肉桂和依蘭之類的花香味。當作室內空氣清新劑，可添加柳橙的複方精油產生樂觀的心態，減少日常生活的緊張。甚至傢俱使用柳橙精油都能獲益，加幾滴柳橙精油到亞麻子油裡，能製成溫和的護木漆。連烹調都無法避免使用這種多用途的精油，柳橙萃取液這種熟悉可口的甜點調味劑，就是從柳橙精油得來的。令人驚訝的是，柳橙精油一點都不貴，而且它具有很多用途，如果你正猶豫要買什麼精油時，柳橙是很好的選擇。

✳ 適合消除疲勞和精疲力竭

　　將柳橙、萊姆和檸檬草精油放進薰香燈裡，能消除精疲力竭的感覺，而且能立刻讓室內空氣變得清新。下列這個處方有助於創造愉快和陽光的心情。

　　5 滴 柳橙
　　3 滴 萊姆
　　2 滴 檸檬草

療效：柳橙精油對身心有清爽和振奮的效果，主要的成份是檸檬烯、芳樟醇、香葉醇、香茅醇、松油醇和維他命 C。因為它具有恢復生機和溫和的緊實效果，柳橙精油經常成為許多化妝品的原料，有人甚至認為柳橙能減少脂肪。

當作食物添加劑：商店有販售柳橙精油加酒精稀釋的食品調味劑。可加 2 滴柳橙精油到食物中，例如奶油，這樣能添加口味、刺激消化。在攪拌麵糊之前加入精油，然後跟平常一樣使用，這樣能使口味濃厚的蛋糕更容易消化。

適合血液循環不良：柳橙和迷迭香精油混合時，具有增加活力的效果，也能改善血液循環。洗澡時嘗試先沖熱水再沖冷水，然後把這兩種精油加到你平常使用的無香味沐浴精裡。

適合溫和按摩：將 8 滴柳橙和 4 滴天竺葵精油，加到 1 盎司的乳液或植物油裡。柳橙精油軟化肌膚和鎮定的效果，能讓皮膚更有彈性，保護皮膚不乾燥。

適合緊實肌膚：混合柳橙和佛手柑精油可當爽膚水使用，能撫平細紋，讓肌膚保持水嫩和年輕的模樣。將 5 滴柳橙和 3 滴佛手柑，混入 2 盎司的水裡，放進噴霧瓶裡，每天噴在身上。

額外提示：用來按摩或放到薰香燈裡，柳橙精油清新的香味是懷孕期止噁的良方，而且沒有副作用。

☀ 使用方式：外用

- 有助於消除脂肪，可每天用這個處方按摩患部：將 15 滴柳橙、4 滴天竺葵、4 滴肉桂精油和 3 大匙葵花油混合。按摩前用天然軟鬃毛刷乾刷能增加血液循環，加強除脂的效果。
- 添加柳橙精油的漱口水能加速牙齦發炎和牙周病痊癒。將 3 滴柳橙精油和 0.5 大匙蘋果醋混入一杯溫水中，攪拌均勻。刷完牙後，用這個混合物徹底清洗嘴巴，這個漱口水也有助於減輕喉嚨痛和咳嗽。

☀ 使用方式：內服

- 柳橙精油當食物調味劑，有助於增加食慾和刺激消化：將 1 滴柳橙精油，加到布丁或起司蛋糕，或是放到優格裡作為拌水果沙拉的調味料。你也可以將 1 滴柳橙精油和 1 茶匙蜂蜜混合，每天飯前吞服，能加強消化。

| ⓘ 請注意 | 柳橙精油可能會使皮膚過敏，產生光毒性反應，這會導致曬傷，也會在皮膚上形成數年都難以消除的褐色斑點。當你出門會曬到太陽時，請避免使用柳橙精油或添加柳橙精油的護膚產品。此外，精油中的淺黃色素會在衣物上留下難以清除的痕跡。 |

35 奧勒岡精油（Oregano Oil） *Oregano vulgare*

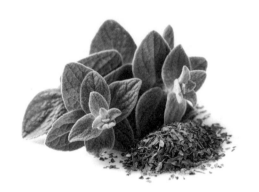

奧勒岡草的原產地是地中海全區，它是一種香甜且帶薄荷味的藥草，長久以來在烹調和藥用上都佔有重要的地位。事實上，古埃及人把奧勒岡草當作食物的防腐劑和解毒劑。精油是從牛至（*Oregano vulgare*）這種會開花的薄荷科植物萃取而來。提煉出的淺黃色精油具有能強化身心，如

樟腦般濃烈的辛辣香氣。奧勒岡精油被視為是最能抗菌的精油之一；它能治療寄生蟲、消化困擾和細菌感染，對像支氣管炎、風寒和流感之類的呼吸道疾病也有效。將奧勒岡精油塗在患部能減輕濕疹、牛皮癬和其他長期皮膚病症狀，或許也有助於降低脂肪的形成。用這個精油做蒸氣吸入療法能化痰、促進排痰和止咳。用奧勒岡精油按摩能紓解經痛和肌肉抽筋。在情緒方面，奧勒岡精油能消除疲勞、改善注意力，對減輕憂鬱也有幫助。

✦ 適合恢復活力和增加專注力

奧勒岡精油強大辛辣的香氣能舒緩虛弱感和增加血液循環。將下列的處方放進薰香燈裡，能提供新的活力並刺激身心：

3 滴 奧勒岡
2 滴 祕魯香膠（*Peruvian Balsam*）
1 滴 羅勒

療效：奧勒岡精油含有百里酚（thymol）、香芹酚（carvacrol）、傘花烴、萜品烯和薄荷烯（menthene），這些都具有祛痰、抗菌和抗病毒的效果。這些屬性有助於減輕呼吸道阻塞、風寒、支氣管炎和流感等症狀。這個精油也有溫和的通便效果，因此能減輕便祕，奧勒岡精油也能提升血液循環、減輕風濕痛、經痛和肌肉抽筋。

適合消除脂肪：將 1 滴奧勒岡，各 2 滴迷迭香和柳橙精油，混入 2 大匙甜杏仁油裡，當作按摩油使用，能降低脂肪的形成。奧勒岡精油能促進血液流通，同時能將毒素從體內組織排出。這樣能減少皮膚底下的水份、毒素和脂肪堆積，因此有助於消解外層的脂肪。

適合氣喘病：將 1 滴奧勒岡，各 2 滴乳香和尤加利樹精油，加入一碗熱水裡。用毛巾蓋住頭部和碗，吸入蒸氣。這樣能緩解咳嗽、化痰和擴張支氣管，讓呼吸更順暢。

適合經痛：因為奧勒岡精油能增加血液循環，因此能減輕經痛。將奧勒岡和快樂鼠尾草精油各 1 滴、數匙浴鹽加到泡澡水裡，浸泡 20 分鐘，能放鬆肌肉和舒緩經痛。

適合頭痛：奧勒岡精油樟樹般濃烈的香氣，有助於減輕壓力型的頭痛。將 2~3 滴精油滴到一塊布上，平靜地深呼吸吸入這個香氣。然而，請注意要讓布跟鼻子保持距離，避免直接接觸皮膚。

額外提示：製作肌肉拉傷用的按摩油，將 1 滴奧勒岡、各 2 滴薰衣草和羅馬洋甘菊，混入 2 盎司的荷荷芭油裡。用這個處方來按摩拉傷的肌肉。

☀ 使用方式

- 奧勒岡精油具有抗寄生蟲的功效，能協助消除頭蝨。將 5 滴奧勒岡精油，加到 2 大匙的橄欖油裡。每天用這個油按摩頭皮，能減輕搔癢、預防感染，同時能消除頭蝨。

- 製作居家消毒噴劑，將奧勒岡、百里香和薰衣草精油各 2 滴、5 滴檸檬精油，加到一杯溫水和半杯伏特加裡。將這個混合液放入噴霧瓶裡，噴灑室內容易聚集細菌的地方，像是廚房和廁所。然而，不要噴在傢俱附近，因為它會讓布料和木製品染色。

- 做斷食療法期間，可用奧勒岡精油暖化肝臟，協助排毒效果。將 1 茶匙蘋果醋、1 夸脫溫水和 1 滴奧勒岡精油混合。將布放進混合液裡浸濕，敷在身體右邊的肋骨下方（肝臟位在這裡的下方），接下來，把熱水瓶放在敷布上面，用毛巾蓋起來。再蓋上毯子，躺在床上休息一小時。

(!) 請注意　奧勒岡精油可能會使皮膚和黏膜過敏，所以使用前必須先稀釋它。此外，這個精油的其中一個成份香芹酚略有毒性，所以這個精油只能使用少量。因為它能刺激子宮出血，所以懷孕期間不應該使用。而且，一定要使用奧勒岡純精油，因為它和馬鬱蘭精油經常容易被搞混。

36 玫瑰草精油（Palmarosa Oil） *Cymbopogon martinii*

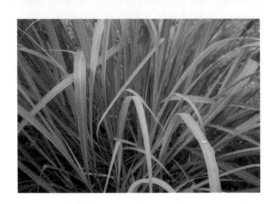

雖然玫瑰草精油在美國使用上不是很普遍，但在亞洲（到處長滿野生玫瑰草的地區），這個精油被視為對身體和靈魂具有協調效果的藥草。玫瑰草精油是透過蒸餾法萃取，需要超過 154 磅的乾燥甜草，才能產出大約 1 夸脱黃色的玫瑰草精油。由於它具有高度濃縮的香葉醇（geraniol），使精油細緻的香味有點像玫瑰。這個香味具有鎮定效果，尤其是壓力大和憤怒的時候特別好用。將這個

精油擦在局部，能帶給皮膚良好的營養，它能刺激細胞生長、調節皮脂腺分泌、支持損害組織的再生。因為玫瑰草具有消毒和抗菌的功效，有益於治療油性肌膚和青春痘。玫瑰草精油也很適合跟其他精油搭配，具有良好的滋潤效果，尤其是針對老化的肌膚。阿育吠陀療法也經常使用這個精油，它止痙攣的功效，能促進肌肉放鬆，同時減輕肌肉疼痛。

✳ 適合鎮定神經

要加強玫瑰草精油放鬆和止痙攣的效果，將下列這個處方放進一個鍋子裡小火慢煮，或是放進香氛機裡使用。這個處方同時能讓你的屋子充滿香氣，這種刺激能喚醒大腦，但又是非常細緻的香氣。

6 滴 玫瑰草
2 滴 檸檬香蜂草
2 滴 檀香

療效：玫瑰草精油對油性、乾燥和敏感性肌膚都很好用。它主要的成份是香葉醇和檸檬烯，加上香茅醇、金合歡醇（farnesol）和檸烯。香葉醇能平衡皮膚內的油脂並且滋潤各層次的皮膚。檸檬烯能溫和的提升活力的功效，有助於減輕肌肉抽筋、預防因神經緊張引起的疼痛。

適合頸部疼痛：用玫瑰草精油熱敷，能減輕頸部緊繃引起的疼痛。用一個小碗裝滿熱水，放 5 滴玫瑰草精油在水面上。用一塊布輕觸水面吸收精油，然後把布折起來，有精油的那面折在裡面，避免跟皮膚直接接觸，然後敷在患部。若有必要的話，每天重複 3 到 4 次。

放鬆的泡澡：經過疲勞的一天，用溫暖的芳香療法泡澡能恢復精力。將 5 滴玫瑰草、3 滴佛手柑和 3 大匙的甜杏仁油混合，加到泡澡水裡。

治療青春痘的天然療法：這個精油的平衡效果能調節皮脂腺分泌、減輕皮膚失調症狀。將 5 滴玫瑰草精油，加到你喜歡的 1 盎司洗面乳裡，用這個洗面乳清潔皮膚，把這當成每日例行公事來做。

情緒撫慰：玫瑰草精油對痛失親友或受到創傷的人，具有很好的安撫效果。將 5 滴玫瑰草、3 滴檸檬香蜂草、3 滴奧圖玫瑰精油，加入薰香燈裡。簡單迅速的提神方式是將精油滴

在手帕上，吸入它的香氣。

額外提示：玫瑰草精油具有跟愛情和療癒有關的橘科花輕盈的香味，放進香氛機裡，它的香味能提神醒腦、協助放鬆身體，同時還能刺激心智。

> ⚠ 請注意
>
> 如果你有長期疲勞或是低血壓的問題，你可能不適合選擇這個精油。它可能會讓你的血壓更低，對身體可能有負面的影響。在某些例子當中，雖然這個精油很溫和，但有些使用的人還是感覺到工作表現變差和缺乏專注力的問題。

☀ 使用方式：外用

- 玫瑰草精油對預防疤痕形成很有效，有助於強化肌膚和刺激生成新的組織，所以長出來的疤比較沒那麼硬。將 15 滴玫瑰草精油，加到約 3 大匙甜杏仁油裡，用這個油一天按摩患部數次。這個處方對治療傷口和手術後的疤痕很有用。
- 用玫瑰草精油按摩有助於舒緩肌肉緊繃和減輕疼痛。將 5 滴羅馬洋甘菊、10 滴薰衣草、20 滴玫瑰草精油、半杯甜杏仁油混合。用這個混合油按摩患部，有助於減輕肌肉疼痛。
- 製作溫和的護膚油，將 10 滴玫瑰草、各 5 滴檀香、薰衣草和天竺葵精油，混入 1/4 杯甜杏仁油裡。這個處方有助於治療乾燥和敏感性肌膚，保護肌膚不受損傷和發炎。為了得到最好的效果，剛泡完澡或沖完澡後馬上用這個處方按摩皮膚，趁著皮膚仍然潮濕的時候按摩能鎖住水份。如果你打算常常使用，那就製作 2 倍的份量。

37 廣藿香精油（Patchouli Oil） *Pogostemon cablin, P.patchouli*

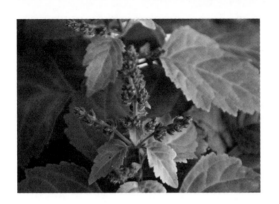

廣藿香的香氣就和它的用途一樣多種且獨特——陳腐味和異國風，辛辣和香甜，土氣又性感——這些味道會越陳越香。原產地是東南亞，這個藥草和蒸餾得來的精油因具有大範圍的用途而深受重視。據説這個藥草能殺真菌，治療香港腳很有效，同時這個精油的療效使它經常被用在護膚沐浴產品，例如按摩油和乳霜中。在香水中也能發現這個藥草，有人説，廣藿香做為催情劑很有效。用在芳療中，它具有刺激或鎮定的效果：使用份量的多或少能控制其效果，包括改善憂鬱、鎮定焦慮、減輕經前症候群和經期症狀的不適。廣藿香濃烈的香氣在 1960 年代和平與愛的世代中很受歡迎。搭配其他精油，像是佛手柑、橙花或玫瑰天竺葵時，廣藿香的味道會比較沒那麼濃烈。單獨使用時，對驅蟲很有效。

✳ 適合異國風情夢

廣藿香精油濃烈的眾多香味據説能刺激與做夢有關的大腦區域，打開通往甜美和異國風情靈視的大門。跟依蘭精油搭配能消除憂鬱，改善心情、鼓勵想像力飛馳。晚上就寢前，將下列的精油混在一起，讓它在薰香燈裡蒸散。

5 滴 廣藿香
4 滴 依蘭
4 滴 薰衣草

療效：廣藿香主要的成份是廣藿香烯（patchoulene），這是一種鎮定和放鬆效果特別好的物質。廣藿香烯跟洋甘菊裡面的母菊奧很相似，都有抗發炎、治療傷口、協助受傷的組織再生，讓皮膚保持良好的色澤等功效。廣藿香也具有抗病毒和抗真菌的效果，所以它對金錢癬、香港腳和酵母菌感染很有用。放進薰香燈裡使用，廣藿香精油能對抗壓力、昏沉、心理和情緒上的疲勞。

適合保健：廣藿香精油能補充心理上的精力，又不會過度刺激身體。據説會釋放能控制情緒和保持整體健康的神經傳導素。廣藿香跟香草原精搭配能提升好心情。用這個精油泡澡具有鎮定、恢復健康和補充體力的效果。

適合良好的「接地」：有這種木質和土質的香味，難怪廣藿香精油有能讓人專心、專注和探索自己感受的好名聲。每天擦葵花油和廣藿香精油的混合油，能幫助你腳踏實地。將 2 茶匙的葵花油（或其他基底油）和 5 滴廣藿香精油混合，作為療癒用的按摩油。

適合皮膚疼痛：廣藿香精油加上荷荷芭油或任何基底油的護膚精油，能紓解撞傷、擦傷、龜裂和疼痛發炎的皮膚。可每天用這個油輕輕按摩皮膚 2 次。

額外提示：加了 1 滴廣藿香強烈和土質味的香囊，能預防衣物被蛀蟲咬壞，也能驅逐其他昆蟲。

請注意　廣藿香跟其他精油一樣不能用來口服，它高濃度的植物成份可能造成嚴重的傷害，除非是專業醫護人員開的處方，否則不要口服。這個精油加入基底油就能直接擦在皮膚上，每次購買精油時，請一定要檢查標籤，看是否有摻雜別的東西，只有純精油才能給你最好的治療效果。

☀ 肌膚護理使用方式

- 精油裡的廣藿香烯有助於護理受損皮膚，降低疤痕形成和促進患部組織的再生。含有廣藿香精油的護膚油對濕疹和皮膚過敏反應特別有效。將 3 大匙甜杏仁油，混入 10 滴廣藿香精油，每天在患部塗抹 2~3 次。

- 加了廣藿香精油的爽膚水，能收斂和緊實臉上乾燥、疲勞和無彈性的皮膚。將 3 滴廣藿香精油、1 茶匙蘋果醋，混入兩杯溫水裡，將一塊棉片放進這個混合液裡浸濕，早晚洗完臉後，大量塗在臉上。讓這種爽膚水留在臉上自然風乾。

- 製作恢復精力的處方，將 10 滴佛手柑、5 滴廣藿香、2 滴玫瑰原精、2 大匙荷荷巴油，放入 1 盎司的瓶子裡。將這個混合油放進泡澡水，或是在手上滴 1 滴這個複方精油，再加數滴溫水，抹到頭髮上。如果你想要更強烈的香味，可增加精油的份量。

38 辣薄荷精油（Peppermint Oil） *Mentha piperita*

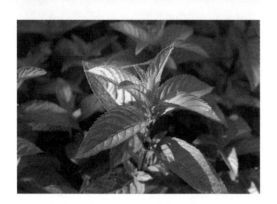

具有高濃度的薄荷醇（menthol），辣薄荷精油同時具有抗菌和麻醉的效果，因此吸入這個香氣時，對因感冒、支氣管炎和鼻竇炎引起的呼吸道感染特別有效。稀釋後擦在皮膚上會有清涼舒服的效果。這個精油對較大的兒童特別有用。

✳ 辣薄荷精油功效

- ·舒緩呼吸道感染
- ·協助血液循環
- ·抗發炎
- ·減輕胃脹氣和消化不良

✳ 適合消除疲勞

如果你覺得精神過勞和疲憊，很可能難以專心和記憶。好消息是你只要使用薰香燈，吸入清新純淨的辣薄荷精油香氣，就能讓精神和記憶力恢復活力。將辣薄荷精油搭配檸檬精油能獲得更大的益處。

8 滴 辣薄荷
5 滴 檸檬

辣薄荷精油是用蒸餾法從辣薄荷草葉萃取，在芳療中已經成為最受歡迎的精油之一。這種植物因它濃烈的香氣和療癒的力量，自十七世紀起就受到大眾喜愛，當時可能是從東方經由北非傳來。在眾多的用途中，辣薄荷精油對身心靈都有清新提神的效果。辣薄荷精油獨特的香味能改善注意力，讓人更專心。它運作的方式是，這個香味能刺激連結記憶力的大腦海馬迴區。這個精油不只能減輕精神疲勞，也能減輕噁心和暈眩。作為醫療用途，因為

療效：辣薄荷精油清涼、退燒和抗菌的功能，主要是因為高濃度的薄荷醇，它具有抗菌和麻醉的效果。這個精油有助於治療感冒、支氣管炎和鼻竇炎感染。藉由增加消化系統、肝臟、膽囊分泌和放鬆絞痛的胃腸肌肉，也能幫助健康的消化。此外，這個味道也能提神醒腦、減輕精神壓力。

擴張鼻腔通道：辣薄荷精油高濃度的薄荷醇成份，在感冒時能減輕鼻腔通道發炎，擴張鼻腔和增進呼吸順暢。

讓大腦專注：經過辛苦的一天，你可能覺得疲累和緊繃，辣薄荷精油是能讓你恢復活力的芳香療法。它能清空雜念，讓你能再次自在地深呼吸。

適合頭痛：跟甜杏仁油之類的基底油混合後，在額頭和頸背上擦幾滴，能迅速減輕頭痛和偏頭痛。

適合蒸氣浴淨化：經常做蒸氣浴能刺激身體本身的防禦力。加幾滴辣薄荷精油到水中，倒在蒸氣室的煤炭上，能增加排毒，加強蒸氣浴效果。

讓口氣清新：辣薄荷精油是絕佳的天然漱口水。它具有消毒效果，防止感染，預防蛀牙和

牙周病，同時能消除口臭。

額外提示：治療暈車和噁心，加幾滴辣薄荷精油在一塊布上，把布放在口鼻前面，深呼吸幾秒鐘。

> ⚠ 請注意
> 不要使用辣薄荷精油治療兒童，因為高濃度的薄荷醇成份，會造成敏感的黏膜不適。如果你感覺身體寒冷，請避免使用辣薄荷，因為它具有強烈的降溫效果。吸入辣薄荷精油蒸氣時，要閉上眼睛，因為蒸氣會刺激眼睛。這個精油可能也會讓皮膚過敏，懷孕和哺乳的婦女也應該避免使用。

☀ 使用方式：冷敷袋和熱敷布

- 用辣薄荷精油冷敷能退燒。將 8 滴辣薄荷精油、1 大匙醋，加到 1 夸脫的冷水裡。將兩個冷敷袋放進水裡，擰乾多餘水份，把冷敷袋綁在小腿上，依需要重複更換敷袋，直到高燒消退為止。
- 添加辣薄荷精油的濕敷布，能減輕鼻竇感染的症狀。將 5 滴辣薄荷精油和一匙鹽巴，放進兩杯溫水裡。將一小塊布放進水裡浸濕，敷在鼻子和頰骨上，閉著眼睛深呼吸。

☀ 使用方式：美容功效

- 辣薄荷精油有助於讓皮膚恢復健康，看起來容光煥發。這個精油能減輕會讓皮膚長斑的油脂。據說也能收縮血管壁，讓破裂的毛細孔發紅的症狀降到最低。請將精油跟基底油混合後再使用。
- 做清涼提神的泡澡，將 2~4 滴辣薄荷精油、一匙浴鹽加到微溫的泡澡水裡。

39 苦橙葉精油（Petitgrain Oil） *Citrus aurantium*

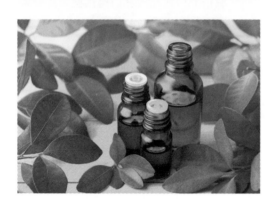

辣。苦橙葉也經常拿來代替比較昂貴的橙花。這個精油經常為化妝品、肥皂、刮鬍水和古龍水添加香味，也用來為糖果、酒精飲料、不含酒精飲料和甜點調味。這個精油的抗菌功能，有助於減輕無數種皮膚症狀，像是面皰、乾燥肌膚和斑點。它也能減輕頭痛、肌肉緊繃和腹痛。在情緒方面，苦橙葉清新、放鬆的味道，對治療憂鬱、緊張性疲勞、失眠、壓力和情緒起伏非常有效。

✳ 適合提神醒腦

苦橙葉精油放鬆和抗憂鬱的功效用在薰香燈裡最有效。如果你覺得精疲力竭，可將下列的處方放進薰香燈裡散發香氣：

4 滴 苦橙葉

3 滴 佛手柑

2 滴 葡萄柚

苦橙葉精油跟橙花精油一樣是由苦橙樹或酸橙樹提煉的。然而，苦橙葉精油是從樹葉和樹枝提煉，而橙花精油是從花朵萃取。這個精油過去在歷史上是從未成熟的果子蒸餾而來，因此法文名字是「petit grain」，或「little grain」。雖然它們的香味很相似，但苦橙葉的香味比橙花的味道濃烈辛

療效：苦橙葉精油能滋潤皮膚，有助於保持肌膚的柔嫩和彈性。這個精油抗菌的特性能保護容易長青春痘的肌膚不受感染，加速青春痘痊癒。這個提神醒腦的香氣能減輕憂鬱。它含有乙酸芳樟酯（linalyl acetate）、芳樟醇、乙酸香葉酯（geranyl acetate）、金合歡醇、香葉醇、松油醇、橙花叔醇（Nerolidol）、檸檬烯和橙花醇。

適合憂鬱症：苦橙葉精油具有提振情緒的效果，有助於消除憂鬱和陰暗的思緒。將 5 滴天竺葵、3 滴苦橙葉，各 1 滴茉莉、奧圖玫瑰精油，把這個複方精油放進薰香燈裡燃燒，能恢復樂觀的感覺。

適合偏頭痛：苦橙葉精油放鬆的效果，能減輕因神經緊張引起的偏頭痛或頭痛。將 2 滴苦橙葉精油滴在手帕上，深深吸入這個香氣。

適合天然護膚：添加苦橙葉精油的護膚油能讓乾燥、敏感性肌膚保持柔嫩。這個精油能滋潤組織，保護皮膚不會發紅和產生乾燥的細紋。將 5 滴苦橙葉、3 滴薰衣草、各 2 滴檀香、乳香精油、1 滴橙花精油，混入 2 盎司的甜杏仁油或橄欖油裡。洗完臉後，用指尖沾取這個複方精油塗抹到臉上。

適合焦躁不安：如果你因為神經緊張難以入眠，用苦橙葉泡澡能具有安撫鎮定的效果。下列的處方有助於促進放鬆、安定心神、幫助健康的深度睡眠。將苦橙葉和薰衣草各 2 滴、依蘭和洋甘菊精油各 1 滴、數湯匙浴鹽，將這個混合物加到泡澡水裡，睡前浸泡 20 分鐘。

額外提示：苦橙葉經常被用來取代昂貴的橙花精油，用在護髮油、香水，臉部和身體乳液裡。可將 3 滴苦橙葉精油加到洗髮精和潤絲精裡，加強護髮效果。

✳ 使用方式

- 身體勞動之後，將苦橙葉和迷迭香精油各 3 滴、一匙浴鹽，加到泡澡水裡。浸泡至少 15~20 分鐘，然後蓋好被子保暖，躺在床上休息一小時。
- 用苦橙葉精油製作的除臭噴劑，具有清新提神的效果，有助於消除令人不適的臭味。將 5 滴苦橙葉、2 滴鼠尾草精油，混入 3 大匙橙花水裡。把這個混合物儲存在噴霧瓶裡。每次使用前徹底搖均勻，洗完澡或沖澡後噴在皮膚上。把瓶子放在乾燥陰涼的地方。
- 將苦橙葉加到面膜裡，能調節皮脂腺分泌，減輕油性肌膚和長青春痘的情況。將 1 滴苦橙葉跟 1 大匙金縷梅萃取液混合，再加入 1 大匙的面膜土或燕麥粉裡。將面膜敷在臉上油膩的地方，讓它自然風乾，停留在臉上 5 分鐘後再洗掉。長青春痘很嚴重時，可每天敷這個面膜。

> ⓘ
> 請注意
>
> 購買苦橙葉精油時，請檢查標籤上的拉丁名稱，確定它是從苦橙樹萃取的。不純的苦橙葉精油有可能是從其他的橘科類，像是甜橙或檸檬蒸餾萃取的。

40 松針精油（Pine-Needle Oil） *Pinus sylvestris*

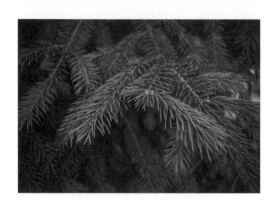

它也被稱為蘇格蘭松和挪威松樹，歐洲赤松（*Pinus sylvertris*）這種松樹原產地是北歐，美國東部和波羅的海。這種壯觀芳香的樹木最高能長到 130 英呎高，有褐色松果，黃橘色的花朵和藍綠色的松針。栽種這種樹木是為了它的柏油、木材、纖維素、松節油、松脂和精油，精油是用蒸餾法從松針萃取而來。這種精油有很多療效，自從人們在森林中散步時，發現用腳踩碎松針時散發出清新、提神的香味後，很久以前就辨識出眾多療效。事實上，松針精油清爽的木香能清理靜脈竇，有助於減輕支氣管炎、風寒、喉嚨痛和流感的症狀，紓解鼻塞、胸悶、刺激血液循環，還能紓解因坐骨神經痛、關節炎和風濕病引起的肌肉痠痛和關節痛。松針精油也有抗真菌和抗菌的功效，能抵抗感染，有助於增強免疫系統。它能恢復身心活力，消除一般的抑鬱和疲勞。

✦ 讓呼吸更順暢

松針精油有助於擴張呼吸道，促進祛痰，這個精油也能紓解腫脹的鼻腔黏膜。將下列的處方放進薰香燈裡，能讓你呼吸更順暢。

3 滴 松針
2 滴 辣薄荷
2 滴 尤加利樹

療效： 松針精油主要的成份是樅油烯、蒎烯、磺胺酮（**pumilone**）、檸烯、杜松烯和乙酸龍腦酯（**bornyl acetate**）。這個精油具有抗發炎、抗真菌、抗菌、祛痰、利尿、止痛、去鼻塞、殺蟲和抗細菌的功效，對治療呼吸道和膀胱感染、皮膚病、退燒和肌肉抽筋都有效。

適合緩解疼痛： 用添加松針精油的水泡澡，有助於刺激血液循環和減輕跟關節炎、痛風和風濕症引起的疼痛。可將松針、羅馬洋甘菊和薰衣草精油各 3 滴，加到泡澡水裡浸泡。

適合提升免疫力： 要提升免疫力，協助對抗感染，可將松針、檸檬和茶樹精油各 3 滴，加到一鍋熱水裡。將毛巾蓋在頭上披垂下來，彎身靠近鍋子，讓肺部和皮膚吸收冒出來的蒸氣。

適合深度恢復性睡眠： 松針精油清新的香氣能消除神經緊張和失眠。睡覺前滴幾滴松針精油到枕頭上，隔天早上醒來時會覺得神清氣爽，活力充沛。

適合腳臭： 每天用 3 滴松針精油，混入 2 加侖的溫水裡泡腳，能調節汗水分泌，預防令人不舒服的腳臭。這個精油也能促進腳部的血液循環。

適合蚊蟲叮咬： 松針精油是天然的驅蟲劑，能保護你不被蚊蟲叮咬。在蚊子或黑蠅很多的季節，在一塊布上加幾滴精油，放在身邊，或是把薰香燈拿出去使用。

額外提示：松針和迷迭香精油能改善專注力。各加 2 滴到一塊布上，避免直接接觸皮膚，吸入香氣。

| (!) 請注意 | 松針精油能滲透的香氣會讓眼睛不舒服，所以在吸入蒸氣時請閉上眼睛，保護眼睛不被蒸氣所傷害。松針精油也會導致皮膚過敏，處理時要小心，調配精油時一定要混合均勻。 |

✳ 使用方式

- 促進更順暢的血液循環，用松針和迷迭香精油按摩，能減輕激烈運動後的肌肉痠痛。將 4 滴松針、3 滴迷迭香精油，混入 1 盎司的橄欖油裡，然後用它以緊實揉捏的手法按摩肌肉。

- 適合流感症狀使用，當你因感冒變得虛弱時，用松針精油做蒸氣吸入療法，會讓你覺得舒服一點。將 3 滴松針、2 滴洋甘菊精油，放到一鍋 1 夸脫的熱水中。用毛巾蓋住頭披垂下來，閉上眼睛，慢慢深呼吸，吸入冒出來的蒸氣。提示：感冒若很嚴重的話，可每天用這個蒸氣吸入療法兩次。

- 清潔住家環境時，可將 5~10 滴松針精油，加到 2 加侖的水中，如果喜歡的話也可以加點清潔劑。將一塊布放到混合液中浸濕，或是用噴霧瓶噴灑，能為住家環境消毒並留下清新的香味。或者將 5~7 滴精油混入兩杯小蘇打中，當作地毯清潔劑使用。使用過後記得要把手洗乾淨。

- 要增加家中假日的歡樂氣氛，可將松針和洋甘菊精油各 5 滴，混入 1 夸脫的水中，讓它在爐子上小火慢煮，或是放在薰香燈裡使用。

41 迷迭香精油（Rosemary Oil） *Rosmarinus officinalis*

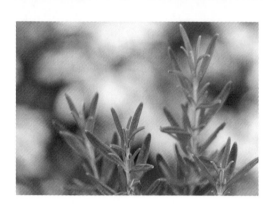

受歡迎的迷迭香原產地是地中海沿岸地區，但現在全世界都有栽種。這濃烈的香草長久以來因它具有刺激和醫療效果而廣受大眾喜愛，古代的治療師經常會利用它加強記憶的功能。迷迭香在芳香療法中也很受歡迎，需求量很大。長久以來，人們認為它能為身心補充活力，迷迭香精油有助於提神醒腦，刺激中央神經系統。這種辛辣的精油也經常被用在泡澡和身體護理產品上，像是肥皂、洗髮精和澡鹽等。生產精油時，必須在植物開花前採收針狀般的葉子，然後烘乾以蒸餾法萃取，生產 1 夸脫的精油至少需要 200 磅的葉子。

適合恢復精力和提神醒腦

迷迭香精油的香味有助於恢復精力、增加專注力。將下列的處方放入薰香燈中，能提神醒腦，讓你恢復清晰的思考。

3 滴 迷迭香
1 滴 辣薄荷
1 滴 快樂鼠尾草

療效：迷迭香精油有強烈刺激和抗發炎的功效。迷迭香精油裡的物質，能活化血液循環和神經系統。

適合調理和一般保健：因為迷迭香精油具有強烈的溫暖效果，含有迷迭香萃取液的身體護理油，能讓泡澡後的身體保持熱度，活化血液循環系統。泡澡或沖澡後的肌膚特別容易吸收這種精油。

適合雙腳冰冷：用迷迭香精油泡腳能讓冰冷的雙腳變暖，效果迅速又持久。將 9 滴精油、數匙鹽巴，加到足浴用的溫水裡，請確定攪拌均勻，這樣精油才能徹底融入水中。

適合消除脂肪：將迷迭香精油加到泡澡水裡，有助於消除組織中的積水，改善血液循環，因此能消除表面的脂肪。將 10 滴迷迭香精油，加到 2~3 大匙的鮮奶油或是基底油裡，當作乳化劑，然後加到泡澡水裡。泡澡時用絲瓜布按摩皮膚，刺激血液循環。

適合減少掉髮：加 2 滴迷迭香精油到洗髮精裡，能刺激頭皮的血液循環，給它一點「喚醒」刺激，同時又能為髮根補充營養，這樣做能長出健康有光澤的秀髮。

(!) 請注意　每天不要使用薰香燈超過 4 小時，長時間使用薰香燈會過度刺激鼻子神經，產生嚴重的頭痛。

迷迭香精油裡的樟腦、百里酚和松油醇的刺激性很強。孕婦不能使用這種香草或精油，也不能用來泡茶，因為會造成早產。容易氣喘的人可能不喜歡迷迭香強烈的氣味，它的活化元素也會造成癲癇症發作。沒有適當稀釋的話，迷迭香精油可能會造成皮膚過敏。在別人面前使用迷迭香精油時，請記住這幾點需要提防的事情。

☀ 使用方式：外用

- 用迷迭香精油熱敷能清除體內毒素。將 4 滴迷迭香精油、一匙鹽巴，混入 2 杯溫水中，然後把小毛巾浸入水中。在讓身體排毒時，可將熱敷布貼在肝臟的位置，再蓋上一條毛毯。

- 協助控制輕微疼痛，將 9 滴迷迭香精油，加到 4 茶匙甜杏仁油裡，輕輕揉搓膽囊的位置。

- 製作護髮油，將 2 滴迷迭香、2 滴薰衣草、2 滴快樂鼠尾草、2 滴茉莉原精，混入半盎司的基底油裡。梳頭前可一滴一滴的滴到木梳上。這個療法能調理髮質，又能增添迷人的香味。

- 咖啡或其他刺激物的天然替代品。將迷迭香精油加到鍋子裡慢煮，或放進香氛機裡使用，能在白天提供一點提神醒腦的效果。

- 補充精力的泡澡，將 3 滴迷迭香、3 滴檸檬、2 滴尤加利樹精油、數湯匙浴鹽，直接滴到浴缸內的泡澡水裡。攪動水直到精油拌勻為止。

迷迭香精油有不同的品種，因生長環境不同，化學成份也不同。芳香療法中常用到的是桉油醇迷迭香、馬鞭草酮迷迭香、樟腦迷迭香三種；市面上最常見的為桉油醇迷迭香，氣味最為溫和，樟腦含量相對較低，因此推薦使用。請針對個人需求做選擇，並閱讀注意事項。

42 花梨木精油（Rosewood Oil） *Aniba rosaeodora*

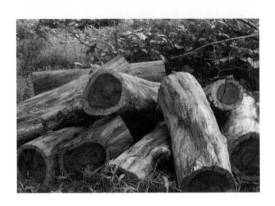

月桂葉科的一種，花梨木的原產地是南美洲雨林，跟那個地區其他瀕臨危機的品種一樣，它的未來也難以預料。然而，在大農場中栽種的樹木也都可以採收作為商業用途的木材和精油。花梨木精油有種清新、像花朵又像樹木般的香氣，芳療師們認為它對情緒和身體都有鎮定和協調的功效。花梨木精油經常用來溫和地紓解經痛、肌肉抽筋和疲勞。因為它具有鎮定和抗菌的效果，適合所有類型的護膚，從輕微的皮膚過敏、傷口處理、日常保健和乾燥肌膚都能從這種精油中獲益。花梨木精油對情緒的益處，據說能緩解焦慮、減輕壓力和舒解憂愁。這種精油平衡的力量或許也有助於穩定起伏多變的情緒，減少好戰心。目前正在進行的研究將會幫助我們未來更了解這種精油的功效。

✷ 適合減輕壓力

當你發現自己因為生活忙碌的步調焦躁不安時，花梨木精油可能有助於讓你放鬆和鎮定下來。可將下列的處方放進香氛機裡使用。

8 滴 花梨木
5 滴 薰衣草

療效：花梨木精油主要的成份是芳樟醇和桉葉油醇。據說這些成份能使精油具有鎮定和平衡的功效，對改善情緒狀態很有幫助。因為這些成份具有抗菌功能，能減輕大部份皮膚過敏和疤痕問題，具有高度的價值。據說當爽膚水和按摩油使用，保持肌膚的油質平衡和彈性的效果也很好。此外，花梨木精油似乎能減輕經期的不適症狀。

適合頭痛：花梨木精油能緩解神經緊張和肌肉緊繃引起的噁心和頭痛。

適合萎縮紋和妊娠紋：經常用添加花梨木精油的乳霜或油質來按摩肚子、大腿和臀部，能讓皮膚更緊緻，甚至有助於預防萎縮紋和妊娠紋。

適合消除暴躁：要對抗暴躁易怒的情緒，尤其是跟經前症候群有關的暴躁，可將花梨木和佛手柑精油各 3 滴，混入甜乳霜後，加到泡澡水裡。此外，這樣的泡澡能預防感染並刺激血液循環。泡完澡之後 12 小時之內應避免曬到太陽，因為佛手柑精油具有光毒性（皮膚可能會起水泡或發紅）。

適合清潔和平衡肌膚：沖完澡或泡完澡後，用花梨木精油和甜杏仁油混合後按摩身體，能舒緩敏感肌膚，有助於預防皺紋和治療斑點。它也能有效地對抗油性或乾燥肌膚。若要得到最佳的效果，用這個油輕輕地以畫圓圈的方式，從腳往上按摩（請確定皮膚仍是濕的狀態）。

一點小知識：以前也叫做玫瑰木（bois de rose），花梨木精油曾是很受歡迎的香水選擇，

通常是加其他香味一起調配。有人相信它是能治療性無能的催情藥。

（!）請注意　不建議口服花梨木精油，因為它被認為是有毒的。這個精油當作外用時，已知的危險很少。若跟甜杏仁油之類的任何基底油稀釋，很少會引起皮膚過敏的情形。

❋ 使用方式

- 適用於神經性皮膚失調，將幾滴稀釋過的花梨木精油滴在你枕頭的外角，當你躺下來時就能聞到這令人放鬆的精油香味，可具有鎮定效果，使人更容易入睡。
- 適合消解憂鬱和沮喪心情，將 8 滴清新花香般的花梨木、5 滴果香風味的葡萄柚一起加入香氛機裡。這個處方能提振心情，讓你能再度專心。
- 適合調整疲勞緊張的肌肉，將 1 茶匙的蘋果醋、5 滴花梨木精油、一匙鹽巴，加到 2 杯冷水裡。用這個水清洗痠痛和緊繃的肌肉，有助於活化組織，重新調整肌肉。
- 適合舒緩經痛，將 25 滴花梨木精油跟半杯甜杏仁油混合，用這個處方輕輕按摩前面和背面的整個下半身後，用一個密封的熱水瓶放在腹部休息。這樣能鬆弛絞痛的肌肉，還能讓經血流通更順暢。可依需要重複使用。
- 適合改善青春痘和疤痕，將花梨木和薰衣草精油各 4 滴、半匙鹽巴，加到半杯蒸餾水裡，洗完臉後，用棉片沾一點這個溶液清潔青春痘，預防留疤。這個精油容易分散，每次使用前要搖動均勻。建議在瓶子上標示日期。

43 香薄荷精油（Savory Oil）　*Satureja hortensis, S, hortensis*

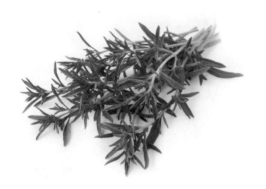

過去兩千多年來，香薄荷是個很有價值的藥用和烹飪藥草。夏季香薄荷和冬季香薄荷兩種都有類似的功效。夏季香薄荷是比較常用的品種，但是冬季香薄荷味道比較強勁。以蒸餾法從莖部和葉子萃取而出，香薄荷具有清新的草香，淡淡的藥味能

活化遲鈍的神經系統。此外，這個精油對很多種消化困擾，包括腹脹、絞痛、胃脹氣和腹瀉都有效果。針對支氣管炎和氣喘之類的呼吸道問題，吸入香薄荷的氣味能化痰、舒緩支氣管發炎和疼痛。此外，這個精油也能刺激血液循環，有助於讓毒素排出體外、紓解肌肉緊繃和疼痛。將精油塗抹在患部時，對真菌感染、蚊蟲咬傷、青春痘和發炎、油性皮膚都很有用。在情緒方面，這個精油能恢復活力生機，減輕冷漠和沮喪。

✦ 適合消除疲勞

香薄荷精油提神刺激的香味，有助於消除疲勞和心神不寧。可將下列的處方加到薰香燈裡：

3 滴 香薄荷
2 滴 檸檬
2 滴 奧勒岡

療效：傘花烴、百里酚、香芹酚和苯酚使這個精油具有刺激的屬性，有助於加強血液循環，因此能減輕肌肉疼痛和緊繃。這個精油的抗菌功效能協助治療腸道疾病、呼吸道問題和皮膚發炎。香薄荷精油也能啟動腎上腺，除此之外，據說它也是一種催情劑。

適合肌肉緊繃：要刺激血液循環和協助減輕肌肉緊繃，將香薄荷、薰衣草和杜松精油各 2 滴，混入 2 大匙的牛奶中。攪拌均勻後加入泡澡水裡。

適合油性肌膚和青春痘：香薄荷精油能抗菌和調節皮脂腺的油脂分泌，有助於治療面皰青春痘。將 1 滴香薄荷、2 滴薰衣草精油，混入 2 大匙的蘆薈膠裡。用它來洗臉，然後沖乾淨。

適合蚊蟲叮咬的發癢：香薄荷精油能減輕蚊蟲叮咬後的紅腫和發癢。將羅馬洋甘菊、茶樹和香薄荷各 1 滴，混入金縷梅萃取液裡。用棉球浸泡在混合液裡，塗在蚊蟲叮咬的地方。這樣也能預防因搔癢引起皮膚發炎。

適合皮膚真菌：要抑制真菌的生長和預防感染，將 1 滴香薄荷、各 2 滴茶樹和薰衣草精油，混入 2 盎司無香味的護膚乳霜裡。依需要可經常塗抹於患部，直到症狀消失為止。使用後記得要把手徹底洗乾淨，以防真菌感染擴散到身體的其他部位。

額外提示：要減輕因支氣管炎引起的咳嗽和呼吸困難，可將乳香和檀香精油各 2 滴、1 滴香薄荷精油，放進一碗熱水裡。深深吸入蒸氣。

☀ 使用方式

- 香薄荷精油抗菌的特性能治療口腔和牙齦發炎。將 1 滴香薄荷精油和 1 茶匙的醋混入一杯水中，攪拌均勻後，每天用它漱口三次。依需要重複這個程序直到症狀全部消失為止。
- 要治療因耳朵感染引起的聽力受損和輕微的耳鳴或耳朵裡的怪聲，可嘗試下列這個療法。將 1 滴香薄荷精油，混入 3 盎司的甜杏仁油裡，攪拌均勻後加到附滴管的瓶子裡。每天在外耳道裡滴 3~4 滴，然後側躺，讓油滲透到耳朵裡。即使你只有一邊的耳朵有症狀，也要同時治療兩邊的耳朵。
- 治療像腹脹、胃脹氣、腹瀉和腹絞痛這類的消化道問題，將香薄荷、羅馬洋甘菊和薰衣草精油各 2 滴，混入 2 盎司的甜杏仁油裡。用這個油以順時鐘方向輕輕按摩腹部，然後在腹部放個熱水瓶，躺在床上休息 20 分鐘。
- 要迅速提神醒腦時，可將 1~2 滴香薄荷精油，滴到一塊布上或袖子上，然後深深吸氣。

> ⚠ 請注意
>
> 使用前一定要先稀釋香薄荷精油，因為它對某些人可能會造成皮膚過敏。此外，孕婦也不應該使用這種精油，因為可能會引起提早子宮收縮。如果你使用夏季香薄荷精油時出現任何皮膚過敏的現象，更不要使用冬季香薄荷精油，因為它的效果更強烈。請先測試一小塊皮膚，看是否會過敏。

44 茶樹精油（Tea Tree Oil） *Melaleuca alternifolia*

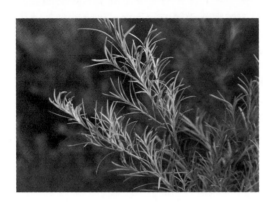

澳洲的原住民首次發現茶樹能治療很多種疾病。原住民用它的葉子泡藥草茶，以增強免疫系統。時至今日，因為它的抗病毒功能，茶樹精油在芳療法中佔了一席之地。它能對抗細菌、真菌和病毒，同時能消除寄生蟲。它能抑制發炎、減輕疼痛和保護皮膚。這個精油也能穿透皮膚表層和攻擊病菌感染，有助於治癒傷口。透過蒸餾法從茶樹葉子提煉的精油有種類似樟腦的味道。店裡販售的茶樹精油通常會有 2 種英文名字「Tea Tree Oil」和「melaleuka oil」。茶樹精油在個人護理產品中是很受歡迎的原料，例如肥皂和漱口水等。請讓這種

多用途功能的精油，成為家庭醫藥櫃裡的一份子吧！

✴ 茶樹精油功效

- ·有抗菌劑的作用
- ·能抗病毒
- ·能抗細菌
- ·能抗真菌
- ·有助治療青春痘、曬傷，甚至細菌感染。

✴ 天然驅蚊劑

夏天時要讓討人厭的蚊子遠離你的住家，可將茶樹精油放進香氛機或是噴霧瓶裡使用（4 夸脫的水搭配 10 滴茶樹精油）。如果你不喜歡純精油的藥味，可改用下列的處方：

3 滴 茶樹
2 滴 薰衣草
2 滴 天竺葵
或是
4 滴 茶樹
3 滴 佛手柑

療效：茶樹葉精油裡已經辨識出的稀有天然物質已經超過五十種，因為茶樹精油能殺病毒、細菌和真菌，因此能治療體內和體表的感染，包括香港腳和影響指甲的真菌。據説茶樹精油能減輕青春痘和紅疹、協助過敏皮膚、讓傷口更快復原，茶樹精油是能殺真菌、抗細菌的精油，用在身體大部份嬌弱的地方都很安全。

適合護膚和止痛：用茶樹精油泡澡能緩解乾裂的皮膚、減輕肌肉痠痛和疼痛。

適合喉嚨痛：要減輕喉嚨痛和抑制發炎，可將 3~6 滴茶樹精油加到一杯水裡，用它來漱口。

適合唇疱疹：若因感染、壓力或疲勞造成免疫系統虛弱，一旦感染了單純的疱疹病毒，臉上經常會出現唇疱疹，更常出現在嘴唇上。要減輕這種不適症狀，可將精油跟十倍的基底油混合（像是荷荷芭油或金盞花油之類的基底油），唇疱疹一開始出現症狀時就應盡快用這個混合油擦在患部。

額外提示：要治療煩人的蜘蛛叮咬，可將茶樹和薰衣草精油混合，不稀釋直接塗抹到皮膚

上，能幫助清除和舒緩叮咬症狀。如要清除頭蝨，可加幾滴茶樹精油到細密的梳子上，仔細地梳頭髮。茶樹精油對植物也有幫助：園藝師發現這個精油能消除蚜蟲、螞蟻和殺死黴菌。可將大約 15 滴茶樹精油加到一杯水裡，噴灑植物。

> ⓘ **請注意**　雖然茶樹精油是少數幾種未經稀釋，就能安全直接擦到皮膚上的精油，但絕對不要擦在靠近眼睛的地方，並且不應口服。而且未經稀釋的精油也不建議用在寵物、小孩、老人或嬰兒身上。（貓對茶樹精油的反應特別強烈，會有皮膚毒性，不應該擦在牠們身上。）

❋ 使用方式：外用

- 茶樹精油有助於暢通支氣管。將 5 滴精油滴在溫暖潮濕的布上，把布敷在胸口，再用一條乾毛巾蓋住，最好是讓濕敷布留在身上過夜。
- 要治療牙齦流血，可將幾滴茶樹精油滴在棉花棒上，塗抹在流血的牙齦上。治療皮膚過敏或帶狀皰疹，可將茶樹精油跟甜杏仁油用 1：9 的比例混合。加溫後，每天塗在患部三次。
- 茶樹精油高度抗菌和抗真菌的功能，被認為是治療香港腳最可靠的家庭療法。洗完澡後，擦乾腳趾間的縫隙，用吹風機吹乾，然後將 2 滴未稀釋過的茶樹精油塗抹於患部。平常只穿天然材質，像是棉製或毛製的襪子也很重要。

❋ 使用方式：衛生保健

- 碰到緊急情況，可先用茶樹精油消毒雙手後再處理傷口。接觸過血液、膿汁或嘔吐物之後，用茶樹精油清潔雙手也很好。
- 使用茶樹精油後，能縮短酵母菌感染的時間。使用時，加 10~15 滴精油到衛生棉條上，按照指示塞進體內。為了達到最佳效果，連續七天每天使用這個療法。

45 岩蘭草精油（Vetiver Oil） *Vetiveria zizanioides*

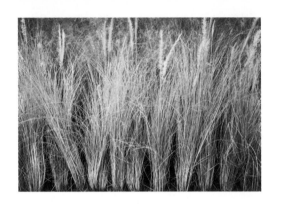

精油的來源，它那種深沉、土質的味道，會讓人想起大雨過後潮濕的森林地。不同的人對這種味道經常會產生不同的反應——有的人覺得它聞起來很舒服，但有的人似乎認為它很臭。不管怎麼樣，岩蘭草精油都已經顯示對健康有益，它能刺激紅血球生成，讓更多的紅血球輸送氧氣到全身，改善血液循環和免疫力。這個精油也能緩解肌肉抽筋。在情緒方面，岩蘭草精油能鎮定神經，緩解緊張，有助於深度安穩的睡眠。

✴ 適合缺乏安全感和焦慮

岩蘭草溫暖、木質的香氣能增強勇氣和自信。可嘗試將下列的處方放進薰香燈裡：

4 滴 岩蘭草

2 滴 檸檬

1 滴 羅勒

原生於印度炎熱的熱帶氣候，現在岩蘭草在印尼、海地、巴西、安哥拉和中國都有栽種，原產地印度也有。它跟檸檬草和香茅類似，一大叢細長、狹窄、芳香的葉片能長到 6 英呎長。這種植物的根部特別強韌，容易擴張，使它很適合種在容易受到土壤侵蝕和淹水的地方。根部也是製作岩蘭草

療效：岩蘭草有好幾種療效，它能幫助對抗感染、減輕關節炎和風濕病的疼痛。它對治療肌肉抽筋和肌肉拉傷也很有效。將精油擦在皮膚上時，能調節過度分泌的皮脂線，同時能對乾燥的部位補充水份。它也能預防萎縮紋、加速小傷口的痊癒。岩蘭草精油對神經具有鎮定安撫的效果，對減輕更年期的情緒衝擊可能會有幫助。

為乾燥肌膚補充水份：將岩蘭草精油加到乳霜和潤膚乳液裡，能滋養乾燥和熟齡肌膚，使肌膚變得非常柔嫩光滑。將岩蘭草、乳香和奧圖玫瑰精油各 2 滴，加到約 1 盎司清爽無香味的乳霜或潤膚乳液裡，攪拌均勻，需要時塗抹在身上。

適合刺激的泡澡：加一點岩蘭草精油到泡澡水裡，能加強紅血球細胞的生成，有助於增強免疫力。將岩蘭草、薰衣草精油各 2 滴、一匙浴鹽，加到滿缸的泡澡水裡。

適合深沉木質味的香水：岩蘭草精油獨特的香味，在許多香水中都是很重要的成份。要調製自己的香水時，將 2 滴岩蘭草精油，加到半杯伏特加裡，當成基底香水，然後加 8 滴柳橙、檀香、檸檬馬鞭草、天竺葵或依蘭精油，徹底搖動混合均勻後再使用。

適合安定心神：用岩蘭草精油做蒸氣吸入療法，能減輕失眠和焦慮。將各 2 滴岩蘭草、薰衣草、1 滴依蘭精油，加入一碗冒蒸氣的熱水中，深呼吸吸入蒸氣。

額外提示：因為岩蘭草精油很濃稠，如果在室溫下可能很難用滴數測量。可先用熱水沖瓶蓋幾分鐘後使用，會比較容易測量。

☀ 使用方式

- 添加岩蘭草精油的按摩油，有助於減輕腹絞痛和消化不良。將 2 滴岩蘭草精油和 2 大匙甜杏仁油混合，用這個油按摩整個腹部。

- 岩蘭草精油的成份能調理皮膚、預防乾澀、對維持頭皮健康特別好。將 5 大匙荷荷芭油、各 5 滴岩蘭草和迷迭香精油混合，用這個油按摩整個頭皮，然後在頭髮上蓋幾層一般的保鮮膜，最後再包一層毛巾。讓它停留在頭上一小時，好讓精油能滲透進皮膚裡，然後用溫和的洗髮精洗髮，直到精油徹底洗乾淨為止。為了達到最佳效果，加洗髮精之前不要弄濕頭髮。

- 用岩蘭草精油泡澡能減輕經痛，因為它能刺激血液循環，並具有抗痙攣的效果。將 2 滴岩蘭草、3 滴快樂鼠尾草精油、3 滴鮮奶油混合，然後將它加入泡澡水中。

- 岩蘭草精油也能驅蟲。將 3 滴岩蘭草、2 滴廣藿香、5 滴薰衣草精油混合，用它噴灑在 4 盎司的乾燥花上，於需要時使用。

(!) 請注意　因為岩蘭草精油具有刺激血液循環的效果，會引起孕婦子宮收縮。有癲癇症的人也要避免使用。不要將岩蘭草精油或任何精油用來口服，並且請把精油收藏好不要讓小孩碰到。此外，小心不要讓這個精油碰到你的衣服，因為它可能會留下汙點。

46 紫羅蘭精油（Violet Oil） *Viola odorata*

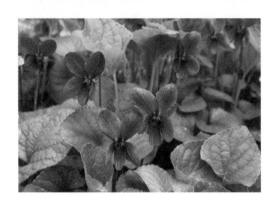

甜紫羅蘭（*Viola odorata*）這種紫羅蘭的原產地是地中海區，長久以來因它的醫療價值而受到重視。古希臘的名醫希波克拉底推薦用它治療任何一種疼痛；紫羅蘭的確含有水楊酸（salicylic acid），它是阿斯匹靈的先驅。同樣的，從這個植物盛開的花朵提煉的精油，也能減輕肌肉痠痛、抽筋和頭痛。這個精油的抗菌功能有助於治療風寒、流感和膀胱感染。紫羅蘭精油用在蒸氣吸入療法效果特別好。這個精油的祛痰效果能化解黏液，抑止因支氣管炎和呼吸道堵塞引起的短促頻繁的乾咳。擦在有皮膚問題的患部，能紓解濕疹、龜裂和乾燥脫皮的皮膚。在情緒方面，紫羅蘭精油細緻嬌弱的香味，能減輕神經緊繃、憂鬱、失眠和過勞的神經。然而，這個精油價格蠻貴的，通常都會摻雜其他種精油，所以請檢查標籤上寫的純度，少量使用。

✳ 芳香的珍寶

紫羅蘭精油能減輕壓力、緊張和憂鬱所引起的性功能障礙。可試著將這個處方放到薰香燈裡燃燒，能產生安適和放鬆的情緒：

2 滴 紫羅蘭
2 滴 茉莉花
1 滴 橙花

療效：水楊酸、苯胺紫（violine）、丁香油酚和三丙酮胺（odoratine），這些成份讓紫羅蘭精油具有止痛和抗菌的功效。添加紫羅蘭精油的冷敷布能有效治療頭痛和瘀傷。這個精油的能力是促進祛痰、緩解因風寒和流感引起的乾咳症狀。含有紫羅蘭精油的護膚霜也有助於治療濕疹和龜裂皮膚。

增進性能力：紫羅蘭精油被認為是一種催情劑。將紫羅蘭、快樂鼠尾草和茉莉精油各 2 滴、數匙浴鹽，放進泡澡水裡能刺激感官，促進放鬆和性愛情趣。

適合發紅的皮膚：將 2 滴紫羅蘭精油，混入 1 盎司的面霜裡，塗在皮膚上能減輕乾燥和預防龜裂。

適合止痛：紫羅蘭精油裡的水楊酸，能止痛和緩解肌肉抽筋。將 4 滴紫羅蘭、3 滴薰衣草精油，混入 2 盎司的甜杏仁油裡。需要時可經常用它來按摩患部。

適合腹脹：要減輕疼痛的腸道鼓脹和脹氣，將 2 滴紫羅蘭精油，混入 1 盎司的甜杏仁油裡，用這個油以順時鐘方向畫圓圈的方式按摩腹部，然後放一個熱水瓶在肚子上，躺在床上休息。這個療法具有促進排氣的通便效果。

適合膀胱炎：紫羅蘭精油的抗菌的特性，能緩解輸尿管和膀胱發炎的症狀。將紫羅蘭和薰衣草各 1 滴、一匙浴鹽，放進半滿的泡澡水裡，坐浴浸泡 20 分鐘，能沖掉輸尿管的細菌。

額外提示：因為紫羅蘭精油很昂貴，經常會添加其他油稀釋。要確定你買到的是不是純精油，請仔細閱讀標籤。

☀ 使用方式

- 要止咳化痰時，加 1 滴紫羅蘭精油，到 2 夸脫的熱水中。倒進碗裡，用一條毛巾蓋住頭垂披下來，彎身靠近碗。吸入蒸氣 2~3 分鐘。
- 紫羅蘭精油有助於治療破掉的毛細血管，刺激血液流通，減輕皮膚微血管內的阻塞。將 2 滴紫羅蘭、1 滴奧圖玫瑰精油，混入 4 盎司的蒸餾水裡。將這個混合物放進噴霧瓶裡，仔細搖勻，每天早晚噴在臉上。
- 如果你的乳頭因為哺乳而敏感疼痛，可將 2 滴紫羅蘭、1 滴羅馬洋甘菊，混入 1 盎司的甜杏仁油或酪梨油裡。每天輕輕柔搓乳房，並洗乾淨後再餵奶。
- 用紫羅蘭精油冷敷，能緩解頭痛。將 1 滴紫羅蘭精油，加入 1 夸脫的冷水中。將冷敷布或一塊柔軟的洗臉巾放進溶液裡浸濕，敷在額頭上，然後躺下來放鬆至少 30 分鐘，平靜的深呼吸。可依需要重複這個療法。
- 要減輕憂鬱、焦慮和失眠，可將幾滴紫羅蘭精油滴到一塊布上，吸嗅它的香氣，避免跟皮膚接觸。

| ! 請注意 | 紫羅蘭精油可能會引起嚴重的噁心和嘔吐，所以不能用來口服。將精油擦在皮膚上時，也不要使用超過建議的劑量，而且使用前一定要稀釋。敏感性肌膚只要輕輕沾一點即可。 |

47 白樟樹精油（White-Camphor Oil）　*Cinnamomum camphora*

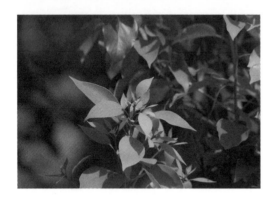

世上有超過 250 種樟樹，但只有這一種 *Cinnamomum camphora*，也就是白樟樹才能產出有用的精油。其他種類包括褐樟樹和黃樟樹，都含有高劑量有毒的黃樟素（safrole）；然而，少量的白樟樹卻很安全。精油需從五十年以上的樹木和樹葉萃取，過去兩千年來樟樹在東亞被當作提神的補藥，還曾經是嗅鹽（smelling salts）的其中一種材料。事實上，它強烈的藥用氣味已知能刺激呼吸、促進血液循環和強化心跳。因此，在救護人員抵達前，若碰到心臟停止跳動或驚嚇過度的病患，白樟樹精油可當成緊急療法使用。白樟樹精油提神醒腦的功效使它適合用來治療風寒、流感和呼吸道感染，不過對有氣喘病的人威力可能太強了。此外，它的抗痙攣和止痛的效果，有助於減輕肌肉和關節疼痛。它也能提振沮喪的心情、消除疲勞、活化感官和加強記憶力。

✳ 適合病毒感染

白樟樹有強大的抗發炎、抗菌和抗痙攣的功效，使它很適合治療支氣管和流感。將下列的處方加到薰香燈裡，消除空氣中的病毒：

　3 滴 白樟樹
　2 滴 尤加利樹
　2 滴 檸檬
　2 滴 百里香

療效：白樟樹精油含有樟腦、洋甘菊藍（azulene）和蒎烯，這些成份具有抗發炎和抗菌的效果。它也有少量的黃樟素。這個精油能刺激血液、呼吸和神經系統，因此對情緒、心跳、呼吸和血液流通都有益處。

適合消除疲勞：白樟樹提神醒腦的味道，能迅速緩解因忙碌生活引起的疲勞。需要消除疲勞時，滴幾滴精油到手帕上，深深吸入它的香氣，小心不要讓精油碰到皮膚。

適合雙腳冰冷：用樟樹和辣薄荷精油泡腳，能刺激血液循環。各加 1 滴和一匙鹽巴到 1 加侖的溫水中，攪拌均勻後浸泡 10 分鐘。擦乾腳後，穿上保暖的襪子。

適合預防肌肉拉傷：將白樟樹、薰衣草各 2 滴、1 滴迷迭香精油，混入 2 大匙的甜杏仁油裡。運動前把這個混合油塗抹到脆弱的肌肉或肌腱上，有助於緩解肌肉緊繃，並預防運動傷害和肌肉拉傷。

適合喚回記憶：記憶和嗅覺在大腦中是連結的。當唸書準備考試時，將白樟樹和迷迭香各 2 滴，滴到薰香燈裡。也可以將這兩種混合油放在隨身瓶裡帶去考場，吸入這個香氣有助於回想讀過的資訊。

適合憂鬱症：白樟樹精油能提振精神和活化神經系統。將白樟樹、辣薄荷和檸檬精油各 2 滴，放進薰香燈裡有助於對抗憂鬱的情緒。

額外提示：協助喚醒昏倒或受到驚嚇的人，可將 2~3 滴白樟樹精油滴在手帕上，靠近鼻子，避免接觸皮膚。

☀ 使用方式

- 治療支氣管和呼吸道發炎，將 1 滴白樟樹精油，加到一碗溫水裡。用一條毛巾蓋住頭布垂披下來，閉上眼睛，呼吸它的蒸氣。
- 白樟樹精油溫暖的功效，能加強血液循環、溫和緩解風濕病和關節炎的關節疼痛。將 4 滴白樟樹、各 3 滴迷迭香和薰衣草精油，混入 2 盎司的鮮奶油裡。將它加進泡澡水裡，浸泡約 20 分鐘後蓋好被子保暖休息，能促進血液循環。
- 製作成人用的舒緩呼吸藥膏，以協助減輕咳嗽。將 2 滴白樟樹、各 3 滴尤加利樹和百里香精油，混入 2 盎司的乳液裡。這個藥膏能強化肺部，對呼吸道具有很強大的抗發炎效果，能協助祛痰。
- 在藥房和健康食品店就能買到樟樹藥膏。當小腿抽筋、瘀傷和肌肉拉傷時都能塗這種藥膏。或是將這個藥膏混合 3 大匙甜杏仁油，用它按摩直到滲透皮膚能紓解疼痛。

請注意　吸入大量的白樟樹精油可能會中毒，這種精油可能也會引起過敏反應和不適，建議不要讓它直接接觸到皮膚。懷孕期間不要使用白樟樹精油，也不要給六歲以下的兒童使用。因為白樟樹精油會引起抽搐，癲癇症患者和老年人都不該使用。每次使用後要把手洗乾淨。

48 薈草精油（Yarrow Oil） *Achillea millefoium*

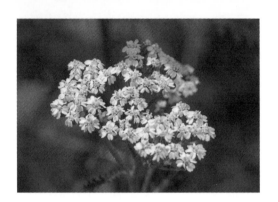

薈草在古代的中國曾是聖潔的植物，因為它堅硬強壯的梗莖充滿柔軟的物質，具有完美的陰陽調和能量而使它獲得重視。歷史上，在中國人們要決定重要大事時，易經儀式的 64 種木籤就是用薈草梗莖做的。薈草的拉丁名字 *Achillea millefoium* 是為了紀念希臘特洛伊戰爭中的英雄阿基里斯。據說它用這種強大的植物治好了他受傷的阿基里斯腱。原產地在歐洲和亞洲都有，這種多年生植物能

長到 3 英呎高，生有芳香且如羽毛般的葉子，有黃色、粉紅色或白色的花朵。經由蒸餾法萃取的精油是治療高燒、皮膚過敏、傷口、靜脈曲張、關節炎、消化困擾、神經緊張和呼吸道感染的古老療法。薈草精油產生的蒸氣據說也能平衡妨礙人的負能量，協助設定目標和增加安全感，在人生過渡期很有用。在靜坐時使用這個精油，能加強心靈清明和護持直覺的能量。

✴ 適合皮膚問題

薈草精油有助於緩解皮膚炎、斑點、青春痘、發癢和曬傷。薈草精油跟所有的精油一樣可以在酒精和油裡溶解，能將香味釋放到水中。因為它抗菌、收斂和抗發炎的功效，是化妝品、護膚乳液或乳霜最理想的添加劑。樟樹精油的特質，不管是加到乳液或泉水中都是很棒的爽膚水。

5 滴 薈草
5 滴 薰衣草
4 盎司泉水

療效：薈草精油中的類黃酮（flavonoids）能擴張周邊動脈，促進發汗；生物鹼成份有助於降低血壓。薈草精油裡丹寧的止血功能，有助於治療傷口。矢車菊素（cyanidin）、洋甘菊藍（azulene）和水楊酸具有抗發炎的效果。薈草精油也含有揮發油龍腦（volatile oils borneol）、樟腦、異蒿屬酮（isoartemesia ketone）、桉葉油醇和松油醇，以及胺基酸（amino acids）、內酯（lactones）、皂素（saponins）、薰草素和固醇（sterols）。此外，薈草精油具有高價值的通便、止痛、抗痙攣、祛風、祛痰、刺激和抗菌的效果。

適合青春痘：將薈草和佛手柑精油各 3 滴，放入一鍋沸水中，小火煮 2 分鐘，然後把鍋子放在耐熱墊上，用一條毛巾從頭上垂披下來，彎身靠近鍋子。讓蒸氣清潔毛細孔，越久越好。或者加薈草、佛手柑、洋甘菊精油各 2 滴，熱敷在患部。

適合萎縮紋：要減少萎縮紋和疤痕，可每天用幾滴薈草精油塗抹於患部。

適合消化困擾：處理便祕或消化不良，可將幾滴薈草精油，混入 1 盎司的甜杏仁油裡，輕輕按摩腹部讓它滲透進去，需要時可重複使用。

適合協助靜坐：薈草精油具有平衡心神的效果，能協助靜坐和深化覺知。要協助覺察力更深的靜坐，在香氛機裡或圓圈形電燈上滴 3~4 滴精油。

⚠ 請注意　著草精油對皮膚敏感的人容易引起過敏，對某些人也會造成過敏反應。對皮膚敏感的人，使用著草精油前最好先在一小塊皮膚上測試，確定自己對它有多敏感。

☀ 使用方式

- 適合急救護理時使用，著草精油是急救箱裡很好的常備藥。它能協助血液凝結，治療皮膚上的小傷口，這種精油也有助於緩解蚊蟲叮咬引起的發癢。將 3 滴著草精油滴到熱敷布上，受傷後盡快將它敷在傷口上。處理瘀傷時，每天可將 5~7 滴精油滴在患部數次，接著用 10 滴著草精油冷敷 10 分鐘。

- 適合退燒、傷風和靜脈寶不適：著草精油能發汗，有助於退燒。它的蒸氣也能將呼吸道感染引起的痰排出體外。將著草、尤加利樹和茶樹精油各 3 滴，放進一鍋沸水裡（不要使用鋁鍋）。把鍋子放在安全的地方，將一條毛巾蓋住頭垂披下來，彎身靠近熱鍋，深吸它的蒸氣。

- 刺激血液循環，這個精油的止痛效果能緩解疼痛，減輕浮腫和擴張血管。可作為風濕痛和關節炎的按摩油處方，將著草、洋甘菊、薰衣草、尤加利樹精油各 3 滴，混入 8 盎司的甜杏仁油裡，用它按摩肩膀、胸部、臀部、大腿、腳、脖子、雙手和雙臂，留意任何僵硬或發炎的地方。

49 依蘭精油（Ylang-Ylang Oil） *Cananga odorata*

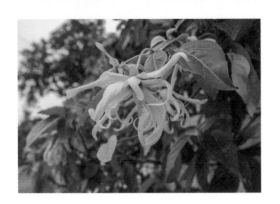

依蘭樹原生於菲律賓，最高可長到超過 60 英呎。它垂下來的柔軟枝條上有黃白色香濃的花朵，要在日出之前採收才能保存它的精油。透過蒸餾法萃取，1 夸脫的精油大約需要 135 磅的花朵。依蘭

樹的花朵也被稱為「花中之花」，在印尼被當作是很特別的結婚禮物，剛採摘的鮮花有甜美的花香味，在婚禮當天晚上遍撒在新床上。它柔美的香味據說能刺激情慾，增進歡愉。依蘭花有放鬆的效果，很適合用來抗憂鬱。它也能減輕絞痛、壓力和高血壓。此外，依蘭精油對人體護理產品也很有用，因為它能柔化肌膚又能平衡水份。

✳ 適合為住家添加異國風情

依蘭精油溫柔甜美的香氣，有助於鎮定神經和提振愉快心情。可將下列的處方加入薰香燈裡，肯定能讓心情放鬆。

3 滴 依蘭
2 滴 柳橙
2 滴 廣藿香

療效：依蘭精油主要的成份包括芳樟醇、黃樟素、香葉醇、苯甲酸甲酯（methylbenzoates）、水楊酸和蒎烯，它們為這個精油提供了有益的刺激功效。這個精油能協助產生提升好心情的腦內啡，對減輕疼痛、提振精神和紓壓都很有幫助。依蘭精油還具有皮膚抗菌劑和潤膚的效果。

適合補充體力：依蘭精油濃烈又紓壓的香味，特別適合用來泡澡。這種香味能對身心產生提振心情和刺激感官的作用。在你進入浴缸之前，將 3~5 滴精油、數匙浴鹽加到泡澡水中。

適合護膚：依蘭精油有助於平衡和滋潤乾燥和油性的皮膚。將各 1 滴的依蘭、乳香和薰衣草精油，混入 1 大匙的乳霜或甜杏仁油裡。用少量的油按摩臉部，發炎或過敏的皮膚部位不要使用。

適合經痛：泡熱水澡能減輕痛經，在進入浴缸前，將依蘭、快樂鼠尾草各 2 滴、數匙浴鹽，加入泡澡水中。這個精油有助於促進血液流通，紓解下腹部的疼痛。

適合東方氣息：許多濃郁東方風味的香水都有添加依蘭精油。將依蘭、茉莉、廣藿香和玫瑰精油各 2 滴，混入至少 2 大匙的甜杏仁油裡，能調製出獨特又性感的女性香味。

適合溫和的放鬆：辛苦工作一天之後，用依蘭精油來紓壓很棒。依蘭和薰衣草各 1 滴，香草和快樂鼠尾草精油各 2 滴，放進薰香燈裡能產生舒適放鬆的香味。

額外提示：通常依蘭精油本身的味道就很濃，也可跟薰衣草、茉莉和玫瑰之類的精油搭配。

使用方式

- 依蘭精油很適合用在曬傷的皮膚上，因為它能紓解發炎、減輕疼痛和支持新皮膚組織生成。將各 3 滴的依蘭、薰衣草、1 滴乳香精油，混入 1 茶匙的蘋果醋、1 夸脫的冷水裡。將一條毛巾放進溶液裡浸濕，敷在患部。建議經常更換冷敷布以達到最大的效果。

- 要讓臉部肌肉放鬆，可嘗試將 2 滴依蘭、1.5 茶匙的甜杏仁油、各 1 滴的甜橙和羅馬洋甘菊精油混合成按摩油。徹底清潔皮膚之後，抹 1 茶匙的按摩油到臉部、脖子和胸部，用手指輕輕繞圓圈搓揉按摩。這種臉部處方能紓解和調理肌膚，它提神和甜美的香味也能調理肌膚。不過，使用這種油時，建議避免曬到太陽。

- 依蘭精油有助於降低高血壓和提振精神。睡覺前將 1 滴精油滴到枕頭上，或者白天時滴在袖子或手帕上，它清新安適的香味，對心情和健康都能有良好的效果。

(!)
請注意

買依蘭精油時請小心，只選擇「完整的（complete）」依蘭精油作為家庭醫療用途。這是指花朵的精油沒有因稀釋超過 24 小時而分散。請注意：使用高濃度的依蘭精油或是超過一定的時間，可能會引起嚴重的頭痛、輕微反胃，甚至還可能會嘔吐。

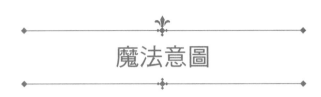

魔法意圖

你曾施過一個自以為完美至極的咒語，但後來卻完全變樣了嗎？也許有人介紹一個咒語給你，說用在他們身上很有效，可是當你嘗試時，卻跟你想要達到的效果完全相反！這到底是怎麼一回事？

嗯，你確定你施咒時，有給它所有明確的指示，叫它做你要它做的事情——和不要它做的事情嗎？你不只要告訴這個咒語你要它做什麼，也要記得告訴它，你不要它做什麼！我們千萬不要忘記這點！這就是**魔法意圖**。

當你製作一種精油時，語言和意圖也會有它們自己的力量！

我們暫時回想一下你的童年，你可能愛上在店裡看上的一個玩具，做夢夢到它，渴望它，想要它，時時刻刻都在想著這個玩具。這就是我們講的能量，你全神貫注在那個玩具上的方式，當你跟某人談到它時，投射在上面的情緒，這就是意圖。

你想著這個玩具的方式，就是你要讓魔法正確運作的那種能量。魔法意圖是把它變現成真的熱情。記住你想要把那個玩具拿在手中的念頭，它給你什麼樣的感覺？當你刻意想著你要的咒語結果，你製作的這個精油就會將你的欲求變現出來。

如果你以為你製作的是完美的愛情精油，能給你完美的愛情，但你沒有表達清楚想要什麼樣的愛情，或是不想要什麼樣的愛情，結果會怎麼樣？你可能突然跟一個已婚的男人驚險地調情，或者更糟的是，可能跟你好朋友的另一半調情？

意圖讓施咒者跟那件事情連結在一起，讓元素的能量能有效地互動。

製作精油時，別忘了對你想要什麼，並設下明確的限制。當然，如果第一次不成功，你也可以做第二次，但如果能第一次就做對不是更好嗎？

下面是藥草明細表和它們能協助你的意圖。

魔法意圖	藥草
靈魂出竅	巖愛草、艾蒿、白楊木（Poplar）
美麗	酪梨、貓草、人蔘、掌葉鐵線蕨、北美聖草
貞潔	仙人掌、樟樹、椰子、黃瓜、飛蓬、山楂、薰衣草、鳳梨、香豌豆、馬鞭草、金縷梅
勇氣	琉璃苣、黑升麻、夢幻草、大星芹、毛蕊花、洋商陸、豚草、香豌豆、茶、百里香、零陵香、翅榆
占卜	金雀花、樟樹、櫻桃、蒲公英、無花果、一枝黃花、連錢草、木槿、繡線菊、柳橙、鳶尾根、石榴
工作	魔鬼的鞋帶、幸運手根（Lucky Hand）、胡桃
驅邪和召魂	歐白芷、藤地莓、阿魏、水楊梅、羅勒、豆類、白樺、澤蘭、鼠李、丁香、紅花草、歐蒔蘿、藍盆花、龍血、接骨木花、蕨類、飛蓬、乳香、延胡索、大蒜、香水草、苦薄荷、辣根、杜松、韭蔥、紫丁香、錦葵、薄荷、槲寄生、毛蕊花、沒藥、蕁麻、洋蔥、水蜜桃、牡丹、胡椒、松樹、迷迭香、芸香、灌木蒿、檀香、黑刺李、金魚藻、檉柳、薊草、毛線稷、蓍草
繁殖	傘菌、香蕉、拳參、紅蘿蔔、杜鵑花、黃瓜、仙客來、黃水仙、牛舌草、無花果、天竺葵、葡萄、山楂、榛果、山葉澡、曼陀羅草、槲寄生、芥末、香桃木、核果、橡樹、橄欖、棗椰樹、廣藿香、水蜜桃、松樹、石榴、罌粟花、米、葵花、小麥
忠貞	繁縷、辣椒、紅花草、歐蒔蘿、接骨木花、歐亞甘草、木蘭花、肉豆蔻、大黃、黑麥、美黃岑、甘松、巢菜、瑪黛茶
友誼	檸檬、愛情種子、百香果花、香豌豆
停止八卦	丁香、北美滑榆樹
快樂	貓草、白屈菜、仙客來、山楂、高約翰征服者、風信子、薰衣草、歐鈴蘭、馬鬱蘭、繡線菊、牽牛花、馬齒莧、貼梗海棠、藏紅花、聖約翰草、毛線稷
療癒	艾德舌蕨、多香果、莧菜、歐白芷、蘋果、薄荷香蜂草、密兒拉樹香脂、大麥、月桂葉、白英、黑莓、牛蒡、菖蒲、康乃馨、雪松、肉桂、香櫞、驢蹄草、黃瓜、牛舌草、接骨木花、尤加利樹、茴香、玄參、亞麻、梔子花、大蒜、人蔘、山羊豆、金印草、纍吾屬雜草、香水草、大麻、散沫花、啤酒花、苦薄荷、七葉樹、常春藤、薏仁、永久花、萊姆、牧豆樹、薄荷、艾蒿、沒藥、蕁麻、橡樹、橄欖、洋蔥、辣薄荷、胡椒樹、柿樹、松樹、車前草、馬鈴薯、玫瑰、迷迭香、花楸、芸香、藏紅花、檀香、酢漿草、綠薄荷、薊草、百里香、鐵樹、菸草、馬鞭草、紫羅蘭、柳樹、冬青、北美聖草
健康	銀蓮花、白蠟樹、樟樹、葛縷子、芫荽、蕨類、高良薑、天竺葵、纍吾屬雜草、杜松、虎杖、飛燕草、永久花、曼陀羅草、馬鬱蘭、槲寄生、毛蕊花、肉豆蔻、橡樹、紫蘩蔞、芸香、聖約翰草、黃樟、酢漿草、甘松、艾菊、百里香、胡桃

詛咒和解咒	竹子、辣椒、洋金花、高良薑、黑果、繡球花、洋商陸、薊草、聖薊、柳穿魚草、岩蘭草、翅榆、冬青
法律事務	鼠李、藥鼠李、白屈菜、山胡桃、金盞花、臭菘
愛情	亞當和夏娃、沉香木、蘋果、杏桃、藍菊、水楊梅、酪梨、矢車菊、薄荷香蜂草、密兒拉樹香脂、大麥、羅勒、豆類、蓬子菜、甜菜根、水蘇、荷包牡丹、血根草、巴西胡桃、續隨子、小荳蔻、貓草、洋甘菊、櫻桃、栗子、繁縷、辣椒、肉桂、丁香、紅花草、黑升麻、款冬、夢幻草、柯巴脂、芫荽、番紅花、華澄茄、杜鵑花、黃水仙、雛菊、達米阿那、藍盆花、蒔蘿、毒狗草、龍血、兜狀荷包牡丹、土木香、榆樹、菊苣、刺芹、無花果、梔子花、龍膽花、天竺葵、薑、人蔘、天堂之糧、大麻、木槿、高約翰征服者、石蓮花、風信子、扁萼花、茉莉、紫菀花、卡瓦醉椒、斗蓬草、薰衣草、韭蔥、檸檬、檸檬馬鞭草、歐亞甘草、萊姆、椴樹、葉苔、半邊蓮、荷花、獨活草、愛情種子、掌葉鐵線蕨、羊齒蕨、錦葵、曼陀羅草、楓樹、馬鬱蘭、乳香脂、唐松草、繡線菊、含羞草、槲寄生、陰地蕨、香桃木、核果、夾竹桃、柳橙、蘭花、三色堇、木瓜、豌豆、辣薄荷、玉黍螺、紅色柿子椒、李子、緬梔子、罌粟花、花椒、報春花、馬齒莧、貼梗海棠、覆盆子、玫瑰、迷迭香、芸香、黑麥、藏紅花、墨西哥菝葜、美黃芩、濃黃土、黑蛇根草、青萵、綠薄荷、紫鴨拓草、草莓、甘蔗、羅望子、百里香、番茄、零陵香、延齡草、鬱金香、纈草、香草、捕蠅草、馬鞭草、岩蘭草、紫羅蘭、柳樹、毛線稷、苦艾、菁草、瑪黛茶、育亨賓（Yohimbe）
運氣	多香果、蘆薈、竹子、榕樹、藍色風鈴草、高麗菜、菖蒲、楝樹果、金雞納樹、棉花、黃水仙、藍盆花、蕨類、天堂之糧、榛果、石南花、聖誕冬青、石蓮花、黑果、愛爾蘭苔、薏仁、椴樹、幸運手根、羊齒蕨、苔蘚、肉豆蔻、橡樹、柳橙、柿樹、鳳梨、石榴、罌粟花、馬齒莧、玫瑰、蛇根草、八角、稻草、草莓、岩蘭草、紫羅蘭
心智能力	葛縷子、芹菜、小米草、葡萄、苦薄荷、歐陵蘭、肉豆蔻皮、芥末、玉黍螺、迷迭香、芸香、香薄荷、綠薄荷、核桃
祥和	刺芹、梔子花、薰衣草、黃連花、繡線菊、牽牛花、香桃木、橄欖、百香果、普列薄荷、美黃芩、馬鞭草、紫羅蘭
力量	康乃馨、石松、魔鬼的鞋帶、黑檀、龍膽花、薑、花楸
預知夢	歐洲蕨、五指草、香水草、茉莉、金盞花、含羞草、艾蒿、洋蔥、玫瑰
興旺	紫花苜蓿、紫朱草、多香果、杏仁、白蠟樹、香蕉、羅勒、安息香、佛手柑、黑莓、墨角藻、藍旗花、瀉根草、蕎麥、菖蒲、山茶花、藥鼠李、腰果、雪松、洋甘菊、肉桂、五指草、丁香、紅花草、聚合草、驢蹄草、蒔蘿、牛舌草、接骨木花、葫蘆巴、蕨類、亞麻、延胡索、高良薑、薑、一枝黃花、金印草、荊豆、天堂之糧、葡萄、香水草、高約翰征服者、銀扇草、忍冬、七葉樹果、愛爾蘭苔、茉莉、幸運手根、曼陀羅草、楓樹、馬鬱蘭、鬼臼果、薄荷、陰地蕨、苔癬、香桃木、肉豆蔻、核果、橡樹、橡樹、燕麥、洋蔥、柳橙、奧勒岡葡萄、廣藿香、豌豆、胡桃、玉黍螺、松樹、鳳梨、石榴、白楊、響尾蛇根、米、黃樟、芝麻、黑蛇根草、蛇根草、金魚藻、香車葉草、茶、番茄、零陵香、延齡草、鬱金香、馬鞭草、岩蘭草、小麥

保護	金合歡、非洲紫羅蘭、龍牙草、洋檫木根、蘆薈、蜀葵、庭薺、莧菜、銀蓮花、歐白芷、大茴香、藤地莓、阿魏、白蠟樹、密兒拉樹香脂、竹子、大麥、羅勒、月桂葉、豆類、藥水蘇、白樺、白英、黑莓、血根草、藍莓、澤蘭、瀉根草、金雀花、鼠李、牛蒡、仙人掌、菖蒲、葛縷子、康乃馨、藥鼠李、蓖麻、雪松、白屈菜、菊花、金雞納樹、肉桂、五指草、丁香、紅花草、石松、椰子、黑升麻、棉花、歐蓍蘿、咖哩、仙客來、絲柏、洋金花、藍盆花、魔鬼的鞋帶、蒔蘿、水木、龍血、黑檀、接骨木花、土木香、尤加利樹、翡翠塔、茴香、蕨類、澤蘭、玄參、亞麻、飛蓬、毛地黃、乳香、高良薑、大蒜、天竺葵、人蔘、荊豆、穀物、青草、榛果、石南花、聖誕冬青、忍冬、苦薄荷、石蓮花、風信子、牛膝草、愛爾蘭苔、常春藤、杜松、卡瓦醉椒、杓蘭、落葉松、飛燕草、薰衣草、韭蔥、萵苣、紫丁香、百合、萊姆、椴樹、美國蘇合香、荷花、幸運手根、錦葵、曼陀羅草、金盞花、大星芹、唐松草、含羞草、薄荷、斛寄生、艾蒿、桑葚、毛蕊花、芥末、沒藥、蕁麻、橡樹、橄欖、洋蔥、鳶尾根、木瓜、紙莎草、荷蘭芹、普列薄荷、牡丹、胡椒、胡椒樹、玉黍螺、指南菊、紫繁蔞、松樹、車前草、李子、報春花、馬齒莧、貼梗海棠、蘿蔔、狗舌草、覆盆子、響尾蛇根、大黃、米、玫瑰、迷迭香、花楸、鼠尾草、聖約翰草、檀香、青蒿、鐵蘭、香車葉草、檉柳、薊草、柳穿魚、番茄、鬱金香、蕪菁、纈草、捕蠅草、馬鞭草、紫羅蘭、球蘭、柳樹、冬青、金縷梅、烏頭、苦艾、北美聖草、絲蘭
靈能	金合歡、蜀葵、月桂葉、拳蔘、墨角藻、琉璃苣、芹菜、肉桂、香櫞、土木香、小米草、亞麻、高良薑、青草、忍冬、檸檬草、肉豆蔻皮、金盞花、乳香脂、艾蒿、辣薄荷、玫瑰、花楸、藏紅花、八角、百里香、熊果、苦艾、蓍草、北美聖草
淨化	紫朱草、大茴香、阿魏、水楊梅、月桂葉、安息香、藥水蘇、血根草、金雀花、雪松、洋甘菊、椰子、科巴脂、虎刺梅、茴香、阿拉伯膠、辣根、牛膝草、鳶尾花、薰衣草、檸檬、檸檬馬鞭草、含羞草、荷蘭芹、辣薄荷、胡椒樹、迷迭香、灌木蒿、青蔥、聖薊、百里香、菸草、薑黃、纈草、馬鞭草、絲蘭
性	酪梨、續隨子、葛縷子、紅蘿蔔、香蒲、芹菜、肉桂、雛菊、達米阿那、鹿舌草、蒔蘿、菊苣、刺芹、高良薑、大蒜、人蔘、天堂之糧、木槿、檸檬草、歐亞甘草、龍舌蘭、薄荷、蕁麻、橄欖、洋蔥、荷蘭芹、廣藿香、蘿蔔、迷迭香、藏紅花、芝麻、黑蛇根草、青蒿、香草、紫羅蘭、毛線稷、瑪黛茶、育亨賓
睡眠	龍牙草、洋甘菊、五指草、洋金花、接骨木花、啤酒花、薰衣草、萵苣、椴樹、百香果、辣薄荷、馬齒莧、迷迭香、百里香、纈草、馬鞭草
靈性	非洲紫羅蘭、沉香木、肉桂、乳香、梔子花、阿拉伯膠、沒藥、檀香
精力	月桂葉、康乃馨、大星芹、艾蒿、桑葚、普列薄荷、車前草、藏紅花、聖約翰草、香豌豆、茶、薊草
成功	白蠟樹、薄荷香蜂草、肉桂、紅花草、乳香、大蒜、薑、高約翰征服者、槲寄生、花楸、馬鞭草、翅榆、林仙樹
智慧	快樂鼠尾草、小米草、榛果、鳶尾花、水蜜桃、鼠尾草、向日葵

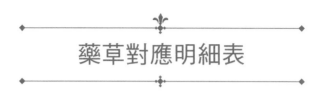

藥草對應明細表

🌷 **元素對應表**

元素	藥草
水	蘋果花、檸檬香蜂草、菖蒲、洋甘菊、樟樹、貓草、小荳蔻、櫻桃、椰子、聚合草、接骨木花、尤加利樹、鳶尾花、梔子花、石南花、風信子、茉莉、檸檬、歐亞甘草、紫丁香、百合、荷花、沒藥樹脂、鳶尾根、百香果花、檀香、水蜜桃、緬梔花、玫瑰、綠薄荷、非洲茉莉、香豌豆、艾菊、百里香、零陵香豆、香草豆、紫羅蘭、依蘭
火	多香果、歐白芷、阿魏、羅勒、月桂葉、康乃馨、雪松、肉桂、丁香、科巴脂、芫荽、鹿舌草、蒔蘿、龍血香脂、茴香、杜松、萊姆、金盞花、肉豆蔻、柳橙、辣薄荷、迷迭香、玫瑰天竺葵、黃樟樹皮、柑橘、菸草、車葉草
地	拳參、絲柏、蕨類、忍冬、苦薄荷、木蘭花、艾蒿、水仙花、橡木苔、廣藿香、報春花、大黃、馬鞭草、岩蘭草
風	金合歡、阿拉伯膠、杏仁、大茴香、安息香樹脂、佛手柑、香櫞皮、薰衣草、檸檬草、檸檬馬鞭草、肉豆蔻皮、馬鬱蘭、乳香脂、荷蘭芹、辣薄荷、鼠尾草、八角

星球	藥草
太陽	金合歡、歐白芷、阿拉伯膠、白蠟樹、月桂葉、安息香樹脂、康乃馨、腰果、雪松、白屈菜、矢車菊、洋甘菊、菊苣、肉桂、香櫞皮、科巴脂、小米草、乳香、人蔘、金印草、榛果、香水草、杜松、萊姆、美國蘇合香、橡樹、獨活草、金盞花、乳香脂、槲寄生、橄欖、柳橙、牡丹、棕櫚樹、鳳梨、米、迷迭香、花楸、芸香、藏紅花、聖約翰草、檀香、芝麻、向日葵、柑橘、茶、核桃、金縷梅
月亮	艾德舌蕨、蘆薈、檸檬香蜂草、墨角藻、高麗菜、菖蒲、山茶花、樟樹脂、繁縷、石松、椰子、棉花、黃瓜、尤加利樹、梔子花、葫蘆瓜、葡萄、銀扇草、愛爾蘭苔、茉莉、檸檬、萵苣、百合、黃連花、荷花、錦葵、牧豆樹、陰地蕨、沒藥、木瓜、罌粟花、馬鈴薯、檀香、馬齒莧、蕪菁、柳樹、冬青

水星	杏仁、山楊、豆類、柳橙、佛手柑、白英、歐洲蕨、巴西胡桃、葛縷子、芹菜、紅花草、蒔蘿、土木香、茴香、蕨類、葫蘆巴、歐洲榛樹、亞麻、山羊豆、苦薄荷、薰衣草、檸檬草、檸檬馬鞭草、歐鈴蘭、肉豆蔻皮、羊齒蕨、曼陀羅草、馬鬱蘭、鬼臼果、薄荷、桑葚、紙莎草、荷蘭芹、胡桃、辣薄荷、紫蘩蔞、開心果、石榴、夏香薄荷、濃黃土、青窩
金星	赤楊、紫花苜蓿、沉香木、蘋果、杏桃、藍菊、酪梨、矢車菊、密而拉樹香脂、香蕉、大麥、蓬子菜、白樺、黑莓、荷包牡丹、藍旗鳶尾花、蕎麥、牛蒡、續隨子、小荳蔻、貓草、櫻桃、款冬、夢幻草、玉米、驢蹄草、番紅花、仙客來、黃水仙、雛菊、巖愛草、接骨木花、小白菊、毛地黃、天竺葵、一枝黃花、纍吾屬雜草、石南花、木槿、黑果、風信子、扁萼花、鳶尾花、斗蓬草、飛燕草、歐亞甘草、紫羅蘭、木蘭花、掌葉鐵線蕨、艾蒿、香桃木、燕麥、鳶尾根、百香果花、豌豆、桃子、水梨、玉黍螺、柿樹、車前草、李子、緬梔花、報春花、狗舌草、覆盆子、大黃、玫瑰、黑麥、灌木蒿、酢漿草、綠薄荷、甘松、草莓、甘蔗、香碗豆、艾菊、百里香、番茄、零陵香豆、延齡草、鬱金香、纈草、香草、馬鞭草、岩蘭草、紫羅蘭、小麥、柳樹
火星	多香果、銀蓮花、阿魏、羅勒、黑蛇根草、血根草、瀉根草、金雀花、仙人掌、紅蘿蔔、辣椒、芫荽、蓽澄茄、歐蒔蘿、咖哩葉、達米阿那、鹿舌草、龍血樹脂、高良薑、大蒜、龍膽花、薑、荊豆、天堂之糧、山楂、高約翰征服者、聖誕冬青、啤酒花、辣根、狗舌草、韭蔥、大星芹、龍舌蘭、芥末、蕁麻、洋蔥、普列薄荷、胡椒、辣薄荷、胡椒樹、紅色柿子椒、松樹、商陸根、蘿蔔、蘆葦、青蔥、金魚藻、薊草、柳穿魚、菸草、車葉草、苦艾、絲蘭
木星	龍牙草、大茴香、水楊梅、榕樹、藥水蘇、琉璃苣、丁香、栗子、五指草、蒲公英、牛舌草、菊苣、無花果、忍冬、七葉樹果、蓮花掌、牛膝草、椴樹、葉苔、繡線菊、楓樹、肉豆蔻、鼠尾草、墨西哥菝葜、黃樟、八角、毛線稷
土星	烏頭毒草、莧菜、日光蘭、山毛櫸、甜菜根、莨菪、拳參、澤蘭、鼠李、聚合草、絲柏、洋金花、榆樹、虎刺梅、延胡索、黑藜蘆、鐵杉、大麻、莨菪、山葉藻、常春藤、牽牛花、三色堇、廣藿香、白楊木、貼梗海棠、美黃芩、臭菘、北美滑榆樹、所羅門之印、羅望子、檉柳、子杉

🌷 星座對應表

星座	藥草
牡羊座	多香果、康乃馨、雪松、肉桂、丁香、科巴脂、歐蒔蘿、鹿舌草、龍血樹脂、茴香、乳香、高良薑、杜松、麝香、辣薄荷、松樹
金牛座	蘋果花、小荳蔻、雛菊、忍冬、紫丁香、木蘭花、橡木苔、廣藿香、緬梔花、玫瑰、百里香、零陵香豆、香草豆、紫羅蘭

雙子座	杏仁、大茴香、佛手柑、香櫞皮、紅花草、蒔蘿、薰衣草、苦薄荷、檸檬草、百合、肉豆蔻皮、乳香脂、荷蘭芹、辣薄荷
巨蟹座	菖蒲、尤加利樹、梔子花、茉莉、檸檬、檸檬香蜂草、紫丁香、荷花、沒藥樹脂、玫瑰、檀香、紫羅蘭
獅子座	金合歡、安息香樹脂、肉桂、柯巴脂、乳香、香水草、杜松、麝香精油、肉豆蔻、柳橙、迷迭香、檀香
處女座	杏仁、佛手柑、絲柏、蒔蘿、茴香、忍冬、薰衣草、百合、肉豆蔻皮、苔癬、廣藿香、辣薄荷
天秤座	蘋果花、貓草、紫丁香、木蘭花、馬鬱蘭、艾蒿、緬梔花、玫瑰、綠薄荷、香豌豆、百里香、香草豆、紫羅蘭
天蠍座	多香果、羅勒、丁香、歐蒔蘿、鹿舌草、高良薑、梔子花、薑、沒藥樹脂、松樹、香草豆、紫羅蘭
射手座	大茴香、康乃馨、雪松、丁香、柯巴脂、鹿舌草、龍血樹脂、乳香、薑、忍冬、杜松、肉豆蔻、柳橙、玫瑰、鼠尾草、黃樟皮、八角
摩羯座	絲柏、忍冬、木蘭花、含羞草、橡木苔、廣藿香、馬鞭草、岩蘭草
水瓶座	金合歡、杏仁、安息香樹脂、香櫞皮、絲柏、薰衣草、乳香脂、肉豆蔻皮、含羞草、廣藿香、辣薄荷、松樹
雙魚座	大茴香、菖蒲、貓草、丁香、尤加利樹、梔子花、忍冬、茉莉、檸檬、含羞草、肉豆蔻、鳶尾根、鼠尾草、檀香、墨西哥菝葜、八角、香豌豆

🌷 花語

花名	花語含意
金合歡	友誼
孤挺花	美麗又怕羞
銀蓮花	走開
藍菊	記憶、優雅和愛情
銀蓮花	期望
六出花	奉獻
滿天星	純真
矢車菊	希望

秋海棠	愛幻想的本質
愛爾蘭風鈴草	好運
海芋	豔冠群芳
山茶花	完美和可愛、感恩
康乃馨	摯愛、虔誠的愛
菊花	一般=豐足和財富（紅色=我愛你；白色=真相）
黃水仙	問候
大麗花	尊嚴和優雅
雛菊	溫柔、純真、忠誠和浪漫愛情
翠雀花	異想天開、熱烈的情感
勿忘我	忠貞的愛、永恆的希望、記憶、不要忘記
小蒼蘭	純真
梔子花	純潔和甜美的愛
劍蘭	慷慨大方
石南花	欽佩和美麗
木槿	嬌柔的美麗
風信子	嬉戲歡樂
鳶尾花	忠誠、智慧、英勇和承諾
常春藤	婚姻之愛、忠貞、友誼和愛慕
茉莉	和藹可親
長壽花	感情的回報
飛燕草	開放的心
檸檬葉	永恆的愛
紫丁香	初戀的情緒
百合	純真／純淨的心
歐鈴蘭	謙遜、甜美、快樂的回報
牽牛花	鍾情
香桃木	責任與感情
橙花	純真、永恆的愛、婚姻和豐收

蘭花	愛情、美麗和華貴
三色菫	深思反省
牡丹	幸福的婚姻和興旺
報春花	青春愛情
洋牡丹	光芒四射、迷人的魅力
粉紅玫瑰	完美的幸福
白玫瑰	魅力和純真
紅玫瑰	愛情和欲望；一朵紅玫瑰=我愛你
紅白條紋玫瑰	團結和和諧
橘色玫瑰	熱情
黃玫瑰	歡樂和欣喜
玫瑰花苞	美麗和青春
迷迭香	懷念往事
伯利恆之星	純潔
非洲茉莉	婚姻幸福
草紫羅蘭	持久的美麗
香豌豆	幸福快樂
晚香玉	危險的歡樂
鬱金香	愛情和熱情
紫羅蘭	忠誠

精油筆畫索引

國家圖書館出版品預行編目(CIP)資料

魔法精油調配大全：近1200種運用植物精油能量提升金錢、愛情、事業運
　與療癒心靈的神秘魔法油／塞萊絲特.瑞恩.赫爾茲斯塔布（Celeste Rayne
　Heldstab）著；舒靈翻譯. -- 初版. -- 新北市：大樹林出版社，2021.03
　　面；　公分. --（自然生活；45）
　　譯自：Llewellyns complete formulary of magical oils : over 1200 recipes,
potions & tinctures for everyday use.
　　ISBN 978-986-99154-9-6（精裝）

1.芳香療法　2.香精油

418.995　　　　　　　　　　　　　　　　　　　　　　109021259

自然生活 45

魔法精油調配大全
近1200種運用植物精油能量提升金錢、愛情、事業運與療癒心靈的神秘魔法油

作　　者／塞萊絲特・瑞恩・赫爾茲斯塔布(Celeste Rayne Heldstab)
翻　　譯／舒靈
編　　輯／王偉婷
排　　版／菩薩蠻電腦科技有限公司
校　　對／12舟
出 版 者／大樹林出版社
營業地址／235新北市中和區中山路二段530號6樓之1
通訊地址／235新北市中和區中正路872號6樓之2
電　　話／(02) 2222-7270　　　　傳　　真／(02) 2222-1270
網　　站／www.gwclass.com
E - m a i l／notime.chung@msa.hinet.net
FB粉絲團／www.facebook.com/bigtreebook
總 經 銷／知遠文化事業有限公司
地　　址／222深坑區北深路三段155巷25號5樓
電　　話／(02) 2664-8800　　　　傳　　真／(02) 26648801
初　　版／2021年3月

Llewellyn's Complete Formulary of Magical Oils:
Over 1200 Recipes, Potions & Tinctures for Everyday Use
Copyright © 2012 Celeste Rayne Heldstab
Published by Llewellyn Publications
Woodbury, MN 55125 USA
www.llewellyn.com

定價／680元　港幣／HK$227　　ISBN／978-986-99154-9-6